国家卫生健康委员会"十四五"规划教材

全国高等中医药教育教材

供中医学、针灸推拿学、中西医临床医学等专业用

中国医学史

第 3 版

主　编　陆　翔　陈丽云

副主编　李　剑　刘　渊　郑　洪　张成博

人民卫生出版社

·北京·

图书在版编目（CIP）数据

中国医学史/陆翔，陈丽云主编. —3 版. —北京：
人民卫生出版社，2021.8

ISBN 978-7-117-31554-8

Ⅰ.①中… Ⅱ.①陆…②陈… Ⅲ.①中国医药学-
医学史-医学院校-教材 Ⅳ.①R-092

中国版本图书馆 CIP 数据核字（2021）第 154446 号

| 人卫智网 | www.ipmph.com | 医学教育、学术、考试、健康，
购书智慧智能综合服务平台 |
| 人卫官网 | www.pmph.com | 人卫官方资讯发布平台 |

中国医学史
Zhongguo Yixueshi
第 3 版

主　　编：陆　翔　陈丽云

出版发行：人民卫生出版社（中继线 010-59780011）

地　　址：北京市朝阳区潘家园南里 19 号

邮　　编：100021

E - mail：pmph @ pmph.com

购书热线：010-59787592　010-59787584　010-65264830

印　　刷：北京盛通印刷股份有限公司

经　　销：新华书店

开　　本：850×1168　1/16　印张：16

字　　数：399 千字

版　　次：2012 年 6 月第 1 版　　2021 年 8 月第 3 版

印　　次：2021 年 9 月第 1 次印刷

标准书号：ISBN 978-7-117-31554-8

定　　价：59.00 元

打击盗版举报电话：010-59787491　E-mail：WQ @ pmph.com

质量问题联系电话：010-59787234　E-mail：zhiliang @ pmph.com

数字增值服务编委会

主　编　陆　翔　陈丽云

副主编　李　剑　刘　渊　郑　洪　张成博

编　委　(按姓氏笔画排序)

秘　书　张若亭 (兼)

◇◇◇ 修 订 说 明 ◇◇◇

为了更好地贯彻落实《中医药发展战略规划纲要(2016—2030年)》《中共中央国务院关于促进中医药传承创新发展的意见》《教育部 国家卫生健康委 国家中医药管理局关于深化医教协同进一步推动中医药教育改革与高质量发展的实施意见》《关于加快中医药特色发展的若干政策措施》和新时代全国高等学校本科教育工作会议精神,做好第四轮全国高等中医药教育教材建设工作,人民卫生出版社在教育部、国家卫生健康委员会、国家中医药管理局的领导下,在上一轮教材建设的基础上,组织和规划了全国高等中医药教育本科国家卫生健康委员会"十四五"规划教材的编写和修订工作。

为做好新一轮教材的出版工作,人民卫生出版社在教育部高等学校中医学类专业教学指导委员会、中药学类专业教学指导委员会和第三届全国高等中医药教育教材建设指导委员会的大力支持下,先后成立了第四届全国高等中医药教育教材建设指导委员会和相应的教材评审委员会,以指导和组织教材的遴选、评审和修订工作,确保教材编写质量。

根据"十四五"期间高等中医药教育教学改革和高等中医药人才培养目标,在上述工作的基础上,人民卫生出版社规划、确定了第一批中医学、针灸推拿学、中医骨伤科学、中药学、护理学5个专业100种国家卫生健康委员会"十四五"规划教材。教材主编、副主编和编委的遴选按照公开、公平、公正的原则进行。在全国50余所高等院校2 400余位专家和学者申报的基础上,2 000余位申报者经教材建设指导委员会、教材评审委员会审定批准,聘任为主编、副主编、编委。

本套教材的主要特色如下:

1. **立德树人,思政教育** 坚持以文化人,以文载道,以德育人,以德为先。将立德树人深化到各学科、各领域,加强学生理想信念教育,厚植爱国主义情怀,把社会主义核心价值观融入教育教学全过程。根据不同专业人才培养特点和专业能力素质要求,科学合理地设计思政教育内容。教材中有机融入中医药文化元素和思想政治教育元素,形成专业课教学与思政理论教育、课程思政与专业思政紧密结合的教材建设格局。

2. **准确定位,联系实际** 教材的深度和广度符合各专业教学大纲的要求和特定学制、特定对象、特定层次的培养目标,紧扣教学活动和知识结构。以解决目前各院校教材使用中的突出问题为出发点和落脚点,对人才培养体系、课程体系、教材体系进行充分调研和论证,使之更加符合教改实际、适应中医药人才培养要求和社会需求。

3. **夯实基础,整体优化** 以科学严谨的治学态度,对教材体系进行科学设计、整体优化,体现中医药基本理论、基本知识、基本思维、基本技能;教材编写综合考虑学科的分化、交叉,既充分体现不同学科自身特点,又注意各学科之间有机衔接;确保理论体系完善,知识点结合完备,内容精练、完整,概念准确,切合教学实际。

4. **注重衔接,合理区分** 严格界定本科教材与职业教育教材、研究生教材、毕业后教育教材的知识范畴,认真总结、详细讨论现阶段中医药本科各课程的知识和理论框架,使其在教材中得以凸显,既要相互联系,又要在编写思路、框架设计、内容取舍等方面有一定的区分度。

5. 体现传承, 突出特色 本套教材是培养复合型、创新型中医药人才的重要工具, 是中医药文明传承的重要载体。传统的中医药文化是国家软实力的重要体现。因此, 教材必须遵循中医药传承发展规律, 既要反映原汁原味的中医药知识, 培养学生的中医思维, 又要使学生中西医学融会贯通, 既要传承经典, 又要创新发挥, 体现新版教材"传承精华、守正创新"的特点。

6. 与时俱进, 纸数融合 本套教材新增中医抗疫知识, 培养学生的探索精神、创新精神, 强化中医药防疫人才培养。同时, 教材编写充分体现与时代融合、与现代科技融合、与现代医学融合的特色和理念, 将移动互联、网络增值、慕课、翻转课堂等新的教学理念和教学技术、学习方式融入教材建设之中。书中设有随文二维码, 通过扫码, 学生可对教材的数字增值服务内容进行自主学习。

7. 创新形式, 提高效用 教材在形式上仍将传承上版模块化编写的设计思路, 图文并茂、版式精美; 内容方面注重提高效用, 同时应用问题导入、案例教学、探究教学等教材编写理念, 以提高学生的学习兴趣和学习效果。

8. 突出实用, 注重技能 增设技能教材、实验实训内容及相关栏目, 适当增加实践教学学时数, 增强学生综合运用所学知识的能力和动手能力, 体现医学生早临床、多临床、反复临床的特点, 使学生好学、临床好用、教师好教。

9. 立足精品, 树立标准 始终坚持具有中国特色的教材建设机制和模式, 编委会精心编写, 出版社精心审校, 全程全员坚持质量控制体系, 把打造精品教材作为崇高的历史使命, 严把各个环节质量关, 力保教材的精品属性, 使精品和金课互相促进, 通过教材建设推动和深化高等中医药教育教学改革, 力争打造国内外高等中医药教育标准化教材。

10. 三点兼顾, 有机结合 以基本知识点作为主体内容, 适度增加新进展、新技术、新方法, 并与相关部门制订的职业技能鉴定规范和国家执业医师(药师)资格考试有效衔接, 使知识点、创新点、执业点三点结合; 紧密联系临床和科研实际情况, 避免理论与实践脱节、教学与临床脱节。

本轮教材的修订编写, 教育部、国家卫生健康委员会、国家中医药管理局有关领导和教育部高等学校中医学类专业教学指导委员会、中药学类专业教学指导委员会等相关专家给予了大力支持和指导, 得到了全国各医药卫生院校和部分医院、科研机构领导、专家和教师的积极支持和参与, 在此, 对有关单位和个人表示衷心的感谢! 希望各院校在教学使用中, 以及在探索课程体系、课程标准和教材建设与改革的进程中, 及时提出宝贵意见或建议, 以便不断修订和完善, 为下一轮教材的修订工作奠定坚实的基础。

人民卫生出版社

2021 年 3 月

◇◇◇ 前　言 ◇◇◇

中国医学史是中医药院校学生入学后最早接触的中医课程之一,也是学习中医学专业课程之前必修的基础课程。本课程的学习,可以使学生了解中医学从古至今的发展历程,明确中医学理论体系的形成,熟悉历代名医、名著及重大医事活动,并充分理解中国医药学这一伟大宝库的深刻含义。

本次教材修订是在 2 版基础上,按照中医药学形成发展规律编写而成。编委会人员分别来自全国中医药院校及部分西医院校的中医系部共 25 家单位。他们大多长期在一线从事中国医学史教学,具有丰富的教学经验。本次编写遵循医史研究与文献相结合的思路,对 2 版编写框架及内容做了调整:①增加了包括各个历史时期背景及中医药主要发展成就的"绪论";②将 2 版前三章结构保留,但内容进行了精简;③本版第四章至第十八章,根据学科和历史事件脉络,分设了四大经典著作的文献整理与研究,中医基础理论、中医诊断学、本草学、方剂学、中医养生学、伤寒温病学、内伤杂病学、外科学与骨伤学、妇产科学、儿科学、五官科学、针灸与推拿学、中医护理学形成与发展,以及近代西方医学在中国的传播及其影响等章节加以阐述。本次修订通过调整编写思路能够更好地展示中医药各个学科发展的连续性,突出各科发展史学内涵的规律性,提高学生对中医药发展史学的思考与素养水平。此次按照教育部以及出版社的要求,增设了课程思政元素内容,在培养学生的爱国情怀、增强文化自信以及巩固专业思想等方面作了进一步加强。

本次修订还增设了数字资源内容,包括章节 PPT、拓展阅读等,并以二维码形式放在相关内容处,便于学生扫描后学习参考。其中拓展阅读部分中设有历代中外医学交流与中西医学冲突、历代医事制度与医学教育、民间医学团体与中医杂志等内容。

收稿后由主编、副主编分别详加审阅。本次编写获得了上两版主编梁永宣教授的鼎力支持,在此谨以编写组全体成员的名义表示由衷的感谢。还要感谢为上一版制作历史简表的王尊旺老师。

由于此次编写内容及格式变动较大,加之经验欠缺,书中难免有疏漏之处,望读者给予指正。

编者

2021 年 3 月

◇◇◇ 目　　录 ◇◇◇

绪　　论

一、远古时期医药的滥觞（远古—公元前 21 世纪）

（一）社会背景

中国是世界文明古国，也是人类的发源地之一，中国原始社会大约从 170 万年以前开始，至公元前 21 世纪结束。

原始社会是人类最早的社会组织形式。当时人类生产能力极低，过着群居的生活，人们以采集植物的根、茎、果实和捕捉动物为食。历史学家按照人类体质形态进化的程度，将原始人分为"猿人"和"古人"两个阶段。距今 20 万年至 5 万年前的"古人"阶段，是原始群向氏族公社的过渡时期。这一时期相当于考古学上的旧石器时代中期。在这一时期，人类已经能根据不同用途，制作出不同类型的石器工具。

距今约 2 万年前，人类社会进入氏族公社时期。此时人类的体质形态进化到"新人"阶段。母系氏族公社是继原始群之后形成的以血缘为纽带的社会组织形式，妇女在氏族公社中居于支配地位，世系按母系算，实行血缘群婚制，氏族成员共同劳动，共同分配食物。人们已会磨制和钻孔技术，同时受打制石器时摩擦生热的启发，发明了人工取火的方法。恩格斯指出，人工取火"第一次使人支配了一种自然力，从而最终把人同动物界分开"。

距今约 5 000 年前，氏族公社进入繁荣时期。中国境内发现的多处文化遗存表明此时期人口在逐渐增多，人的活动范围不断扩大，有些原始人已开始定居生活。人们已普遍使用磨制石器，原始畜牧业与原始农业开始出现，制陶、纺织、编织、木工等原始手工业也开始出现。众多的氏族部落，先后进入父系氏族公社时期。这一时期，人类的体质形态已与现代人无异。农耕业取代了采集与狩猎，而成为当时主要经济形式。手工业从农业中分离出来。男性在经济生活中逐渐取代女性而居于主导地位，形成了族群按父系计算、财产按父系继承的父权制家庭。原始社会后期，由于社会生产力的发展，出现了私有财产和贫富分化，随着贫富分化的加剧，逐步产生了阶级，并最终导致原始社会消亡。

（二）医药成就

原始社会是我国医药的起源时期。这一时期医药的特点主要表现在，一是人类在寻觅和选择最基本的生存环境和措施时，积累了初步的卫生保健知识；二是人们在同疾病的抗争中，发现了植物、动物、矿物的治疗作用，发明了简单的医疗工具，初步摸索出一些应对病痛的方法。

1. 卫生保健的起源　人类自出现后，就逐渐产生了卫生保健知识，在用火、衣着、居处等诸方面不断努力需求改善，形成了最基本的卫生保健活动。

2. 药物的起源　早期人类首先从食物中发现具有治疗作用的植物药和动物药，经过长期的探索、总结、积累，形成最初的植物药和动物药知识。原始社会末期，人们从事采矿冶炼等生产活动，矿物药也逐渐被认识。

3. 医疗方法的起源　根据考古发掘的研究成果,原始社会时期针灸、创伤外治、按摩术甚至开颅术等诸多医疗方法逐渐发展起来。

二、夏至春秋时期的医药发展（公元前21世纪—公元前475年　夏—春秋）

（一）社会背景

公元前21世纪至公元前475年,是我国夏、商、西周及春秋时期。这一时期,中国奴隶社会历经建立、鼎盛、衰亡的过程。同原始社会相比,奴隶社会打破了狭隘的氏族范围,容纳了更多劳动力,扩大生产规模和社会分工,提高了生产效率,为农业、手工业的发展及医药文化的创造,开辟了广阔空间。

随着科学文化日益丰富,天文、历法都有了明显的进步。夏朝已有天干纪日法,商朝在夏朝天干纪日的基础上,进一步使用十天干、十二地支相配合的干支纪日法。周代还发明了圭表测影,以确定冬至和夏至等节气。历法知识的积累,对于指导人们的农业生产实践和引发人们认识气候变化与人体疾病的关系,都有积极意义。商代中期,兼具"象形""会意""形声"等制字规则的甲骨文的出现,标志着中国文字进入成熟阶段。文字的发明和使用,使医药文化的交流与发展有了基础。

在思想文化方面,随着社会生产力的提升,殷商时期盛行一时的神本文化开始逐渐向周代的人本文化过渡。武王伐纣后,周人确立的兼备政治权力统治和血亲道德制约双重功能的宗法制盛行天下,其影响深入中国社会机体,并深切渗透于后世中华民族的民族意识、民族性格、民族习惯之中。虽然周人的宗法制度在汉代以后不再直接表现为国家政治制度,但其强调伦常秩序、注重血缘身份的基本精神原则却维系至今。商周之际神本文化向人本文化的转化,也为春秋以后医药学的独立发展奠定了文化基础。

商周时期,出现了体力劳动与脑力劳动之间的分工,形成了专门从事脑力劳动的知识分子。商代出现了以宗教、科学、文化事业为职业的"卜""占""巫""史"等。东周以后,从事脑力劳动的人数日益增多,逐渐形成了"士"阶层。春秋时期礼崩乐坏的社会大裂变,将原本属于贵族最底层的士阶层从宗法制中解放出来,并服务于汲汲于争霸事业的各方诸侯。由于彼时的列国,尚未建立一统的观念形态,故而学术环境宽松活泼,士人们可以进行独立的、富于创造性的精神劳动,从而为之后的"道术将为天下裂"提供了前提条件。士的崛起,意味着一个以劳心为务,从事精神性创造的专业文化阶层形成。脑力劳动与体力劳动的分工也为专职医生的出现提供了社会条件。

（二）医学成就

随着社会生产力和科学文化的进步,早期的医药卫生知识逐步积累和提高,为此后中医药学理论体系的建立创造了条件。这一时期的医药成就主要表现在对疾病的认识、药物知识的积累、早期预防思想建立、相关哲学思想出现、医事制度形成等方面。

1. 对疾病的认识　随着人们对疾病认识的进一步提高,对不少疾病的病因、诊断、治疗已经有了新的认识,特别是医和"六气致病学说"的出现,预示着早期医学已经开始摆脱鬼神迷信致病学说。

2. 药物知识的积累　药物知识逐步积累,药物品种增多,出现了酒剂、汤液等医药学发展史上的重要发明。

3. 相关哲学思想　春秋时期,在气、精、神、阴阳、五行、八卦、天人相应等哲学思想影响下,早期医药学理论开始萌芽。

4. 早期预防思想　随着社会物质、文化生活的改善,人们开始讲究卫生,积极预防疾病,早期的预防思想出现。

5. 医事制度　随着医药卫生的进步和社会分工逐步扩大,宫廷医学出现了早期的分科,医事管理制度初步建立。

三、战国至三国时期的中医药学理论体系的奠基（公元前476—公元265年 战国—三国）

（一）社会背景

战国到三国时期,是我国封建社会形成、巩固和发展的时期。公元前476年,我国进入战国时期,形成了齐、楚、秦、魏、赵、燕、韩七国争雄的局面。经过250余年的兼并战争,公元前221年,秦王嬴政终于完成"吞二周而亡诸侯,履至尊而制六合"的统一大业。中国历史上第一个专制主义君主集权的统一帝国——秦王朝建立。秦王朝建立后,实行了书同文、车同轨、度同制、行同伦、地同域等统一文化的措施,有力增进了帝国版图内各区域人民在经济生活、文化生活和文化心理上的共同性,从而为中华文化共同体的最终形成奠定了坚实的基础。但由于施行暴政,秦王朝很快被农民起义推翻。取而代之的是刘邦建立的汉朝,史称西汉。西汉初年实行"与民休息"的政策,其后进一步推行"轻徭薄赋""约法省禁"等政策,使生产逐渐得到恢复和发展。农业、手工业、丝织业和水利事业在这一时期均有较大发展。公元前2世纪,张骞"凿空"西域,促进了各民族及东西方经济文化的交流。公元25年,刘秀建立东汉,定都洛阳。东汉前期,推行"轻徭薄赋""赋民和假民公田""选用循吏教民耕植"等措施,加之水利、农耕、纺织、制瓷、冶炼、造纸等技术的进步,社会经济迅速恢复和发展。班超出使西域又促进了西域地区的经济发展以及内地与西域之间的经济文化交流。两汉400余年的发展,为包括中医在内的中国传统文化的确立和繁荣奠定了坚实的物质基础。

战国时期,恰合德国哲学家卡尔·雅斯贝斯所指谓的人类文明的"轴心时代"。这一时期创立诸子学派的孔、墨、老、庄等人,均为中国历史文化长河中旗帜性的人物。他们以巨大的热情、雄浑的气魄,开创学派,编纂中国文化元典著作,并对宇宙、社会、人生等无比广阔的领域发表纵横八极的宏论。正是经由诸子百家奠基,中国文化精神才得以充分地展开和升华,中华民族的文化走向（包括中医的走向）才有了清晰的方向。秦始皇时期,法家学说是官方唯一合法学说。汉武帝时期"罢黜百家,独尊儒术",以董仲舒的儒学思想巩固王朝的统治。东汉时期谶纬之学泛滥。其说虽不乏迷信成分,但是该学以阴阳五行为骨架,以天人感应为根基,饱含着古代术数文化、宇宙发展模式和万物生成规律等自然科学知识,亦"助长了科学的萌芽"。总之,这一时期的思想,不仅推动了中国哲学、科学的发展,而且对中医学术的确立具有深远的影响。

（二）医学成就

战国至三国时期是中医药学发展极其重要的阶段,此时期,中医药领域最辉煌的业绩是完成了中医药学理论体系的初步构建。随着《黄帝内经》《黄帝八十一难经》《神农本草经》和《伤寒杂病论》的相继诞生,中医学的理（中医理论）、法（诊法和治法）、方（方剂）、药（中药）理论体系初步构建。

1.《黄帝内经》　《黄帝内经》是中国医学发展史上影响最大的理论经典。它的出现,标志着中医学由经验积累上升至理论总结阶段,完成了中医学理论体系的初步构建。在经历了约2 000年历史的反复验证后,该书直到今天仍然有效地指导着中医的理论发展和临床实践。

2.《黄帝八十一难经》　《黄帝八十一难经》是继《黄帝内经》之后的又一部中医理论性著作。该书补《黄帝内经》之所未发,对后世中医学理论的发展产生了深远影响。尤其是"独取寸口"的诊脉法、三焦命门理论等,为历代医家所尊崇。

3.《神农本草经》　《神农本草经》全面总结了东汉以前的药物学成就,堪称汉以前本草学大成之作。该书基本构建起中药学的理论框架,标志着我国中药学理论体系的初步构建形成。

4.《伤寒杂病论》　《伤寒杂病论》是我国第一部理、法、方、药皆备的医学经典著作。东汉末年张仲景对汉末以前的中医临床经验进行了高度总结,在《伤寒杂病论》一书中,首次提出辨证论治的范例,确立了中医临床辨证论治的原则。此外,该书被誉为"方书之祖",基本概括了今日临床各科常用方剂。其所载方剂大多疗效可靠,切合临床实际,至今仍广为应用。

四、晋隋唐时期中医药学的发展（265—960 年　两晋—五代）

（一）社会背景

从公元 265 年司马炎代魏自立,建立西晋,到公元 960 年赵匡胤陈桥兵变,取代后周,建立北宋,两晋南北朝隋唐五代时期的近 700 年,是中国古代封建社会的大发展时期,亦是中国古典文明走向辉煌的时期。

命祚短暂的西晋王朝未能阻挡北方游牧民族如洪水一般的冲击,一场长达 300 年的战乱由此拉开帷幕。常年的战乱与割据,打破了中华帝国的一元化封建政治与经济体制,也严重动摇了西汉以来以儒学为文化内核的模式,取而代之的则是二学(儒学、玄学)、二教(道教、佛教)相互颉颃、相互融合的多元激荡的局面。

东晋及其后的南朝时期,由于北方战乱频繁,江南地区相对稳定,因此许多北方汉人南迁,先进的生产工具和生产技术随之被带到南方,促进了江南经济的发展。医学重心在这一时期也首次出现南移。东晋的葛洪和南朝的陶弘景、雷敩、龚庆宣等著名医药学家代表了当时中国中医药学的最高水平。

公元 589 年,杨坚建立的隋朝政权灭南陈,正式结束了华夏 300 余年的分裂局面,中国复趋统一。公元 7 世纪,李唐政权军威四震,持续开疆,建立起东临日本海,西至中亚的唐帝国。在空前辽阔的历史舞台上,中国文化也进入了气度恢宏壮丽的盛唐时代。以强盛的国力为依托,唐文化体现出一种无所顾忌、兼容并包的宏大气魄。历代帝王基本上奉行儒释道三教并行的政策,少有推行文化偏激主义。唐朝还以博大的胸襟广为吸收外域文化。南亚的佛学、历法、医学、语言、音乐、美术;中亚的舞蹈、音乐;西亚的伊斯兰教;西方世界的景教、摩尼教以及医学、建筑艺术等,纷至沓来。这是一个具有盛大气象的王朝,也是中国古典文明的巅峰时代。

这一时期的思想领域,玄学兴起,佛教融入,道教勃兴。玄学兴起于魏晋,是由老庄哲学发展而来,宗"贵无",其思维特点是超脱现世实物而直接诉诸本体。在魏晋士人的推动下,玄学轻人事、任自然的价值观迅速占领中国知识分子的心灵世界,并铸造了古代士人玄、远、清、虚的生活情趣。佛教于两汉之交传入中国,两晋时期借助玄佛合流的社会思潮,佛教很快流播天下,并实现了中国的本土化。玄学与佛教的出现,极大地推进了中国人的思维水平,使得中国人的理性化、规范化的程度都大为提高,在思维路径、思维结论上达到了空前的高度。道教作为中国本土宗教,起于东汉,发展于魏晋,至南北朝终成一统。道教具有鲜明的民族性格,在宗教思想上从道、儒、墨以及术数家、医家等各门派中汲取营养。在教旨上,以长生成仙为终极目标,讲求养气修身,钻研炼金服丹,甚至民间治邪驱鬼、祝由画符等迷信手段,也一并网罗无遗。道教的勃兴,也为中医的发展提供了又一种路径。这一时期医学的代表性人物,无论是葛洪、陶弘景,还是孙思邈,皆是游走于道、医之间的集大成者。他们为道教建立的种种修炼成仙的方法,为晋唐时期道医的出现奠定了坚实的基础。

（二）医学成就

两晋—五代时期,医药学在理论体系指导下全面发展。这一时期,临床医学是医学发展的主流,脉学、病因证候学、方药学等实用经验得以丰富发展。

1. 古籍整理　《黄帝内经》的整理和研究迎来第一次高峰,有已知最早的注本《素问训解》、现存最早的注本《黄帝内经太素》、影响较大的注本《次注黄帝素问》。王叔和整理编次的世传本《伤寒论》,开启了《伤寒杂病论》整理和研究的先河。

2. 医学理论　现存最早的脉学专著《脉经》,集魏晋以前脉学之大成。现存最早的病因证候学专著《诸病源候论》,对疾病病源和证候的探究取得了巨大成就,代表了我国 7 世纪时医学理论与临证医学的发展水平。

3. 方药学　南朝陶弘景的《本草经集注》,对南北朝之前药物学成就进行了一次全面总结。《新修本草》是唐代具有国家药典性质的官修本草著作,亦是世界上第一部国家药典,自问世后流传长达 300 余年,影响甚大。《雷公炮炙论》是我国历史上对中药炮制技术首次总结,初步奠定了中药炮制学的基础。道教炼丹术的兴起,客观上不仅促进了中医外科学的发展,而且对世界制药化学的发展也有推动作用。应用价值极高的综合性方书纷纷问世:《肘后救卒方》以治疗急症为主,该书用药突出了简、便、廉、验的特点。《备急千金要方》《千金翼方》内容博大精深,集唐以前医学之大成,被誉为唐代医学百科全书。《外台秘要》具有重要的文献学价值,整理和保存了大量的古代医学文献。

4. 临床医学　临床医学的发展越来越专科化。现存最早或较早的针灸科、外科、伤科、妇产科、儿科专著一一问世。其中,《针灸甲乙经》总结了晋以前的针灸理论和临床治疗经验,为后世针灸学的发展建立规范。《仙授理伤续断秘方》集中体现了这一时期骨伤科发展水平,标志着骨伤科的专科化。

5. 医学教育　隋唐太医署的医学分科教育,表明临床医学专科化日趋成熟,唐代的太医署是世界上最早的医药专科学校,太医署的药园可以称之为我国历史上最早的药用植物园。

6. 中外交流　我国与日本、朝鲜、东南亚、欧洲的医学交流,丰富了我国的中医药学体系。

五、宋金元时期中医药学的进步与创新（960—1368 年　宋—元）

（一）社会背景

宋代,是中国历史上文明极为昌盛的时代,"华夏民族之文化,历数千载之演进,造极于赵宋之世"。英国著名学者李约瑟认为,这一时期中国的文化和科学"达到了前所未有的高峰"。宋元时期,中国的天文学、地理学、地质学、医药学、冶金术、造船术、纺织术、制瓷工艺等诸方面都取得令世人瞩目的成就。也是在这一时期,中国的文化,通过陆海两路,向西、向东、向南传播,对世界文明的影响极为巨大。中国古代四大发明其中之三,就是在这一时期定型并普及开来,并被传播至世界各地,大大推动了世界文明的进展。

宋元时期,中国的社会经济结构发生巨大的变迁,而与之相对应的,是中国文化从唐型文化转向宋型文化。由中唐社会政治危局揭示了潜藏已久的种种危机,进而引发出晚唐直至两宋的巨大社会变革——唐宋变革。大体而言,唐宋社会变革包含以下几个方面内容:第一,人民地位的变化。唐以前,人民(奴婢或部曲)实质上是贵族的奴隶。宋以后,人民的奴隶身份得到解放,不再隶属于贵族,而成为国家的佃客。这就是佃户制。从部曲到佃户的变化,反映出唐宋间新的劳动形态出现。在生产力得到进一步解放的基础上,医学等各个领域都迎来了发展的新机遇。第二,官吏任用法的变化。魏晋南北朝时期,用九品中正制选官,选举权和被选举权把持在贵族手中。隋唐时期,虽然实行科举考试,但是参与者基本上还是贵族,且录取人数极少,很难改变整个官僚集团的成分构成。至宋代,科举考试面向普通大众,大家机会均等,以成绩取人。应试者与录取者人数都大大增加,以至于因科举制度而新兴出一批知识分子官僚层。这种新型的官吏任用法,刺激大量的平民读书应举。因而宋代读书人数激增,这也为宋代儒医群体的兴起奠定了人才基础。第三,经济上的变化。实物经济终结,货币经济开始。商品经济的发展,促使人们的职业选择更加市场化。"不为良相,便为良医",医生的社会地位大为提高。越来越多的人开始将经济收入较高的医生作为人生职业目标。第四,文学性质的变化。宋人一改汉唐学者疏不破注,偏重考据的治学方法,突破传统,疑经改经,纷立新说,学派争鸣。经学由重师法、疏不破注变为疑古、以己意解经。其余如哲学、艺术、自然科学等的发展,亦具有类似的性质。流风所及,人们对中医文献的解读开始大量出现新的立意。中医各家学说纷纷出现。总之,正是因为宋代以来社会发生了较为深刻的变革,所以宋代以后的医学开始呈现出与之前迥然不同的特点。

宋元时期,思想文化方面最显著的标志是宋学的兴起。宋学是宋元时期的新儒学,包括王安石的新学,三苏的蜀学,二程的洛学,张载的关学。其中作为理学重要来源的洛学和关学,在南宋后期逐渐确立为国家统治思想。至元代,在统治者的大力倡导下,程朱理学一跃成为"式于有司"的官学,并对后来明清文化格局产生重要影响。宋学重视研究儒家经典著作,并从中搜寻符合其思维的条文、篇章进行阐述与发挥。其所争论的主要内容是理、气、性、命、阴阳、心、情、道、物等的探讨。在解释世界的本源、运动本质、阴阳的互根互化、心性与养生等关系方面上,宋学对金元以后中医学理论影响极大,许多医家借用宋学理论阐释医学理论及人体的生理、病理知识,奠定了宋元医学理论创新的思想基础。

(二)医学成就

宋金元时期,国家十分重视医药学的发展,医政设施完善,多次颁布国家药典及权威医方。社会的变革,促进了儒医群体的出现和医生整体素质的提高。激烈的医学争鸣,促成了中医各家学派的纷纷建立。

1. 医政设施 宋代设立了较为完善的医药卫生行政管理机构,其中翰林医官院专司医药行政;太医局卖药所专司药品制造、贸易和供应,为世界上最早的国家药局机构;校正医书局,世界上最早的国家医药出版机构,为古代医书的传世作出了不可磨灭的贡献。

2. 医学理论 宋代儒医群体出现,大大地提高了医学界的整体文化水平,对医药理论的发展和临床经验的总结提高都起到了积极推动作用。宋代陈言撰《三因极一病证方论》概括三因学说。病机学说方面,宋元时期医家对《素问·至真要大论》中的病机十九条各有阐发。南宋施发的《察病指南》首创33种脉象图,以图示脉,形象生动。元代的《敖氏伤寒金镜录》为我国现存第一部图文并茂的验舌专书,对后世温病学说的辨舌诊治思想有很大影响。

3. 临床医学　临床医学成就显著,妇产科、儿科独立成科。《妇人大全良方》是我国现存最早一部系统论述妇产科学的专著。《小儿药证直诀》首创儿科五脏辨证纲领,形成了较系统的中医儿科理论体系。伤科出现缝合曲针、悬吊复位法等许多创造性发明。针灸学上,王惟一的天圣针灸铜人的铸造,开创了利用人体模型进行针灸教学的先河。法医学的发展尤以宋慈的《洗冤集录》成就最为显著,该书集宋代以前法医学成就之大成,并在世界法医学史上占有重要地位。

4. 方药学　宋金元时期是我国方药学发展史上的繁盛时期。本草学上,官修本草著作发展到鼎盛阶段,个人本草著作以北宋唐慎微的《经史证类备急本草》(简称《证类本草》)为代表。方剂学方面,宋代颁布了世界最早的国家成药标准,也是世界上最早的国家药局方——《太平惠民和剂局方》,对方剂的标准化、规范化和普及推广起到积极作用。随着医学争鸣盛况的出现,医家开始深入研究方剂理论,呈现出研究经方的热潮。

5. 学派争鸣　金元时期,各家纷起,学术争鸣,其中尤以提出火热论的刘完素、攻邪论的张从正、脾胃论的李杲、相火论的朱震亨最为著名,被后世称为"金元四大家"。其革新思想和学术创新影响深远。

6. 医学教育　宋代太医局实施的三舍法,表明了古代医学教育达到新的高度。

7. 中外交流　宋元时期,对外贸易与海陆交通均较前代发达。中外医药交流空前发展。

六、明清时期中医药学的新发展（1368—1840 年　明代—鸦片战争前）

（一）社会背景

明清两代是中国古典文化的总结时期。在图书典籍方面,明清统治者调动大量人力物力,对几千年来浩如烟海的图书典籍进行收集整理和考据,编纂出大型类书《永乐大典》《古今图书集成》,大型丛书《四库全书》以及大型字典《康熙字典》。在古典科技方面,明清之际出现了一大批科技巨著。如李时珍的《本草纲目》、潘季驯的《河防一览》、宋应星的《天工开物》、方以智的《物理小识》以及徐弘祖的《徐霞客游记》。这些作品都达到了当时世界的先进水平,代表了封建社会晚期科学成就的高峰。大型图书的编纂,是古典文化成熟的征象,也包含着文化大总结的意蕴。流风所及,明清中医学总结性著作亦空前涌现。

在学术方面,清代乾嘉时期学者埋头于中国古代文献的整理与研究。与着重于理气心性抽象议论的宋明理学有所不同,乾嘉学派的学者学术研究采用了汉代儒生训诂、考订的治学方法,其文风朴实简洁,重证据罗列而少理论发挥,不以主观想象轻下判断,因而被誉为朴学。朴学对于明清中医学术方向的传承推进及限制,都产生深刻影响。

明清之际还出现了与同时期社会形态变化相适应的早期启蒙思潮。16～17 世纪的中国,在一些发达城市已经稀疏出现了资本主义生产的最初萌芽。明代中叶的王阳明,感应到当时社会氛围和心理状态的变迁,提出"致良知"之说,高扬人的主体性,打破程朱理学一统天下的局面,成为晚明人文思潮的哲学基础。他的门人王艮、泰州学派李贽以及明清之际三大思想家黄宗羲、顾炎武、王夫之等人,皆是从不同侧面与封建社会晚期的正统文化展开论战,批判宋明理学中的僧侣主义和禁欲主义,甚至锋芒直指君主专制。然而,由于 16～17 世纪中国的新兴经济形态十分脆弱,明清时期的早期启蒙思想家们也生就种种先天不足。与同时期西方的孟德斯鸠、卢梭等人思想相比,中国的早期启蒙思想仍具有一种时代性的缺陷。在早期启蒙思潮的影响下,明清医学虽然在药物学、传染病学以及解剖生理学方面开始出现革新趋势,然而由于启蒙思想的时代性缺陷,这种革新趋势远未像西方医学一般彻底。

这一时期的中外文化交流也呈现出新的特征。明初,郑和率领庞大的船队,七次下西洋,中国文化科技对外交流达到了空前的盛况。美洲大陆的发现与全球海洋航路的开通,也曾经一度将中国纳入世界经济秩序之内。但是明清政权面向海洋,更多的是采取闭关锁国的国策。在世界格局发生剧变的这一时期,中华帝国却封闭国门,陶醉于天朝上国的美梦,逐步与世隔绝,乃至于至19世纪最终落后于世界。明清之际的西学东渐,亦是这一时期中外文化交流的表现。从明代万历年间开始,利玛窦、汤若望等耶稣会士渐次来华,开启了明清之际西学东渐的大门。他们在给中国人带来欧洲宗教神学的同时,也将近代的世界观念和西方文艺复兴以来的科技成就传播至中国。徐光启、李之藻、方以智、黄宗羲、顾炎武、王夫之和康熙皇帝,都在不同程度上接受了外来的科技知识。中国的数学和天文学,也在这一时期面目为之一新。然而,由于宗法专制社会政治结构的强固和伦理型文化传统的沉重,以及封建生产方式日趋没落,到了18世纪,随着耶稣会士被逐出国门,西学东渐几近中断,中国与外部世界联系的通道基本关闭。

(二)医学成就

明清医学承袭宋金元医学余绪,在基础理论、中药、方剂和临床各科方面进入全面、系统的总结阶段,产生了一批集古代中医学大成的成果。这些著作对前人论述进行了全面总结和系统整理,内容丰富完备,标志着我国古代医学发展到了新的高峰。而本草学、温病学以及解剖生理学取得了重要的创新和突破。

1. 医学著述　明清时期,产生了一批集古代中医学大成的成果,如本草学中的《本草纲目》,古代最大的方书《普济方》,全书中的《景岳全书》,丛书中的《医宗金鉴》,类书中的《古今图书集成·医部全录》,医案中的《名医类案》《续名医类案》等。这些著作对前人论述进行了全面总结和系统整理,内容丰富完备,成为各类著作中影响最大的成果,标志着我国古代医学发展到了高峰。同时,普及类、入门类著作呈现由博返约的倾向。中医普及类著作、入门类著作纷纷出现。实用性强的入门书籍广泛流行。医药书籍的数量和质量呈现历史少见的盛况。

2. 医学理论　受当时尊经复古风气的影响,明清关于《伤寒论》的研究十分活跃,不同流派医家各有主张。以明代方有执为代表的医家主"错简重订"说,以张遂辰为代表的医家反对"错简"说,柯琴等医家则强调"以方类证"。各家从不同角度去认识理解《伤寒论》,并将伤寒的治则引入杂病的治疗,推动了《伤寒论》的研究和临床应用。此外,清代温病学发展至鼎盛阶段。著名医家吴有性、叶桂、薛雪、吴瑭、王士雄等,建立了较为系统的温病学理论。人痘接种术的运用,是明清医学理论与实践的又一突出成就。它是欧洲发明牛痘接种术的基础和先驱,开创了人类免疫疗法的新纪元。

3. 医学创新趋势　药物学、温病学以及解剖学出现革新趋向。李时珍的《本草纲目》在生物分类学、生物进化论、植物学方面都提出了异于传统的、具有世界科学意义的认识结论,透露出近代自然科学的倾向;传染病学出现了近代科学思想的新方向,并取得重要成果。吴有性在致病微生物被人类发现之前约200年,提出了"戾气学说",对疫病的主要特点作了细致的分析和描述;解剖生理学表现了新的医学方向。清代医家王清任对医学基础学科——人体解剖学开展探索,纠正《黄帝内经》解剖记载的错误,奋力开拓医学实验研究的新局面。

4. 临床医学　明清时期,中医学各科辨证论治体系已经相当成熟。外科中《外科正宗》,妇科中《傅青主女科》,针灸学中《针灸大成》,眼科中《审视瑶函》等,均是这一时期各科的代表性成果。

5. 医学杂志和医学团队　我国最早具有医学杂志性质的刊物——《吴医汇讲》，由唐大烈编辑先后出版 11 卷，共登载 41 位作者的 94 篇文章。我国最早的民间医学团体——"一体堂宅仁医会"，由徐春甫建立，提出 22 项会款，先后参加者有 46 人。

七、近代中医药学的艰难前行（1840—1949 年　鸦片战争—中华人民共和国成立）

（一）社会背景

1840 年爆发的鸦片战争，以血与火的形式把中华文明推入了一个蜕变与新生并存的新的历史阶段。此后的一百多年间，中国逐步沦为半殖民地半封建社会，小农业和家庭手工业相结合的封建经济逐步遭到破坏，建立在此基础之上的封建专制制度也随之发生动摇，中国社会及其文化系统迅速发生解体。新兴的阶级——资产阶级和无产阶级逐步发展壮大，中国文化也由传统封建文化逐渐过渡到资产阶级和无产阶级的新文化。

19 世纪中叶以后，欧洲近代文明与中华文明的交汇，在规模与速度上都大大超过明清时期的西学东渐。西方医学也开始全面、系统、深入地在中国传播。19 世纪 60～90 年代的洋务运动，大量引入西方科学技术知识，形成中国近代第一次译介西学的高潮。同时，洋务派还仿照西方的学制和分科教学体系，兴办了一批新式学堂，将西方自然科学引入课堂。西方科学技术包括西医的引入和传播，动摇了儒家文化的传统价值取向和思维习惯。在进化论和社会达尔文主义的冲击和破坏之下，儒家学说及建立在其基础之上的封建君主政体，开始逐步解体。在此期间，西医学逐渐占据中国医学界，中医处境日益艰辛。作为回应，中医一方面与西医展开激烈的论争，一方面其内部分化出中西医汇通学派。

第一次世界大战期间，产生于中国大地的新文化运动，是我国历史上一次空前的思想解放运动。它的斗争目标直指统治中国两千年之久、享有绝对权威的封建思想文化，启发了人们的民主主义觉悟，推动了现代科学思想在中国的传播。在民主和科学的大旗下，新文化运动倡导者们大力宣传民主思想和科学思想，反对封建专制和封建迷信。在科学救国思想的影响下，20 世纪 30 年代初期，"中医科学化"运动兴起。此后直至中华人民共和国成立初期，这股运动一直成为流行的风尚。

（二）医学成就

近代中国医学的主要特征是中西医学的交汇与撞击。近代以来，随着列强的入侵，西方医学得以全面、系统、深入地在中国传播，并与中国传统医学产生激烈的碰撞与冲击。在生死存亡的考验下，中医学顽强挺立，并先后产生出中西医汇通思想与中医科学化思潮。

1. 中国出现中西医两大医学体系并存的局面　鸦片战争前后，西方医学以前所未有的势头涌入中国，并逐渐占据了中国医学界。晚清民国时期中西医并存的局面正式形成。

2. 传统中医学仍取得一定成就　近代中医学虽然受到严峻的挑战，但在经典医学文献的整理，以及丛书、医案、医话、工具书的刊行，方药学、临证各科的发展方面，依然取得很多成就。

3. 出现中西医汇通学派　近代以来，以唐宗海、朱沛文、恽铁樵、张锡纯为代表的中西医汇通学派借鉴西医，吸收新知，中体西用，以求找到中医药发展的新途径、新方法。虽然由于历史条件的限制，他们的努力尚未成功，但是其经验教训值得后人认真总结和思考。

4. 中医界开展救亡图存运动　在新文化运动和科学救国思想的影响下，西方医学在中国的迅速传播，而中医学日渐濒于被消灭的境地。民国时期，余云岫的"废止中医论"激起了广大中医人士及其拥护者的激烈辩驳。而北洋政府的"漏列中医案"和南京国民政府的"废止中医案",更是激起全国中医药界人士的愤慨,他们多次开展维护中医的抗争运动。

5. 出现"中医科学化"思潮　20世纪30年代初,"中医科学化"运动兴起,在医学界引起强烈反响。此后一直到中华人民共和国成立之初,中医科学化成为流行的风尚。这一思潮主要代表医家有丁福保、陆渊雷、施今墨、叶橘泉等。

八、中华人民共和国成立后中医药学的大发展（1949 年至今）

（一）社会背景

1949年10月1日中华人民共和国宣告成立,标志着帝国主义、封建主义、官僚资本主义在中国统治的半殖民地半封建时代的结束和人民当家做主的新国家、新社会的开始。中医药学也由此获得新生,进入了崭新的发展阶段。20世纪50年代初,我国制定了"面向工农兵""预防为主""团结中西医""卫生工作与群众运动相结合"的卫生工作四大方针,积极扶持中医药事业的发展,培养出一批西医学习中医的高级临床人才,为中西医结合工作的深入开展奠定了基础。1956年,在党和国家领导人的亲切关怀下,北京、上海、南京、广州、成都五地分别建立了我国第一批中医高等院校。至此,中医教育正式步入国家高等教育的轨道。

"文化大革命"期间,各行各业发展都受到很大影响,中医也受到了一定的冲击。古籍整理、中医教育、基础研究等方面的工作基本停滞。直到中国共产党十一届三中全会重新确立了正确路线,把党和国家的工作重点转移到社会主义现代化建设上来,实行对外开放和进行经济体制、政治体制的改革,实现国家发展战略的转变,中医界又迎来了发展的春天。

40多年来的改革开放取得了突出的成就,带来了中国经济社会的深刻变化,也为中医药的发展及对外交流提供了良好的环境和条件。借鉴西方现代科学技术,中医药体系的整体研究获得了前所未有的突破。与此同时,中医文化、中医理念,特别是以针灸为代表的中医临床医学,也逐渐向世界各地传播,并被世界许多国家接受和应用。

（二）医学成就

中华人民共和国成立以来,尤其是改革开放以来,中医事业得到迅速恢复和发展,中医药学在理论和实践领域都取得了丰硕成果,中医古籍文献的整理及出版得到了较大拓展,中医教育事业从星星之火燃成燎原之势,中医医疗和科学研究队伍不断壮大,中医在广大人民群众的日常医疗保健生活中占据了越来越重要的位置。

1. 卫生工作方针与中医政策　中华人民共和国成立以来,毛泽东、邓小平、江泽民、胡锦涛、习近平等几代国家领导人都对中医药工作做过重要批示,为新时期中医药学的发展指明了方向,为中医药发展奠定了政策基础。国家卫生工作方针指导中国卫生事业的总体发展,中医药事业在政府的指导下稳步发展。

2. 卫生组织与医学教育　中华人民共和国成立后,各级卫生组织在党和政府的详细部署下逐步建立,形成了从中央到地方完整的管理体制。同时,国家采取多种方式大力培养中医药人才,建立高等中医药院校,中医药教育实现了与现代教育的接轨,成为中国及世界传统医学教育的典范。

3. 中医药事业全面发展　中医药学得到全面发展,大量医学古籍点校、影印出版。基础医学、临床各科、方药学等领域取得众多研究成果。临床诊疗广泛实践中西医结合理念,技术能力得到综合提升。中外医学交流日益频繁,中医药学在世界各地得到迅速发展。

（程　佩　张　岚　陆　翔）

复习思考题

1. 简述中医学的发展过程。
2. 试论述宋元时期的社会变革与医学特点之间的关联。

第一章

医药的起源

学习目标

1. 熟悉用火、衣着、居处、婚姻、原始舞蹈等卫生保健措施的起源知识,以及药物的发现及在疾病治疗中的应用。

2. 了解针灸、创伤外治、开颅术、按摩术等医疗方法的起源以及医学起源的多种观点。

中国原始社会大约从 170 万年以前开始,至公元前 21 世纪结束。医药卫生保健等的产生与形成,经过了漫长的积淀过程。

第一节　卫生保健的起源

人类出现后,逐渐产生了卫生保健活动。人类在衣、食、住、行等方面不断努力寻求改善。随着人类自身的进化与发展,原始人认识自然、利用自然、顺应自然的能力逐渐加强,出现了最基本的卫生保健活动。

一、用火

火的使用,在人类文明发展史上具有极其重要的意义。人类对火的认识、使用和掌握,是人类认识自然、利用自然的可贵实践。人类对火的认识和使用经历了相当长的历史阶段,由不知道用火到学会利用天然火,并逐渐发展到人为保存火种、人工取火,原始人逐渐掌握了这种强大的能力,最终有别于动物。从 170 万年前的元谋人,到 50 万年前的北京人,都留下了用火的痕迹。火的使用对于人类自身的进化、健康的维护以及人类对自然界的占有程度有着至关重要的深远影响。

火的使用促使人类由生食转向熟食。食物用火加工后食用,不仅改变了原始人茹毛饮血的摄食习惯,而且扩大了食物的来源和种类,缩短了人体消化食物的时间,减轻了消化器官的负担,减少了胃肠疾病的发生。《韩非子·五蠹》载:"上古之世……民食果蓏蚌蛤,腥臊恶臭而伤害腹胃,民多疾病。"《礼纬·含文嘉》云:"炮生为熟,令人无腹疾。"熟食使肉类中的营养成分更容易被人体吸收,从而使人的身体和大脑得到的营养增加,提高了人类的智力水平和身体素质。

火的使用也改变了人们的日常生活方式。火能够给黑暗中的人们带来光明,又能用于烧山打猎、驱赶野兽,很可能最初的农业耕作方式也是依靠火来进行的,"刀耕火种"一词的来历便与此相关。火还可以取暖御寒,改善人类的生活居住环境,减少因久居寒冷潮湿的洞穴引发的疾病。另外,火的使用,还是一些原始治疗方法如热熨法、灸法产生的前提条件。

总之,用火是人类进化过程中的一大进步,正如恩格斯在《反杜林论》中所指出的:火的使用"第一次使人支配了一种自然力,从而最终把人同动物界分开"。

二、衣着

衣着的起源,最初可能与原始人类御寒、防止蚊虫叮咬及羞耻观念的出现有关,后来才逐渐有了装饰和文化的意义。

最初,原始人只是依靠自身的体毛来蔽体保暖。由于长时间穴居深山密林,原始人逐渐懂得用树叶和兽皮来遮掩赤裸的身体,将捕获的野兽的皮毛缝制加工为遮盖物,以保护身体和抗御严寒。周口店旧石器时代山顶洞人遗址中曾出土了一枚带孔的骨针,这枚骨针的发现,证明早在2万年以前,我们的祖先已初步掌握了缝纫技术。

人类在披挂兽皮的同时,还利用其他天然物制作衣服,其中最主要的是树皮和树叶,渐渐地又将经过编织的羽毛、树叶、茅草等披在身上。《白虎通·号》记有:"古之时……能覆前而不能覆后……衣皮韦。"在长期采集、渔猎中,原始人又逐渐掌握了利用树皮、草茎等植物纤维搓制绳索的技术,从结绳发展到利用韧性纤维制作渔猎用网,即《易传·系辞下》所说的"作结绳而为罔罟,以佃以渔"。原始纺织技术在搓绳结网技术的基础上逐渐发展,成为人类的又一重要发明。在我国各地新石器时代遗址中,绝大部分都有纺轮出土,浙江余姚市河姆渡遗址还出土有纺织木机件,表明远在6 000多年前的新石器时代,先民们已能使用织布机了。

原始人从赤身裸体到以兽皮、树叶、羽毛充当衣服,再发展到穿着以植物纤维为主的编织物,并最终发明了原始的缝纫技术,这些活动不仅改变了人类的生活方式,也极大地增强了人们对自然界气候变化的适应能力,减少了疾病的发生,是卫生保健史上的又一进步。

三、居处

早在远古时期,人类为了防止野兽侵害,构木为巢,栖息树上,这就是神话传说中的"有巢氏"时代。《韩非子·五蠹》记载:"上古之世,人民少而禽兽众,人民不胜禽兽虫蛇。有圣人作,构木为巢以避群害,而民悦之,使王天下,号曰'有巢氏'。"

随着自然界气候的变化,人类开始迁居天然山洞,过着"冬居营窟,夏居橧巢"的生活。考古发现,旧石器时代的众多遗址主要分布在山洞中,说明这时的人类已经进入了穴居时期。原始人一般选择洞口较小、地势较高、方向朝南的山洞以躲避寒风,洞口封闭性好,洞内干燥无水,非常有利于防潮。后来随着火的发明,穴居还可以使人类围火而居,更有利于人类的生存。

新石器时代,人类开始走出洞穴,建造原始房屋。早期原始房屋受地域环境差异及建造材料的影响有所不同,但都是从巢居或穴居发展而来的。长江流域的河姆渡村落遗址,是一种"干栏"式建筑。这种建筑下层养家畜,上层居住人,既能防潮防水,也能防兽防敌,一般认为是从巢居发展而来。而黄河流域的建筑更有着穴居的痕迹。如西安半坡遗址的房屋属于半地穴式,修建时需先挖一个带圆角的方形浅穴,将屋顶直接盖在浅穴上。但这种房屋比较低矮,一半似洞,一半似房,通风透光都较差。后来,人们学会了在屋顶开天窗,以改善空气的流通和光线照明。我国大部分地区的原始房屋是由半地穴式房屋逐渐发展为有墙壁、屋顶的土屋、木屋和石屋。人类发明制陶技术后,又出现了砖瓦,使房屋建筑有了更大的改进。

原始人居住环境的进步,对于防御野兽的侵袭以及躲避风寒雪雨都大有裨益。居住条件的改变大大提高了人类在自然界的生存能力,是人类卫生保健的重要措施。

四、婚姻

原始社会时期,人类的婚姻形态随着社会的发展而不断演变、进步,大致经历了几种婚姻形态,即血缘婚→族外婚→对偶婚等不同阶段(表 1-1)。

表 1-1　原始社会主要婚姻形态表

社会发展阶段	原始群时期	母系氏族公社时期	父系氏族公社时期	原始社会消亡时
婚姻形态演化	族内群婚	族外群婚	对偶婚	单偶婚
	杂婚	典型群婚	从妇对偶	一夫一妻制
	班辈婚	走访婚	从夫对偶	

原始群时期,两性关系杂乱而无任何限制,正如《列子·汤问》中所说:"男女杂游,不媒不娉。"此时,婚姻家庭实际上是不存在的。原始群内部,同血统而不同辈分间的两性关系时常发生,这种情况显然不利于群体的繁衍生息。随着采集、狩猎经济的发展以及劳动中按年龄分工的出现,原始人群不断分化,加之不同年龄男女之间因生理条件悬殊所出现的反应以及人类认识的进步,逐渐开始排斥不同辈分之间男女的交合,进而过渡到同辈分兄弟姐妹之间婚配,这种通婚被称作"班辈婚"。因为同一个血缘家族,既是生产单位,又是通婚集团,所以又被称为"族内群婚"。从"杂婚"至"班辈婚"的转变,是婚姻史上的一大进步,它促进了人类体质的改变和人类社会的发展。

然而,长期兄弟姐妹之间的繁衍导致后代出现发育不良、先天疾病,甚至死婴,严重影响了群体的发展。在经历了一个漫长的时期后,随着人类活动范围的扩大,各氏族部落之间出现交往,不同血缘集团间男女偶有结合,所生育的后代远比族内婚的后代发育良好,鲜明对比的反复出现,逐渐引起了人们的关注,使婚姻形式开始由族内群婚过渡到族外群婚,即婚姻只能在两个不同部落氏族的男女之间进行,由此推动了人类婚姻形态的进步。一个血缘集团里的男子只能以外集团的女子为妻,女子也只能以外集团的男子为夫,并且一个男子可以有一群妻子,一个女子也可以有一群丈夫。考古发掘出的西安半坡村遗址中,没有男女合葬现象,而是将男女分别集中一起埋葬,某种程度上证明当时处于族外婚阶段。

父系氏族公社时期,婚姻形态由交互群婚过渡到相对固定的对偶婚,即成对配偶在或长或短的时期内过着相对稳定的同居生活。到了原始社会解体阶段,随着生产力的发展和私有财产的积累,父亲要求由确定的亲生子女继承财产,只有单偶婚生育的子女才能知母又知父,于是对偶婚制最终让位于以一夫一妻制为特征的单偶婚。

由野合到血缘群婚再到对偶婚,这种婚姻形态的演变和进步减少了因近亲婚配导致的遗传疾病,非常有利于人类身体素质的提高和健康繁衍。

五、原始舞蹈

原始舞蹈的主要形式多与劳动有关。

最早的舞蹈动作,是模仿一些飞禽走兽的不同姿态、人们劳动的不同动作,并经过加工美化而来。这就是原始时期的"仿生舞",又可称为原始舞蹈。原始社会后期,人们每当狩猎前后、劳动之余或收获农作物时,往往尽情歌舞,同时通过群体舞蹈来巩固氏族成员间的团结,沟通情感。20 世纪 70 年代,青海大通县考古发掘出土的新石器时期彩陶盆上绘有五人手拉手、步伐整齐规范的动作,展现了原始社会晚期时的舞蹈场景。这些原始舞蹈,对养生思想的产生和发展起着启蒙和推动作用,为古代导引的形成提供了基本素材。

随着人类思维能力的发展,原始人逐渐发现,经常舞蹈不仅可以振作精神、解除疲劳,而且在蹦跳后,身体原有的一些痛楚会减轻甚至消失。史料记载,原始社会后期就已经出现了用于祛病健身,治疗关节、肌肉肿痛的"消肿舞"。《路史·前纪》第九卷记载:"阴康氏时,水渎不疏,江不行其原,阴凝而易闷,人既郁于内,腠理墫着而多重腿,得所以利其关节者,乃制为之舞,教人引舞以利道之,是谓大舞。""大舞"实际上就是一种类似于气功导引的养生方法。其基本作用就是宣达腠理,通利关节,达到散瘀消积的目的。这表明远在氏族社会时期,人类已开始用"舞"的形式来"宣导"血脉,强身健体。《吕氏春秋·仲夏纪·古乐》载有"昔陶唐氏之始,阴多滞伏而湛积,水道壅塞,不行其原,民气郁阏而滞著,筋骨瑟缩不达,故作舞以宣导之"。这里的"陶唐氏"就是《路史》中所指的"阴康氏"。

原始社会后期,人类开始有目的地把舞蹈运用于健身祛病,使原始舞蹈逐渐发展为导引术。"导引"之名始见于《庄子·刻意》,书中云:"吹呴呼吸,吐故纳新,熊经鸟伸,为寿而已矣。此导引之士,养形之人,彭祖寿考者之所好也。"也就是通过导引而吐出秽气,吸进新气。行气时的动作,要像熊那样攀树直立,像鸟飞行时一样伸直腿脚。古代导引术在原始舞蹈的基础上发展起来,并成为健身祛病的重要方法之一。

第二节　药物的起源

药物是人类在长期生产、生活及与病痛抗争的过程中被发现并逐步发展起来的。我国传统药物包括植物药、动物药、矿物药。随着对自然界认识的深入,人们首先从食物中发现了具有治疗作用的植物药与动物药,并有意识地加以重复利用,经过不断地探索、总结、积累,形成了最初的植物药和动物药知识。同时,人类在自然资源中不断探寻,冶炼技术出现后,矿物药也逐渐被人们所认识。

一、药物起源的传说

人类社会早期的神话传说中有关于药物知识起源的故事。其中伏羲、黄帝和神农等上古时期的圣人都是药物知识的缔造者。

在各种传说中,神农(一说亦为炎帝)尝百草的故事最深入人心。神农生活在距今大约五六千年前的黄河流域,是上古时期姜姓部落的首领。当时神农看到大家靠吃兽肉难以维持生活,便教人们开垦土地播种五谷,由此带动了原始社会后期由采集、渔猎生活向农业经济的转变和发展,神农被后世认为是农耕文化的创始人。《淮南子·修务训》中有神农"尝百草之滋味,水泉之甘苦……当此之时,一日而遇七十毒"的记载,由是医方兴焉。《史记·补三皇本纪》也有"神农氏……作蜡祭,以赭鞭鞭草木,始尝百草,始有医药"之说。神农尝百草而创立药物学的传说一直延续至今。

神农尝百草的故事反映出上古时期人们在发现和认识药物的过程中曾付出过生命的代价,是人类实践的真实写照。同时,我们可以推测,历史上曾有许多致力于药物研究的人对药物知识的发现与积累作出了贡献,甚至奉献了生命。

二、药物的发现与应用

远古时期,原始人类为了生存在自然界到处觅食。当狩猎无法满足人类对食物的需求时,人类便不断尝试采集各种野果、种子或挖取植物根茎来获取更多食物。在这一过程中,往往会误食某些植物而中毒,出现呕吐、腹泻甚至死亡等意外情况;有时也会因食用了某些植物使身体原有的痛楚不适减轻甚至消失;或同食一种植物,因摄入量的多少而出现不同效果。随着人类思维的进步,人们开始关注这些经常出现的现象,并试图探究植物的功效、毒性与疗效之间的关系,从而逐渐认识了各种植物对人体的不同作用,趋利避害。这便是人类最初积累的植物药知识。1973 年,考古工作者在河姆渡遗址的发掘工作中发现人工采集的樟科植物的叶片堆积,说明河姆渡人可能已了解上述植物无毒,可以安心使用。樟科植物中,就有不少种类属于药用植物。

随着狩猎和渔业的发展,原始人获得了较多的肉类、鱼类及蛙蛤类食物。渐渐人们认识到某些动物的脂肪、血液、内脏、骨骼、甲壳等具有食用价值和治疗作用,从而积累出动物药知识。《山海经》关于"何罗之鱼……食之已痈","有鸟焉……名曰青耕,可以御疫"的记载,就是中国古代先民通过食用动物,从动物性食物中发现动物药的证明。因此,"药食同源"很有可能是早期人类了解药物的重要途径之一。

上古时期,原始人开始出现比较稳定的定居生活,采集经济逐渐向农耕经济过渡,人类在选择定居生活的同时开始尝试种植农作物,药物知识伴随着农业文明的进步而逐步积累起来。在狩猎及寻找食物的过程中,原始人会因与野兽搏斗或部族之间争斗而出现外伤。出于本能反应,人们会随手用树叶、草茎、泥灰涂敷在伤口上,久而久之,会发现某些植物的叶、茎对伤口有特殊治疗作用,于是逐渐认识了一些外用药,积累了外敷药物的经验。同时,远古时期的人类常与动物相遇,见到受伤的动物进食某些植物后伤口痊愈,便会模仿着采后试食,从中也能积累药物知识,中药鹿衔草、淫羊藿等便是人类通过观察动物行为而认识的药物。

原始社会末期,人们开始从事采矿冶炼等生产活动,在这一过程中,人类逐渐掌握了某些矿物的疗效,如朱砂能安神、石膏能退热、芒硝能泻下等。从天然矿物质的使用到人工炼制的矿物药,经过了一个十分漫长的认识过程。

由此,生活在这些地域的早期人类在生产劳动中不断发现认识新的药物知识并加以积累,经历了由感性认识到理性认识的漫长过程,最终形成了庞大而完整的中药知识体系。

第三节　医疗方法的起源

中医的医疗方法内容丰富,手段多样,特别是外治法。概而言之,一切从体表施治的方法均属外治法范畴,如临床上常用的敷、熨、熏、洗、擦、按摩以及用膏药敷贴等。随着社会生产力和医学水平的不断发展,有些外治法如针灸、推拿按摩等逐渐发展起来,形成了专门的学科。特别是针灸疗法以其独特的理论和技术,成为中医学中最具特色的疗法之一。近年发现的钻颅术也被认为是远古时期外治方法中的一种。

一、针灸

针灸由"针"和"灸"两种治疗方法构成,其历史悠久,源远流长。因无相关文字记载,探讨早期针灸疗法的起源只能从先秦时期的典籍文献和考古发掘文物的研究中加以推测。

(一)针法

根据考古发掘的研究成果,针法的历史可追溯到数万年乃至数十万年前的石器时代。远古时期,人兽杂处,由于恶劣的生存环境和劳动条件,原始人常会受伤,甚至感染化脓,故一些外科疾病如疮疖痈疽等很常见。如果这些脓肿恰巧被荆棘或尖石刺破,脓液排出,伤口不久便愈合了,这种现象会让人们感到惊奇并开始反复尝试。同时,发生剧烈疼痛时,如关节、头部剧痛难忍时,原始人可能会随手捡起石块敲打撞击,甚至刺破这些疼痛部位,之后偶然发现意想不到的止痛效果。这种原始的治疗方法即为"以石治病"。

由于旧石器时代制作技术水平较低,一些经过粗略打磨的削刮器、尖状器等生产用品也被用于治疗疾病。到了新石器时期,随着加工石器技术的进步,人类能够制作出较为精致的石器,适用于刺法治病的即称为"砭石"(图1-1)。东汉许慎《说文解字》曰:"砭,以石刺病也。"先秦古籍中也有运用石器治病的记载,《山海经·东山经》载:"高氏之山,其上多玉,其下多箴石。""箴"即"鍼"(针)字。《素问·异法方宜论》说:"东方之域……其病皆为痈疡,其治宜砭石。""砭石"很可能是后来金属针具的前身,它除用来刺病外,更多地被用于切开感染的脓肿或者放血。为适用于穿刺或切割,砭石多磨制出锐利的锋刃,所以,又被称为针石(有锋)或镵石(有刃)。

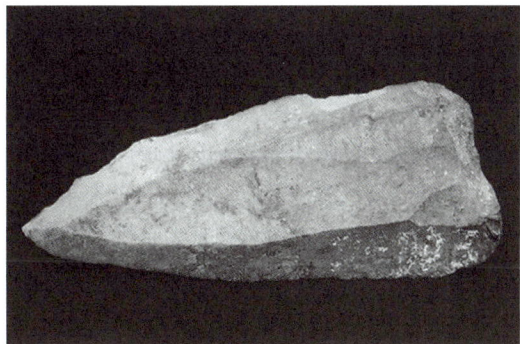

图1-1 陕西医史博物馆藏出土砭石

近年来,考古出土的各种形状的砭石可印证"以石治病"的文献记载。山东日照市两城镇龙山文化遗址中曾出土两件锥形砭石,一为灰色镵石,圆柱体,一端为三棱锥形,一端为圆锥形;另一种为绿色镵石,圆柱体,尖端为三棱锥形,长而锐利。这种形状既可浅刺身体各部位,又能割治痈疡。总之,砭石是最古老的医疗工具,在砭石治病的基础上,经过不断改进、发展,最终出现了针刺疗法。

原始社会后期,人类在熟练掌握了使用砭石或者荆棘刺、骨针、竹针来刺破痈肿、排脓、放血等治疗方法的基础上,开始寻找和制造更加适合穿刺和切割的工具,砭石的形状也开始趋于多样化。新石器时期之后,人们学会了用动物骨骼、野生竹子和陶土做成类似石针的针具,质地也比石针更光滑细致。随着冶炼技术的提高,逐渐出现了做工精致的金属针具。商周时代,针具已由石针、骨针、竹针逐步发展成为青铜针。战国至秦汉时期,随着铁器的出现与普及,又出现了铁针,之后金针、银针等也相继出现。与砭石相比,金属针具更容易刺入皮肤深部,便于放血或用于切割。虽然金属针具应用范围较为广泛,但此时针刺法仍然只是一种相对简单的外用治疗法。秦汉之际,随着中医学理论的逐渐完善,尤其是经络学说的完善,针刺疗法逐渐与经络理论相结合,并得到发展。

（二）灸法

灸法是通过对人体某些部位进行固定的温热刺激以治疗疾病的方法。《说文解字》曰："灸，灼也，从火。"灸法古称焫，焫意为烧，灸焫是指用火烧灼的一种治病方法。

人类很早便开始用火取暖，寒冷的北方更是如此，故一般认为灸法产生于北方。《素问·异法方宜论》中曾指出："故灸焫者，亦从北方来。"又说："脏寒生满病，其治宜灸焫。"原始人在煨火取暖时，由于偶然被火轻微灼伤而解除了某种病痛，这种情形多次出现后，使得人们受到启发，得出烧灼可以治病的结论。于是人们开始有意识地选用一些干枯的植物茎叶燃烧，对局部进行温热刺激。为了长久保持热度，人类又尝试将树皮包裹烧热的石块或砂土，由此产生了局部热敷法。因寒冷潮湿而导致的关节痛，或因受寒而引起的腹痛等，都能通过热敷有效消除，这就是最早的热熨法。以此为基础，人类不断寻找燃烧时间更长、更适用于温热疗法的植物，于是诞生了灸法。后来逐步将艾叶用作灸治的主要材料，以其具有易于燃烧、气味芳香、资源丰富、加工贮藏方便等特点，因此灸法也常被称为艾灸。

关于灸法的起因，近年来有学者提出另一种推测：原始人受自身认知水平的限制，对身体内部疾病的原因认识模糊，将疾病原因责之于鬼魂在身体内作乱，于是产生用火烧烤身体以驱走鬼怪的行为。经过多次实践，发现用火烧烤身体可以治疗疼痛性疾病，故灸法由此而产生。

二、创伤外治

人类社会早期，对疾病最直观的认识首先是外伤。原始人生活环境复杂，在寻找食物和与大自然作斗争的过程中跌打损伤经常发生，不仅时刻有野兽的威胁，还存在氏族之间的争斗厮杀。

考古发现，古人类的遗骸化石上，多可见到人为打击形成的伤痕。人类学家曾经对北京猿人头骨上遗留的一些圆凹的、深切的伤痕进行考察分析，认为这些伤痕是遭到尖状物、圆石器、长条器及棍棒打击而产生的。山顶洞人中一个女性头骨的左额骨与顶骨之间，有一个孔洞，也是遭受外界重击导致的创伤。人类学家对北京人进行认真研究发现：在青年期，女性死亡率高于男性；在中年期，男性高于女性。青年期女性死亡率高，当与难产或产后感染有关；中年期男性死亡率高，则与繁重的体力劳动、氏族间的械斗引发的外伤有一定联系。

原始人遇到外伤如何处理，现无文献可考。但根据现代某些偏远地区居住人群中保留的一些较原始的方法推测，出于本能反应，人们会用手抚摸或压迫伤处，从而构成了最早的按压止血法。同时人类也可能会用苔藓、树叶、草茎、泥土、唾液等来涂抹伤口止血，并且用某种植物的茎、叶或其他一些植物纤维来包裹伤口，加强止血效果，并防止伤口再次出血。这些简单的方法成为最早的创伤外治法。

三、按摩术

远古时期，人类居住环境恶劣，当某处肢体发生疼痛或不适的病证，出于本能会不由自主地用手抚摸患处，经过按、揉、捻、摩等简单动作，便起到散瘀消肿止痛的作用，使病情好转。对于因过度的体力劳动所引起的肌肉僵硬、关节劳损，或因搏斗导致的骨关节折伤脱臼，抚摸患处也有利于身体的恢复。若腹部出现疼痛或胀气等不适时，也会自然而然地用手抚摩。经过多次尝试，人类从这种本能的行为中逐渐总结出经验，形成了原始按摩疗法。后世的按摩推拿术就是在此基础上发展起来的。

随着生产工具的改进以及人们与疾病斗争经验的积累，原始人还懂得了用牛、羊等兽角进行类似"拔罐"的疗法,后来又借助某些表面光滑的器具按摩身体。

四、开颅术

世界很多地区的考古发掘中都曾经出土过带有钻洞的原始人头骨。中国近几十年来在山东大汶口、新疆吐鲁番、青海民和、河南安阳等地,也都发现了一些留有开颅术印记的原始人头骨。众所周知,开颅术是一种技术难度非常大且危险性极高的外科手术,而我国在新石器时期的考古发现中就已经证明了钻颅术的存在。1992 年山东省广饶县傅家大汶口文化遗址出土的一具距今约 5 000 年前的人类骨骼,其颅骨右侧顶骨有一个 3.1cm×2.5cm 的圆洞,经专家考证,认为孔洞周围有明显的刮削痕迹和骨组织修复迹象,说明该男子做过成功的开颅手术(图 1-2),且术后还存活了一段时期。在当时极端落后的医疗条件下,开颅术是如何进行的,如何控制感染与出血,如何对患者进行麻醉,手术的具体方法和过程怎样? 由于年代久远以及缺乏文字记载,目前已无法考证。但根据同墓葬还出土有

图 1-2　1992 年山东省广饶县傅家大汶口文化遗址出土"开颅术"图

钻孔的石斧、骨制的梳子和带针鼻的骨针来分析,当时已有超过颅骨硬度的刮削刻凿工具和缝合条件,开颅这种手术应该是可以完成的。

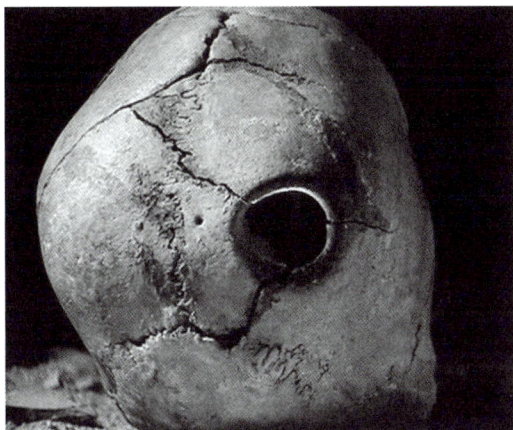

考古学家推测,原始开颅术可能是一种与原始巫术有关的治疗行为。原始人认为,出现头痛、发热、癫痫、失明等情况是因为某种鬼神或者灵魂进入了人的头部或者身体,因此,开颅术的直接目的就是要驱赶进入身体内的鬼神,从而恢复健康。也有些学者认为,这些考古发现将原始外科手术起始年代推到了 5 000 年以前的石器时代。

●(张成博　张若亭)

拓展阅读

复习思考题

1. 火的发明和使用在人类保健史上的意义是什么?
2. 药物是如何被发现并用于疾病治疗的?
3. 婚姻制度的演变对人类繁衍的影响如何?
4. 应该怎样看待医药起源问题上的不同观点?

第二章

医药卫生经验积累与医学理论萌芽

学习目标

1. 掌握病因学,预防思想,药物知识积累情况,酒和汤液的出现及历史意义,周朝的医事制度建设等知识。

2. 熟悉早期疾病的认识诊治水平,中医学理论萌芽的哲学基础。

3. 了解夏商周时期医药卫生保健。

公元前21世纪至公元前475年是我国历史上的奴隶制社会时期,历经夏、商、西周及春秋。同原始社会相比,奴隶制社会生产力有了提高,扩大了生产规模,出现了社会分工,为农业、手工业的发展及科学文化的创造拓展了广阔空间。

随着社会生产力和科学文化的进步,早期的医药卫生知识逐步积累,为中医药学理论体系的构建创造了条件。

第一节 早期文献对疾病的记载及认识

对疾病认识和诊疗技术的提高,是我国早期医药卫生发展中的重要内容。甲骨文记载了对人体部位的认识、疾病的命名和治疗某些疾病的内容。人们已经开始认识到,自然界的气候变化与人类健康及疾病的发生有着密切的关系,提出了较完整的"六气致病"病因学说,逐渐摆脱鬼神致病思想。治疗方法呈现出多样化特点,食养、药物、针灸、按摩、洗浴等多种疗法初步推广。

一、甲骨文关于疾病的记载

甲骨文是我国目前已知最早的文字,以象形、会意文字为主,距今已有3 000多年的历史。商代奴隶主贵族"敬天崇祖"思想浓厚,凡事不分巨细,都要向上天或者祖先请示,于是巫师便在磨得较为光滑的龟甲或兽骨上钻凿凹缺,用火煅烧,通过观察甲骨呈现出的纹理走向,以占卜吉凶。事后将占卜的原因和结果刻画在甲骨上,此即为今天见到的甲骨卜辞。河南安阳殷墟已出土的甲骨有16万余片,其中323片,共计415辞与疾病有关,对疾病的记述主要体现在对发病部位、疾病的认识以及对疾病的治疗等方面。

(一)对人体部位的认识

甲骨文对人体部位已有初步认识,开始用单字为体表特征、部位等命名,如人的头面部有首、面、耳、目、鼻、口、眉、齿;四肢有手、肘、肱、足、趾、膝;躯干部有身、颈、腹、臀等。这些名称较为准确地反映了人体体表各部位的特征,其定位和命名大多沿用至今。甲骨文中对人体体表器官已有一定认识,但对内脏仍知之甚少。其中,像人的心脏形状,表示"心",这是甲骨文中迄今为止发现的唯一内脏器官名称。

(二) 对疾病的认识

甲骨文中出现的疾病名称和种类颇多,疾病被广泛称为"疒",表示身体出现不适或功能障碍,需要卧床休息。基于对疾病共性特点的认识,甲骨文中的疾病名称多在发病部位前加"疒"字表示,如"疒首""疒目""疒耳""疒自""疒口""疒齿""疒舌""疒手""疒肘""疒止""疒足""疒身""疒腹""疒项""疒臀""疒骨""疒心"等。

有些疾病还能根据其主要特征来命名,如蛊(甲骨文作"蛊")、龋(甲骨文作"龋")等。《说文解字》释:"蛊,腹中虫也"。"蛊"字非常形象地表达了虫在皿中的姿态,用以表达腹中有虫的疾病。"龋"字(图2-1)表示牙齿上的窟窿是由虫蚀所致,这是世界医学史上有关龋齿的最早记载。甲骨文中还有少数疾病是根据生理功能失常来命名的,如"口疾言",即说话困难或语言嘶哑,指因咽喉有病而引起的语言障碍或发音困难。甲骨文中有不少有关"疾言"的卜辞,商王武丁就曾患过此类疾病。

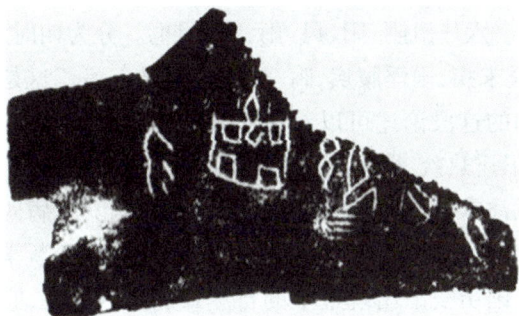

图2-1　甲骨文中的"龋"字

此外,甲骨文中还有关于"疾年"(是指疾疫流行之年)"降疾""雨疾"(是指疾病来时像降雨一样,很多人染病)的记载,表明殷商时期人们已经开始关注流行病、传染病的暴发,这可能是对流行病的最早记录。

(三) 对疾病的治疗

殷商时期,人们对于疾病产生的原因仅限于对外界因素的认识,尚未思考内因。而外因又常归结为上天降灾和鬼物作祟等,多认为是超自然因素致病。因此,甲骨文所载的治疗方法主要集中于早期的巫术方法,如举行祭祀或者打鬼仪式等。同时,甲骨文也有少数用药物治疗疾病的记载,如"疛,用鱼","疟,秉枣",说明当时人们已经认识到利用鱼"行水"的特性来散瘀血,用枣来治疟,掌握了一些药物治疗的相关知识。

二、先秦时期对疾病的认识

西周时期,对疾病的认识有了进一步提高。《诗经》《山海经》《周礼》《礼记》《左传》等历史文化典籍记载了当时人们对疾病的认识与诊治情况。

(一) 病名出现

这一时期,有些疾病已有固定名称。《诗经》中出现了40多种疾病的名称,同时也有对疾病症状的说明,如昏迷、瘅(虚劳)、闵(伤痛)、噎(气息不利)、疚(心忧愆病)、矇(视物不明)、瞽(目盲)等。《山海经》记载了38种疾病的名称,并多根据发病特点给予固定病名,这些名称大多沿用至今,如瘕、瘅、瘿、痔、疥、痒、痛、疽、痹、疟、狂、痴、瘘、疣、疠、疫、惑、厥等。这些病名涉及传染病(如疠、疫)、消化系统疾病(如瘕、瘅)、精神疾病(如狂、痴)、外科疾病(如疥、痛)等。此外,《左传》中记载了骨折、远视、发秃、瘈咬病、佝偻等疾患,《礼记》有关于瘖、聋、侏儒等疾病的记载。这些疾病名称的出现,与甲骨文中主要依据身体发病部位命名的情况相比有显著进步。

（二）病因学说

甲骨文对病因的认识基本上是天神所降、祖先作祟、蛊惑为害,但也有少数反映实物病因的记载,例如对"龋"（牙齿上的窟窿是由蛀虫导致）和"蛊"（腹中寄生虫）的记载。

《左传·成公六年》记载:"土薄水浅,其恶易觏。"人们已经认识到不同的水质和居住环境会直接影响人体健康,水质不好是导致疾病发生的重要原因。《吕氏春秋·尽数》也有类似记载:"轻水所多秃与瘿人,重水所多尰与躄人,甘水所多好与美人,辛水所多疽与痤人,苦水所多尪与伛人。"

《周礼·天官冢宰》载:"疾医掌养万民之疾病,四时皆有疠疾,春时有痟首疾,夏时有痒疥疾,秋时有疟寒疾,冬时有嗽上气疾。"表明人们已经开始关注季节、气候的变化和疾病发生的关系,认识到疾病发生的季节性。《礼记·月令》记载:"孟春……行秋令,则其民大疫","季春……行夏令,则民多疾疫","仲夏……行秋令……民殃于疫","孟秋……行夏令……民多疟疾。"认识到疾病的发生和气候的异常变化关系密切,并且具有流行性和传染性的特点。

《左传·昭公元年》记载"晋侯有疾……求医于秦",秦医和给晋侯诊疾时提出:"天有六气,降生五味,发为五色,征为五声,淫生六疾。六气曰阴、阳、风、雨、晦、明也。分为四时,序为五节,过则为菑。阴淫寒疾,阳淫热疾,风淫末疾,雨淫腹疾,晦淫惑疾,明淫心疾。"这是中国医学史上著名的"六气致病学说"。从医和的这段论述可以看出:①以四时、五节、六气等季节气候变化为病因的观念已经形成;②从阳淫热疾、阴淫寒疾的记载来分析,"阳盛则热,阴盛则寒"的病理学说已基本确立,并且"风淫末疾,雨淫腹疾"之说与中医学说风病四肢痛、湿病有腹泻的理论有密切关系;③五味、五色、五声等概念的运用,对后世中医诊断学及药物学具有启发作用。"六气致病学说"是我国历史上出现最早的自然致病病因学说,它是基于对自然界气候环境的变化与人体发病关系的认识而形成的。

此外,《礼记》《管子》等著作中均指出精神因素对人体发病有重要意义,载有"百病怒起","忧郁生疾,病困乃死"等内容。老子则主张"无为""清净",认为恬淡寡欲方能"终身不勤（病）"。

（三）疾病诊治

1. 疾病的诊断　《周礼·天官冢宰》记载:"以五气、五声、五色视其死生,两之以九窍之变,参之以九藏之动。"医生已经能从病人的气味、声音、容貌颜色的变化等方面,来判断病人的生死吉凶,并反复诊察病人九窍和脏腑的反应。诊断方法已涉及望、闻、问、切四诊基本内容,依据病人的内外症状分析诊断,为中医诊断学的发展奠定了基础,疾病诊断已具雏形。西周时期出现了早期的病历,《周礼·天官冢宰》中有:"凡民之有疾病者,分而治之,死终则各书其所以,而入于医师"等规定。

2. 疾病的治疗　临证治疗方面,食养、药物、针灸、按摩、洗浴等多种疗法出现,并且能够根据病位运用不同的治疗方法,形成了早期的治法规范。

（1）食养与药物治疗:食养已经引起人们的重视。《周礼·天官冢宰》记载:"食医中士二人……掌合王之六食、六饮、六膳、百馐、百酱、八珍之齐。"食医的职责是调和食物、注重营养、预防疾病,专门为王室服务。又载"以五味、五谷、五药养其病";"凡疗疡,以五毒攻之,以五气养之,以五药疗之,以五味节之。凡药,以酸养骨,以辛养筋,以咸养脉,以甘养肉,以滑养窍"。说明当时人们已运用各种食物、谷物、药物治疗疾病,并对药物的气、味、自然属性等也有初步的认识与掌握。郑玄在《周礼注疏》中记载:"五毒,五药之有毒者,今医方有五毒之药,作之,合黄堥(黄土制成的瓦器),置石胆、丹砂、雄黄、礜石、慈石其中,烧之三日三夜,其烟上着,以鸡羽扫取之,以注创,恶肉破骨则尽出。"这里提到了专以疗疡的外用腐蚀药,是我国使用化学药物的较早记录。

（2）针灸治疗与外治法:针刺治病萌芽于新石器时代。根据《黄帝内经》的记载,在奴隶制社会时期用针刺治疗疾病已较为普遍。《灵枢·九针十二原》记载了"九针",包括镵针、圆针、锃针、锋针、铍针、圆利针、毫针、长针、大针,形状多样。金属医针的应用,标志着针刺疗法的革新和突破,极大地促进了针刺治疗技术的发展。

灸法治病起源于原始社会时期,先秦时期得到了进一步发展。《庄子·盗跖》篇有"孔子曰:然,丘所谓无病而自灸也"的记载,表明当时灸法就已经成为治疗疾病的一种常用手段。

根据《周礼》记载,西周时期已积累起丰富的疮疡痈肿、刀伤等外伤治疗经验。在医疗制度方面,外科已形成较为完善的设施和体系,其治疗范围较广,还对外科医生的职责作了规定。《礼记·曲礼上》记载了沐浴疗法,如"头有创则沐,身有疡则浴"。《史记·扁鹊仓公列传》记载了汤药、砭法、按摩、热熨等多种治疗方法,并提倡在临床中综合运用这些疗法。

（3）情志疗法:《吕氏春秋·至忠》篇记载"齐王疾痏",终日郁郁寡欢,派人请来文挚。文挚认为"王之疾必可已也",然"非怒王则疾不可治"。于是文挚与太子商量好,故意连续三次失信于齐王,不给齐王诊病,最后"齐王固已怒矣。文挚至,不解屦登床,履王衣,问王之疾,王怒而不与言。文挚因出辞以重怒王,王叱而起,疾乃遂已"。许维遹在《吕氏春秋集释》中认为"文挚医齐湣王"之事"姑妄听之而已"。但《吕氏春秋》记载文挚运用情志疗法激怒齐王治愈其病的例子,表明情志疗法已初露端倪。

（4）治法规范的提出:《左传·成公十年》记载了"病入膏肓"的典故。晋侯因噩梦而患疾求医于秦,秦医缓为晋侯诊疾后指出:"疾不可为也,在肓之上,膏之下,攻之不可,达之不及,药不至焉,不可为也。"指出疾病所在的位置,使用灸法、针法和药物治疗都难以获得疗效,体现了对"攻"（灸法）、"达"（针刺）、"药"（药物治疗）等不同治疗方法应用范围的认识。

（四）预防思想

随着对疾病认识的提高,早期预防思想出现,人们采取积极措施预防疾病的发生。《周易·既济》提出"君子以思患而预防之",《老子》有"为之有未有,治之于未乱"（《老子·六十四章》）,"祸兮福之所倚,福兮祸之所伏"（《老子·五十八章》）的论述。《管子·右士经》中则有"惟有道者能避患于未形,故祸不萌"的论述。《韩非子·解老》篇指出:"行端正,则无祸害;无祸害,则尽天年。"由上述可知,此时期防患于未然的预防思想已经产生。

《左传》《周礼》都有"藏冰""变火"的记载。《左传·昭公四年》记载:"其藏冰也,深山穷谷,固阴沍寒,于是乎取之……其藏之也周,其用之也遍。则冬无愆阳,夏无伏阴,春无凄风,秋无苦雨。"通过"藏冰"来调节四时气候的变化,可实现"疠疫不降,民不夭札"的目的。《周礼·夏官司马》载:"司爟掌行火之政令,四时变国火,以救时疾。"郑玄注曰:"郑司农说以《邹子》曰:'春取榆柳之火,夏取枣杏之火,季夏取桑柘之火,秋取柞楢之火,冬取槐檀之火。'"由上述可知,变火即在不同的季节取不同的燃料以达到烧燎防疫的目的。"藏冰""变火"在大气候不可改变的情况下,通过对周围小环境的改变,以调节四时气候变化给人带来的影响,这显然是一种积极的预防行为。

积极预防的举措还体现在药物预防、采取隔离措施以及健身强体等方面。《山海经》记载了 60 多种预防药物,并且多次提到"食之无疾疫","食之可预疫","佩之可以已厉(疠)",说明此时期人们已经开始用药物来预防疫病的发生。《左传·襄公十七年》有"十一月甲午,国人逐瘛狗"以防狂犬病的记载,说明人们已经认识到狂犬病的危害,通过驱逐狂犬与人隔离的方法来预防狂犬病的发生。《庄子·刻意》篇记载了"吹呴呼吸,吐故纳新,熊经鸟伸,为寿而已矣"的健身方法,倡导调整呼吸和模仿自然界动物活动的姿态来锻炼身体,以获得健康长寿。

婚姻制度方面也提出了合乎科学的主张。《周礼·地官司徒》有"令男三十而娶,女二十而嫁"的记载。《礼记·曲礼上》有"三十曰壮,有室","娶妻不娶同姓"的记载,反映出此时期人们已经认识到早婚和血缘关系太近不利于人类的健康与繁衍。

第二节 药物知识的积累

通过考古发现和先秦文献记载可知,夏至春秋时期,药物知识积累逐渐丰富。具体表现在药物品种丰富,酒与汤液开始应用于医疗。

一、药物品种的丰富

(一)考古发现

考古发现为我们提供了夏商时期人们使用药物情况的资料。1959 年河南省偃师二里头夏文化遗址发现了朱砂。1973 年河北省藁城县台西村商代遗址发现了 30 多枚植物的种子,经鉴定均为蔷薇科梅属种子,其中以桃仁为主,另有杏仁、郁李仁等。这些植物的种子,都是剥壳后保留至今,同时也都既可治病又可食用。

(二)《诗经》对药物的记载

《诗经》是我国现存最早的一部诗歌总集,汇集诗歌 300 余首,反映了西周至春秋时期人民的生活状况和社会风貌,也是我国现存文献中最早旁涉药物的书籍之一。该书收录了多种可入药的动物、植物和矿物,仅植物药就多达 50 余种。书中对一些药物的采集时间、产地有简单记载。如"七月蟋蟀","八月断壶"说明了采集的时间;而"中谷有蓷","陟彼南山,言采其薇",则指出了药物的产地。虽然《诗经》中记载的大量植物未明确指出可用来治病,但其中多数已被后世本草学著作收录。

(三)《山海经》对药物的记载

先秦文献中收录药物最多的是《山海经》。《山海经》是我国现存最古老的地理学著作,内容以记载名山大川、物产、神话等为主,与《诗经》一样,并非药物学专著,但却记载了很多植物、动物和矿物药。全书记载药物总计约 126 种,其中动物药 67 种,植物药 52 种,矿物药3 种,其他类 4 种,并且明确记载了多种药物的产地、功用、主治、用法等。《山海经》记载的药物可用于治疗内、外、妇、眼、皮肤等数十种疾病,大多是一药治一病。药物按功用分类,大致可分为补药、种子药、避孕药、预防药、美容药、毒药、解毒药、杀虫药、醒神药、治牲畜药等。书中可见鱼食之已白癣、枥食之已痔、滑鱼食之已疣等记载。书中记载的药物使用方法主要有内服、外用两类。内服又分"服"(汤服)和"食"(食用);外用则有沐浴、佩戴、涂抹、坐卧等。从《山海经》对药物的记载可知,当时人们对药物的认识已有明显进步,同时还反映出此时期人们已经开始形成以药物预防疾病的"治未病"思想。

周代药物品种不断增加,用药经验日益丰富,除《诗经》《山海经》外,《周礼》《礼记》中皆有关于药物的相关记载。同时,人们对药物的副作用也有了初步的了解,如《尚书·说命》有"若药弗瞑眩,厥疾弗瘳"的记载。

二、酒的发明与药用

（一）酒的发明

酒的起源很早,远在原始社会末期,先民就从自然界果实自行发酵的过程中得到启发,并开始逐步掌握了人工酿酒技术。西晋的江统在《酒诰》中记载:"酒之所兴,肇自上皇,或云仪狄,一曰杜康,有饭不尽,委余空桑,郁积成味,久蓄气芳,本出于此,不由奇方。"认识到煮熟的谷物丢于野外,在特定条件下,可以自行发酵成酒。

人工酿酒发明于何时,目前尚无定论。考古发现,仰韶文化时期人们已经掌握了酿酒技术,出土文物中有多种盛水和酒的器具。新石器时代晚期的龙山文化遗址、偃师二里头夏文化遗址中均发现了专用的陶制酒器。《战国策·魏策》记载了"仪狄造酒"的传说:"昔者,帝女令仪狄作酒而美,进之禹。"另有"杜康造酒"之说流传较为广泛。商代农业发达,甲骨文记载了多种农作物如禾、麦、黍、稷、稻等,农业的发展,为酿酒提供了丰富的物质基础,故商代谷物酿酒已较为普遍。甲骨文和金文中都有商王室用酒祭祀祖先的记载。商周时期的青铜器多为盛酒器皿,说明酿酒业已具有相当规模,但当时酒在贵族中亦属于奢侈饮品,其主要用途是祭祀和医疗。

（二）酒的药用

酒在医疗上的应用具有重要的意义。酒能通经活络,令人精神兴奋,可用作兴奋剂;酒有麻醉镇痛和消毒杀菌的作用,可用作麻醉剂和消毒剂;酒可用于驱寒散瘀、通血脉、行药势,故古代普遍将饮酒作为治疗"外感风寒""劳伤筋骨"等病的方法;酒又有挥发、溶媒的性能,成为后世常用的溶剂,并用来加工炮制药物。

随着医药知识的不断丰富,酒的应用范围也在不断扩大,从最初的单纯用酒治病,逐步发展到制造药酒。甲骨文中的"鬯其酒"就是一种色美味香的药酒,用于祭祀和医疗,这是目前所知关于药酒的最早记载。《说文解字》释"醫"为:"治病工也。殹,恶姿也。医之性然。得酒而使,从酉。"从造字结构来看,"醫"(医)为会意字,从"殹",从"酉"。"酉",形似酒坛,与酒通,即用以医疗的酒。由此可知,古人常借助酒力使药物取效,酒在医疗上的应用是中国医学史上的一项重大发明,《汉书·食货志》尊酒为"百药之长"。《黄帝内经》提到古人作"汤液醪醴",用于治疗疾病,其作用为"邪气时至,服之万全"。此处汤液即"五谷之液",酒也。"醪醴",亦是一种带有较淡甜味的酒。

三、汤液的发明

（一）汤液的发明

汤液,即汤剂、水药,是中医临证用药的主要剂型之一。一般认为汤液出现于商代,其发明者相传是伊尹。

《史记·殷本纪》有伊尹"以滋味说汤,致于王道"的记载,表明伊尹不但精通烹调技术,又深谙治国之道。《吕氏春秋·先己》篇有汤王问政伊尹的记载,伊尹以医为喻曰:"用其新,弃其陈,腠理遂通,精气日新,邪气尽去,及其天年。"《吕氏春秋·本味》篇还记述了伊尹有"和之美者,阳朴之姜,招摇之桂"之论。姜、桂既是调味品,也是常用的药物。伊尹擅长烹饪,在烹调美食的过程中发明了用于治疗疾病的汤液也是有可能的。《汉书·艺文志》收录《汤液经法》32卷,又称《汤液经》为《伊尹汤液》。皇甫谧在《针灸甲乙经》序亦称:"伊尹以亚圣之才,撰用神农本草,以为汤液。"伊尹发明汤液之论,源于历史传说,汤液的发明非个人所能完成,是早期先民在长期实践中不断积累知识而创制出来的。

学术界还存在另外一种观点,认为殷商之际出现的汤液是"五谷之液",而非今天中医之汤剂。《素问·汤液醪醴论》记载:"黄帝问曰:为五谷汤液及醪醴奈何?岐伯对曰:必以稻米,炊之稻薪,稻米者完,稻薪者坚。"此处所指"汤液""醪醴"都是由五谷蒸煮而成的酒类,而不是由药物煎煮而成的汤液。明代张介宾认为"汤液醪醴,皆酒之属",指出此时期的汤液为五谷之液而非汤剂。

(二)汤液发明的历史意义

汤液的发明及在临床上的应用是医学发展史上的重大进步。汤液的出现,使人们由用生药转变为用熟药,由重剂量使用单味药改变为适量混用复味药。这种用药改变不但提高了疗效、降低了毒副作用、服用方便,而且在此基础上,多种药物配合而成的复方开始出现,拓展了用药范围和药物研究空间。

第三节 与中医学理论形成密切相关的哲学思想

先秦之际诸子蜂起,百家争鸣,哲学思想领域活跃,出现繁荣局面。在哲学思想影响下,医学发展在积累实践经验的同时,医学理论开始萌芽。

一、气精神

(一)气

气最初的含义是指天空中的云气、呼吸之气及存在于天地之间的大气。古人观察到自然界的有形之物都是由无形的气变化而来,人自然也不例外。《老子》中有"万物负阴而抱阳,冲气以为和"的论述。《管子·内业》篇指出:"气者,身之充也";"气通乃生,生乃思,思乃知,知乃止矣";"凡人之生也,天出其精,地出其形,合此以为人。"认识到人的生成及其思维活动都源于"气",并用"气"的理论说明人体发病原因和机理。《管子·枢言》提出:"有气则生,无气则死,生者以其气。"这些哲学观点是中医学有关气的理论形成的基础。

(二)精

精与气相比是更加精微之气。《管子·内业》篇指出"精也者,气之精者也",并对精气进行了详细的阐述:"凡物之精,此则为生。下生五谷,上为列星。流于天地之间,谓之鬼神;藏于胸中,谓之圣人。"《管子·水地》篇还论述了人由气所化生:"人,水也,男女精气合,而水流形。"并具体论述了人的产生过程,说明形成人体的"精气"非一般之"气",而是气之精者。《管子·内业》篇记载:"精存自生,其外安荣,内脏以为泉源,浩然和平,以为气渊。渊之不涸,四体乃固;泉之不竭,九窍遂通。"说明已经认识到精是人体生命的渊源,是人的正常生理活动的根本。

(三)神

古人认为"神"与"气""精"是同一类物质。《管子·内业》篇云:"一物能化谓之神,一事能变谓之智,化不易气,变不易智。"认为"神"和"气"是同一类物质。《吕氏春秋·下贤》篇则把神与精并列,认为:"精充天地而不竭,神覆宇宙而无望,莫知其始,莫知其终,莫知其门,莫知其端,莫知其源,其大无外,其小无内。"《荀子·天论》篇进一步指出:"列星随旋,日月递炤,四时代御,阴阳大化,风雨博施;万物各得其和以生,各得其养以成;不见其事,而见其功,夫是之谓神。"认为神和气一样,大到没有边际,小到没有内容,世界上万物的生成变化都是神作用的结果,并且这种作用不可测知。先秦时期的哲学著作普遍把"神"看成是一种特殊的气或者是气的属性,是推动万事万物发展变化的一种力量。《易·系词》所云"阴阳不测谓之神";《说卦》所云"神也者,妙万物而为言",正是对神的含义的高度概括。

二、阴阳、五行

(一)阴阳

阴阳最初是指日光的向背而言,在先秦文献中常见。《诗经·公刘》篇有"既景乃冈,相其阴阳,观其泉流"的记载,描述的是周朝先祖公刘率领部落迁徙时,站在山岗上观测日影,以确定阴阳的向背,观察水流方向时的情景。《山海经·南山经》载:"又东三百七十里曰杻阳之山,其阳多赤金,其阴多白金。"《周易》对阴阳的论述内容更为丰富,不仅有阴爻(--)和阳爻(—)的区分,并通过卦象,表述了"阴爻"和"阳爻"间相互对立、相互依存的关系,阐明了阴阳学说的基本内容。此后,阴阳的概念不断被加以引申,人们将凡光明、温暖之类皆归之于阳,凡黑暗、寒冷之类皆归之于阴,并且认为阴阳是万物产生、发展、变化的原因,是运动变化的根本规律。《国语·越语》有"阳至而阴,阴至而阳;日困而还,月盈而匡"的记载,阐明了阴阳达到极点时,就要向反方向转化的规律,进一步说明了阴阳之间的对立、依存、消长、转化,阴阳不是孤立的,而是相互影响、互为因果的辩证关系。西周末年,阴阳学说逐渐走向成熟,开始渗透于政治、经济、文化、科技等各个领域,形成具有普遍性意义的阴阳学说。

(二)五行

《尚书》是最早记载"五行"的历史文献。《尚书·洪范》篇记载武王访问箕子,问如何使人民安居乐业?箕子回答说鲧用堵塞法治理洪水,搅乱了"五行",使人民不得安宁。五行即"一曰水,二曰火,三曰木,四曰金,五曰土",并指出其各自的特性:"水曰润下,火曰炎上,木曰曲直,金曰从革,土爰稼穑。润下作咸,炎上作苦,曲直作酸,从革作辛,稼穑作甘。"反映了先民由具体到抽象对物质的认识过程。《尚书·大传》曰:"水火者,百姓之所饮食也,金木者,百姓之所兴作也;土者,万物之所资生,是为人用。"认为五行是人们不可缺少的物质资料。人们分析了五行具有的五味及其功能作用,并将这五种功能属性概括出来,用取类比象的方法将各种事物用五行来阐述其功能作用,五行学说逐渐形成。占卜者、史官开始对原始五行学说进行利用,并开始运用五行生克关系来比类说明问题。《左传·昭公三十一年》记载:"占诸史墨……曰火胜金,故弗克。"《左传·哀公九年》亦有史墨所言"水胜火,伐姜则可"的论述。此时,五行学说逐渐发展为相对成熟的哲学理论,并被广泛应用于各个学科。

阴阳学说和五行学说是中国古代哲学思想的重要组成部分,是人们认识自然和解释自然的世界观和方法论,也是中医学理论体系形成的必要条件。中医学理论将阴阳学说和五行学说运用于人体,借以阐述人体的生理功能和病理变化,并用以指导临床实践。

三、天人相应

人与自然的关系是中国传统哲学中的一个基本命题。从人类文明产生开始,人类就从未停止过对宇宙(天)的形成、生命(人)的产生、天与人关系等问题的思考与探索。对"天人关系"的研究一直是中医学的理论核心问题。中国古代哲学关于天人关系有多种不同的观点,总体来说,对中医学产生重要影响的是强调人与自然和谐共处的"天人合一"和"天人相应"理论。

"天人合一"的说法可溯源到商代的占卜活动。当时把天看作天地万物的主宰,天与人的关系实际就是神与人的关系,因此人要绝对服从上天。商以后的先秦典籍中开始对天人关系进行更深入的探讨。如《礼记·礼运》云:"人者,其天地之德,阴阳之交,鬼神之会,五行之秀气也……故人者天地之心也,五行之端也。"《管子·五行》云:"人与天调,然后天地之美生。"这就是"天人相应"的思想,人们已经认识到人体的健康与自然环境密切相关。

早期哲学思想的发展促进了医与巫的分化,随着社会生产力的发展与思想文化的繁荣,先秦诸子的哲学思想更多地影响了人们对人体生理、病理、养生、疾病治疗等各方面的认知,并形成各自的哲理性医学理论观点,医学著作也吸收和应用哲学概念和思想,从而逐步建立起中医学的理论基础,如运气学说、阴阳学说、五行学说、天人相应理论等。

第四节 卫生保健与医事制度

夏商周时期,人们已经开始注重卫生,积极预防疾病的发生。同时,医生作为一种职业开始出现,周代宫廷医学出现了分科,并建立起较为完善的医政制度。

一、卫生保健

随着社会生产力的发展,物质生活水平逐渐提高,人们开始重视卫生保健,追求生活质量和身体健康。

(一)个人卫生

人们已经有洗脸、洗手、洗脚、沐浴和洗涤食具等卫生习惯。甲骨文中的盥、沫、浴等字,就是对个人卫生行为的描述。殷墟中发现了壶、盂、勺、盘、头梳等多件盥洗所用器具。在发现的陶器中还有专门用来去掉手上污垢的"陶搓"。《礼记》中有"鸡初鸣,咸盥漱"的记载,是对早起个人卫生习惯的记载。到了周代,定期沐浴出现,《周礼》有"共(供)王之沐"的记载,《礼记》有"头有疮则沐,身有疡则浴"的记载,已把沐浴作为一种医疗保健方法进行了记录。

(二)饮食卫生

至西周时期,随着农副产品的增多和烹饪技术的改进,人们对饮食卫生日益重视。《周礼·天官》对四时肉类的品种、调味的宜忌、各种饮食的食用方法以及食物的搭配等作了简要介绍,并开始关注食物的性味及与四时气候变化的关系,以求食治、食补之效。《论语·乡党》篇对饮食卫生有了更为详细的说明:"食不厌精,脍不厌细。食饐而餲,鱼馁而肉败,不食。色恶,不食。臭恶,不食。失饪,不食。不时,不食。割不正,不食。不得其酱,不食。肉虽多,不使胜食气。唯酒无量,不及乱。沽酒市脯,不食。不撤姜食,不多食。祭于公,不宿肉,祭肉不出三日。出三日,不食之矣。"孔子论述饮食卫生,提倡食物贵在精细、适时、新鲜、卫生。《墨子·非攻》篇记:"与其居处之不安,食饮之不时,饥饱之不节,百姓之道疾病而死者,不可胜数。"已经认识到饮食不时、饥饱不节是致病的重要因素。

食物的储存方面也有相关措施。考古发现此时期的很多地窖,或经火烧,或用草拌泥抹而制,主要用来储存粮食,可以防霉、防潮。不仅如此,还出现了冷藏食物的方法。《诗经·国风》记载:"二之日凿冰冲冲,三之日纳于凌阴,四之日其蚤(早),献羔祭韭。"该诗是周人采冰的切实史料。《周礼》中已经有"凌人""凌阴"的记载。"凌人"是掌管藏冰、用冰的专职官员,"凌阴"是藏冰之屋。入春后将食物保存在冰室中可以防止腐败,有利于饮食卫生。

(三)环境卫生

人们在建筑房屋时开始注重对环境的选择。商代的都城已经铺设了地下排水管道,以保障居住区排水畅通。至西周时期,房屋建筑更为讲究,开始将瓦用于排水、防晒、保护房屋,这有助于人类卫生保健,是建筑技术史上的一大进步。

殷商时期已注意室内外洒水、清扫、除虫。甲骨文中出现了"洒"字。到西周时期对此有更为详细的记载。《礼记·内则》记载:"鸡初鸣,洒扫屋堂及庭。"《周礼·秋官》记载,此时已出现了专门管理清扫的官员,主要负责宫廷内外除草、除虫、保持水源清洁等工作。《诗经》中还有灭鼠活动的记载,对于预防传染病、保护环境卫生具有积极意义。

水源与环境卫生关系密切,清洁水源,注意饮水卫生,已经受到普遍重视。相传黄帝时代已有了水井,至夏代更有"伯益作井"的传说。在浙江河姆渡文化遗址出现了我国最早的水井。河北省藁城台西村商文化遗址,还发现了结构坚固、保留完整的两眼水井,并有提水所用的陶罐。西周时期,人们开始注意保持井水的干净卫生。近年来,考古工作者还在河北省易县及北京陶然亭等地,相继发现了2000多年前用于洗刷井壁的瓦甃。水井的使用,对于提高饮食卫生大有裨益。井水与河水相比洁净卫生,但亦需要经常保持清洁。《管子》明确指出,在春季之始,要清除井中的积垢污泥,疏通沟渠,排出积水,更换新水。同时提倡打完井之后要加井盖,以免饮水受到污染。

二、医学分科与医事制度

随着奴隶制社会分工的进一步扩大,各行业开始走向专业化。当时已有专业医生出现,如医和、医缓等人。医学开始脱离巫术的羁绊,走上独立发展的道路。

(一)医学分科

周代的医学有了显著进步,宫廷医学出现了分科。据《周礼·天官冢宰》记载,当时的宫廷医生分为食医、疾医、疡医、兽医四种。食医"掌合王之六食、六饮、六膳、百馐、百酱、八珍之齐",主管帝王饮食卫生,是服务于王室贵族的专职营养医生。疾医"掌养万民之疾病",其职责是施治万民之疾病,近似今日之内科医生。疡医"掌肿疡、溃疡、金疡、折疡之祝药劀杀之齐",相当于今日外科和伤科医生。兽医"掌疗兽病,疗兽疡",为主要治疗兽病之医。周代宫廷医学分科的出现,是医学进步的标志,也是我国最早关于医学分科的记载。

(二)医事制度

周代建立起了较为完整的医政组织和对医生的考核制度,促进了医生技术水平的提升,对医学发展起到了积极的促进作用。《周礼·天官冢宰》记载:"医师掌医之政令,聚毒药以供医事。"医师为众医之长,负责王室与卿大夫的治疗并掌管国家医药政令,同时还要负责各地出现的疫情,采取相应措施予以预防和救治。医师之下设有士、府、史、徒,各有专任。"士"协助医师管理医政,"府"管理药物,"史"掌管宫廷文书和病案,"徒"供职役使,看护病人。这是目前所知我国最早建立的医事管理制度。周代在宫廷医生管理措施中,还建立有严格的考核制度。《周礼·天官冢宰》记载:"岁终则稽其医事,以制其食。十全为上,十失一次之,十失二次之,十失三次之,十失四为下。"医师负责对医生进行年终考核,并据诊疗病人疗效的优劣,来评价并制定其俸禄等级。

周朝开始重视对病历的记录和死亡原因的报告,并形成制度。《周礼·天官冢宰》记载:"凡民之有疾病者,分而治之,死终则各书其所以,而入于医师。"反映出当时已能针对不同的病人进行分别处理,并建有记录治疗经过的病历,同时对死者还要做出死亡原因的报告说明。

●（李德杏）

复习思考题

1. 论述"六气致病学说"的主要内容及其成就。
2. 论述酒的药用价值。
3. 简述汤液创制的历史意义。

第三章

中医药学理论体系的初步形成

> **学习目标**
>
> 1. 掌握中医学理论体系的初步形成、中药学理论体系的初步构建、中医临床辨证论治原则的初步确立等。
> 2. 熟悉此时期的著名医药学家。
> 3. 了解诸汉墓出土的医药文物,内容。

战国至三国是中医药发展极其重要的阶段,这一时期,以《黄帝内经》《黄帝八十一难经》《神农本草经》《伤寒杂病论》为代表的中医经典著作的问世,完成了中医药学理论体系的初步构建。

第一节　中医基础理论体系的初步形成

一、《黄帝内经》

（一）书名的由来

《黄帝内经》简称《内经》,是我国现存医学文献中较早的著作,是中国医学发展史上影响最大的理论性典籍。《黄帝内经》书名,一般认为首次出现于汉代班固的《汉书·艺文志》。书中提到有医经七家:《黄帝内经》《黄帝外经》《扁鹊内经》《扁鹊外经》《白氏内经》《白氏外经》《旁篇》。目前仅存《黄帝内经》,其他已亡佚。

《黄帝内经》以黄帝冠书名,并非指该书为黄帝所撰,可能是因为黄帝是华夏始祖,对华夏文明发展产生过重大影响,故后世学者借黄帝之名以提高论著的权威性,这也是尊古之风的反映。

（二）书的著者

关于《内经》的作者,从书中内容分析可知,《内经》并非出自一时一人之手笔,很可能是由诸多不同时代医家的经验、心得和理论概括而成,凝结了众多古代医者的智慧。

（三）成书年代

关于《内经》的成书年代,各种观点的存在与争鸣已经持续了相当长时间,主要有战国或先秦说、秦汉或汉以前说、东汉说、唐代说等。多数学者认为,该书成于战国至秦汉。

（四）组成

《内经》包括《素问》和《灵枢》两部分,原书各 9 卷,每卷 9 篇,各为 81 篇,合计 18 卷

162 篇。

（五）基本精神

1. 运用阴阳五行学说 阴阳五行学说是阴阳学说和五行学说的合称，属于古代哲学范畴，是古人认识自然和解释自然的世界观和方法论。

（1）阴阳：阴阳是对自然界相互关联的某些事物和现象对立双方的高度概括。它不是固定不变的概念，而是人们认识事物的一种方法。《灵枢·阴阳系日月》说："阴阳者，有名而无形。"阴阳学说认为，自然界一切事物或现象都存在阴阳两个方面，而且两者之间相互对立制约、依存互根、消长转化，宇宙间一切事物的发生、发展和变化，都是阴阳对立统一的结果，这是宇宙的规律。

《内经》对阴阳学说的运用反映在以下几方面。

1）用以说明人体结构：《素问·金匮真言论》说："夫言人之阴阳，则外为阳，内为阴。言人身之阴阳，则背为阳，腹为阴。言人身之脏腑中阴阳，则脏者为阴，腑者为阳。肝、心、脾、肺、肾五脏皆为阴，胆、胃、大肠、小肠、膀胱、三焦六腑皆为阳。"

2）用以说明人体生理功能：《素问·生气通天论》说"阴平阳秘，精神乃治；阴阳离决，精气乃绝"用以说明人体病理变化。《素问·阴阳应象大论》说："阴胜则阳病，阳胜则阴病。阳胜则热，阴胜则寒。重寒则热，重热则寒。"

3）用于疾病的诊断：《素问·阴阳应象大论》说："善诊者，察色按脉，先别阴阳。"

4）用于疾病的治疗：《素问·阴阳应象大论》说："阳病治阴，阴病治阳。"

5）用以归类药物：《素问·至真要大论》说："五味阴阳之用何如？岐伯曰：辛甘发散为阳，酸苦涌泄为阴，咸味涌泄为阴，淡味渗泄为阳。"

（2）五行：五行原指人们日常生活中不可缺少的木、火、土、金、水五种物质的运动。后来逐步被引申为概括总结物质的形成及其相互关系；五行之间的生克制化，维持事物之间的协调平衡。

《内经》对五行学说的运用反映在以下几方面。

1）以五行属性归纳人体五脏、五体、五官、五声、五志，并将其与自然界的五方、五季、五气、五味、五音联系起来。以肾为例，《素问·阴阳应象大论》说："北方生寒，寒生水，水生咸，咸生肾，肾生骨髓，髓生肝，肾主耳。其在天为寒，在地为水，在体为骨，在脏为肾，在色为黑，在音为羽，在声为呻，在变动为栗，在窍为耳，在味为咸，在志为恐。"

2）以五行的生克乘侮关系，阐释脏腑之间在生理上的互相联系和病理上的互相影响。如在生理上，《素问·六微旨大论》说："相火之下，水气承之；水位之下，土气承之；土位之下，风气承之；风位之下，金气承之；金位之下，火气承之；君火之下，阴精承之。"在病理上，《素问·五运行大论》说："气有余，则制己所胜而侮所不胜；其不及，则己所不胜，侮而乘之，己所胜，轻而侮之。"

在《内经》中，阴阳学说和五行学说两者既相对独立，又相互关联，经常综合运用，共同阐释人与自然的关系、人的生理病理、疾病的诊断和治疗等诸多问题。

2. 注重整体观念 《内经》从人体本身的整体性和人与自然的统一性两大方面，系统而完整地诠释了中医学两大特点之一的整体观念。

（1）人是一个有机的整体：人体由若干脏器、组织、器官组成。《内经》认为，构成人体的各个部分不是孤立的，而是彼此相属，互有联系的。这种联系表现在脏腑、经络、生理、病理各个方面。以"藏象"的概念为例，《素问·六节藏象论》说："帝曰：藏象何如？岐伯曰：心者,生之本,神之变也;其华在面,其充在血脉。"这段文字,既有心的生理功能,也有心脏功能活动的外在表现。唐代王冰注文说:"象,谓所见于外,可阅者也。"明代张介宾的《类经·藏象》说:"象,形象也。藏居于内,形见于外,故曰藏象。"这种"以表知里"的方法,正是建立在整体观念基础之上的。

（2）人与自然的统一性:《内经》认为,人类生活在大自然中,自然界给予了人类生存的必要条件,《素问·宝命全形论》说:"人以天地之气生,四时之法成。"自然界发生变化时,人体也会出现与之相应的反应。自然界的变化很多,其中以四时气候的变化对人体的影响尤大。四时气候变化的正常规律是春温、夏热、秋凉、冬寒,人体要根据这种天气变化做出相应的调整。如《灵枢·五癃津液别》说:"天寒衣薄,则为溺与气,天热衣厚则为汗。"进而解释道:"天暑衣厚则腠理开,故汗出……天寒则腠理闭,气湿不行,水下流于膀胱,则为溺与气。"也就是说,冬天尿多汗少,夏天尿少汗多,正是从生理上适应天气变化的反应。诚然,四时气候的变化,的确是生物"生长化收藏"的重要条件,但是气候变化过于剧烈,超过了人体的调节机能,或由于机体本身功能障碍,不能与外在的变化相适应时,就会发生疾病。因此疾病的发生与季节有很大的关系,在临证上往往出现一些季节性多发病,或时令流行病;某些慢性病,也常因气候的剧烈变化或季节交替而发作或加重。

《内经》还认为,在一日之内的昼夜晨昏,人体也要与之适应。如《素问·生气通天论》说:"故阳气者,一日而主外。平旦人气生,日中而阳气隆,日西而阳气已虚,气门乃闭。"而且,人体病理变化也是如此,一般热病都有旦慧、昼安、夕加、夜甚的变化规律,就是受到昼夜变化影响的缘故。

《内经》还提出,人体健康与地理环境亦密切相关。《素问·异法方宜论》指出:"东方之域,天地之所始生也。鱼盐之地,海滨傍水,其民食鱼而嗜咸,皆安其处,美其食。鱼者使人热中,盐者胜血,故其民皆黑色疏理,其病皆为痈疡,其治宜砭石。"可见,各地区气候的不同、地理环境和生活习惯的差异,同样会影响人的生理活动。

由于人们认识到"天人相应",所以当掌握了自然变化规律之后,为了增进健康、预防疾病,就主动地采取一些积极的行动来适应自然。

3. 重视脏腑经络

（1）脏腑:脏腑是内脏的总称。按其功能特点分为五脏、六腑、奇恒之腑。脏,即心、肝、脾、肺、肾,合称为五脏;腑,即胃、小肠、大肠、胆、膀胱、三焦,合称六腑;脑、髓、骨、脉、胆、女子胞,合称奇恒之腑。《内经》系统阐释了人体脏腑的生理功能、病理变化及其相互关系。

《内经》认为,脏腑是维系人体生命的重要器官,五脏六腑,各有所司。人的呼吸、循环、消化、排泄、生殖等功能,无不与五脏六腑有关。概括起来正如《灵枢·本脏》所言:"五脏者,所以藏精神血气魂魄者也,六腑者,所以化水谷而行津液者也。"

另外,《内经》已经记载了初步的解剖实践和知识,有些解剖知识的描述,和现代解剖知识十分吻合或近似,说明古人当时确实进行了解剖实践,积累了一些对人体结构的认识。

（2）经络:经络是经脉和络脉的总称,分为正经和奇经。正经有十二条,即手太阴肺经、手厥阴心包经、手少阴心经、手阳明大肠经、手少阳三焦经、手太阳小肠经、足太阴脾经、足厥阴肝经、足少阴肾经、足阳明胃经、足少阳胆经、足太阳膀胱经,合称"十二经脉"。奇经有八条,即任、督、冲、带、阳维、阴维、阳跷、阴跷。络脉是经脉的分支,包括别络、浮络、孙络。而在经络系统中,最重要的是十二经脉。《灵枢·经别》说:"夫十二经脉者,人之所以生,病之所以成,人之所以治,病之所以起,学之所始,工之所止也。"

另外,《内经》在论述经络时,还提到了血液循环。《灵枢·营卫生会》说:"营在脉中,卫在脉外,营周不休,五十度而复大会,阴阳相贯,如环无端。"《素问·脉要精微论》说:"夫脉者,血之府也。"这是现存医学文献中关于血液循环的最早记载。

总之,根据《内经》所述,脏腑经络在中医学理论中占有极为重要的地位,对于揭示人体生理和病理、指导临床实践具有普遍意义。

(六)《黄帝内经》的价值及其影响

《内经》的问世是中医学的一次飞跃,标志着中医学由经验积累上升至理论总结阶段,完成了中医学基础理论体系的初步建构。

在中医发展史上,历代有成就的医学家无不重视对《内经》的研究,一些有创见的学术流派也是在《内经》基础上发展起来的。医圣张仲景广搜《素问》《灵枢》《难经》等古医籍,不但为临床"演其所知"开拓思路,也为其撰写《伤寒杂病论》奠定了坚实的理论基础。晋代皇甫谧撰《针灸甲乙经》所依据的三部书中就包括了《素问》和《灵枢》。金代刘完素《素问玄机原病式》以五运六气为纲,病机十九条为基础,将常见病归类,推论病因病机。明代李中梓的《删补颐生微论》指出:"《内经》为医学之祖,每篇必引援相证,愿天下为有本之学,毋以浅近画он。"由此可见历代医家对《内经》的重视。《内经》不仅对中医学的发展产生了重要影响,对世界医学的发展亦有一定影响。日本及朝鲜等国,曾把《内经》列为医生必读的课本。《内经》还被相继被译为日、英、德、法等多种文字传至国外,足见其影响之大。

二、《黄帝八十一难经》

(一)书名的由来

《黄帝八十一难经》,简称《难经》或《八十一难》,是继《内经》之后的又一部中医理论性著作。书名中的"难"字,诠释有二:一为内容深奥难懂,如南宋晁公武《郡斋读书志》之说"采《黄帝内经》精要之说,凡八十一章,以其理趣深远,非易了,故名《难经》";二为问难,即皇甫谧《帝王世纪》之说"问难八十一,为《难经》",清代徐大椿在《难经经释·序》中亦说:"《难经》非经也,以《灵》《素》之微言奥旨,引端未发者,设为问答之语,俾畅厥义也。"在这两种说法中,第二种的附和者为多。

《难经》书名,首见于东汉张仲景的《伤寒杂病论》自序。序中说:"撰用《素问》《九卷》《八十一难》《阴阳大论》《胎胪药录》,并平脉辨证,为《伤寒杂病论》合十六卷。"

(二)书的著者

关于《难经》的作者和成书年代,一直是学术界争论的问题,至今尚无定论。一些学者认为,《难经》为战国时期医家秦越人所作,但《史记·扁鹊仓公列传》《汉书·艺文志》中,均无这方面的记载,《伤寒杂病论》《隋书·经籍志》也只言其书名而未及其作者。直到唐代杨玄操的《黄帝八十一难经注》以及《旧唐书·经籍志》等书才提到作者为秦越人。其后多有从其说者,如宋代晁公武的《郡斋读书志》、宋代王九思的《难经集注》、清代徐大椿的《难经经释》等,但此说亦无法为人尽信。

(三)成书年代

关于《难经》的成书年代,主要有战国说、西汉说、东汉说、六朝说等。据近人考证,《难经》系汉代作品,其成书年代的上限不会早于西汉末年,下限不会晚于东汉张仲景写作《伤寒杂病论》时期。日本丹波元胤在《中国医籍考》中说:"《八十一难经》,较之于《素问》《灵枢》,其语气稍弱,似出于东都以后之人。""东都",即东汉。这一研究结论可供参考。《难经》问世以后,曾在民间广为流传,现有历代注家校注刻本存世。

(四) 主要内容

《难经》以阐释和发挥《内经》要旨为主,讨论了 81 个医学理论问题,内容涉及人体生理、病理和疾病的诊断、治疗等方面。其中第 1~22 难为脉学,第 23~29 难为经络,第 30~47 难为脏腑,第 48~61 难为疾病,第 62~68 难为腧穴,第 69~81 难为针法。

(五) 主要成就

1. 脉学 《难经》首创"独取寸口"的诊脉方法。《难经·一难》说:"十二经皆有动脉,独取寸口,以决五脏六腑死生吉凶之法,何谓也? 然,寸口者,脉之大要会,手太阴之脉动也。"这种诊脉法,实际上是对《内经》的继承与发挥。《素问·五脏别论》曾说:"五味入口,藏于胃以养五脏气,气口亦太阴也。是以五脏六腑之气味,皆出于胃,变见于气口。"《素问·经脉别论》也说:"气口成寸,以决死生。""气口"即寸口。《内经》采用的诊脉方法为"遍诊法",主要分为"三部九候",即诊脉时,取头、手、足三部,每部又各分为天、地、人三脉(候),合而为九。《难经》沿袭名称,赋予新义,它将寸口脉分为寸、关、尺三部,浮、中、沉则是诊脉者指力运用的程度。《难经·十八难》说:"脉有三部九候,各何主之? 然,三部者,寸、关、尺也;九候者,浮、中、沉也。"这种"独取寸口"的诊脉法,一直被后世医家推崇,至今仍是中医临床最常用的诊脉法。

2. 经络 《难经》着重讨论了经脉的长度和流注次序,阴阳各经气绝的症状和预后,十二经脉与别络的关系,以及奇经八脉等。它对经络学说的突出贡献,就是将散见于《内经》各篇的奇经八脉内容进行了归纳,并加以阐发。该书首次提出"奇经八脉"的说法,《难经·二十七难》说:"脉有奇经八脉者,不拘于十二经。"并且详细论述了奇经八脉的循行和与十二经脉的关系,以及生理功能及病理状态等。关于奇经八脉的生理和病理,正如《难经·二十八难》所说:"比于圣人图设沟渠,沟渠满溢,流于深湖,故圣人不能拘通也。而人脉隆盛,入于八脉,而不环周。故十二经亦不能拘之。"《难经·二十九难》载:"奇经之为病,何如? 然,阳维维于阳,阴维维于阴,阴阳不能自相维,则怅然失志,溶溶不能自收持。阳维为病苦寒热,阴维为病苦心痛。阴跷为病,阳缓而阴急;阳跷为病,阴缓而阳急。冲之为病,气逆而里急。督之为病,脊强而厥。任之为病,其内苦结,男子为七疝,女子为瘕聚。带之为病,腹满,腰溶溶若坐水中。此奇经八脉之为病也。"从《难经》的开创性阐发可以看出,它丰富和完善了中医的经络理论。

3. 脏腑 《难经》主要介绍了人体脏腑的解剖、生理功能及其与组织器官的关系。在解剖方面,《难经》所记载的人体脏器大小、长短、容量等,较《内经》有很大进步。如明确了肺、肝是分叶性器官,首次记载了胰脏("散膏半斤")并归之于脾,发现肾有左右两枚,对肝、肺进行了浮力比较观察,指出胆与肝的解剖关系及胆的形态结构,明确了膀胱是"盛溺"器官及其容积等。该书在脏腑功能方面,尤为详细地指出了三焦的部位(把三焦称为"外腑")、功能和主治腧穴,提出了命门与肾的关系,强调命门在人体生理活动中的重要意义。《难经·三十六难》说:"肾两者,非皆肾也。其左者为肾,右者为命门。命门者,诸神精之所舍,原气之所系也,男子以藏精,女子以系胞。"这对后世的三焦命门学说的形成有重要影响。另外,关于人体消化道由唇到肛门的"七冲门"之论,至今仍被医家遵循。

4. 疾病 主要论述了病因病机和病证。对于疾病的致病因素,该书在重视六淫之邪的侵袭外,还特别提及忧愁、思虑、恚怒等情志变化以及饮食劳倦等因素。对于病机的辨识,强调掌握望、闻、问、切四诊,结合阴、阳、表、里、寒、热、虚、实等进行分析,以此作为辨证的基础。在病证方面,着重列举积聚、伤寒、泄泻、癫狂、心痛、头痛作为临床辨证的范例。

5. 腧穴 《难经》首次提出八会穴及其主治。《难经》还论述了五腧穴主治及四季应用。《难经》还阐述了俞募穴治病机理,《难经·六十七难》说:"阴病行阳,阳病行阴,故令募在阴,俞在阳。"这是对《内经》"从阳引阴,从阴引阳"理论的发挥。另外,该书还进一步完善了十二经原穴理论,详述原穴的治病机理,为原穴的临床应用奠定了理论基础。

6. 针法 《难经》着重讨论了针刺补泻法。如补母泻子法、泻南补北法、迎随补泻法、刺井泻荥法、四时补泻法、营卫补泻法等。这些理论直到今天,仍然有效地指导着中医的临床实践。

（六）对后世的影响

《难经》这部医学理论性著作,既有对《内经》精义的剖析疑义,也有对中医理论的开创性发挥,可谓补《内经》之所未发,扩前圣而启后贤,对后世中医学理论的发展产生了深远的影响。尤其是"独取寸口"的诊脉法、三焦命门理论、针灸补泻方法等,为历代医家所尊崇。自东汉以后,《难经》一直作为中医经典著作之一流传于世。

第二节 中药学理论体系的初步构建

《神农本草经》

（一）书名由来

《神农本草经》简称"本经""本草经",是我国现存最早的药物学专著,是我国药物学的第一次系统总结。"神农本草经"之名,首见于梁代阮孝绪的《七录》,书名冠以神农,可能是因为古代有炎帝神农氏"以赭鞭鞭草木,始尝百草,始有医药"的说法,以及当时尊古之风的影响。又何以冠名"本草"呢?正如五代韩保昇《蜀本草》所说的:"按药有玉石、草木、虫兽,直云本草者,为诸药中草类最多也。"

（二）书的著者

《神农本草经》的作者,迄今主要有神农说、岐伯说、伊尹说、张仲景说、华佗说、子仪（扁鹊弟子）说和集体创作之说等多种观点。如陶弘景的《本草经集注》说:"今之所存,有此四卷,是其《本经》。所出郡县,乃后汉时制,疑仲景、元化等所记。"北齐颜之推的《颜氏家训·书证》指出:"譬犹本草,神农所述。"但是多数学者认为,《神农本草经》并非出自一人之手,是许多医药学家的集体创作。

（三）成书年代

《神农本草经》的成书年代,有战国说、秦汉说、东汉说。多数学者认为,该书大约是秦汉以来,许多医药学家不断搜集各种药物学资料,直至东汉时期才最后加工整理成书的。其成书年代上限不早于西汉太初元年（前104年）,因为秦和汉初实行颛顼历,以亥月为岁首,直到汉武帝太初元年改历以后,才换成以寅月为岁首。如陶弘景所说:"凡采药时月,皆是建寅岁首,则从汉太初后所记也"（《本草经集注》梁代陶隐居序）。其下限不晚于东汉时期,因为除陶弘景等人的说法外,魏晋时期嵇康、皇甫谧等都引用或提到过该书,说明该书在此前已经存在。而且,书中重视养生、服石、炼丹及神仙不死说,与东汉后期的社会风气十分吻合。

(四)主要内容

《神农本草经》全书 3 卷(孙辑本),也有 4 卷本,即"序录"单独成卷(顾辑本)。共计载药 365 种,"法三百六十五度,一度应一日,以成一岁"(《神农本草经》卷三)。其中植物药 252 种,动物药 67 种,矿物药 46 种。

(五)主要成就

1. 首创药物的三品分类法　《神农本草经》将药物按照功效的不同,分为上、中、下三品。森立之所辑《神农本草经·序录》(下称《序录》)说:"上药一百二十种为君,主养命以应天,无毒,多服久服不伤人,欲轻身益气不老延年者,本上经;中药一百二十种为臣,主养性以应人,无毒有毒,斟酌其宜,欲遏病补虚羸者,本中经;下药一百二十五种为佐使,主治病以应地,多毒,不可久服,欲除寒热邪气破积聚愈疾者,本下经。"由于各家辑本引据的书籍或版本有所不同,因而药物的归类存在差异。尽管三品分类法存在诸多不当,后来逐渐被其他分类法取代,但它毕竟是我国药物学最早、最原始的药物分类法,曾经指导过人们的临床实践。

2. 提出七情和合的理论　《序录》指出:"药有阴阳配合,子母兄弟,根茎华实,草石骨肉。有单行者,有相须者,有相使者,有相畏者,有相恶者,有相反者,有相杀者,凡此七情,合和视之,当用相须相使良,勿用相恶相反者,若有毒宜制,可用相畏相杀者,不尔,勿合用也。"也就是说,并不是所有药物都可以随意配合使用的。有些药物合用,能够明显增强原有药效,如相须、相使;有些药物合用,会使原有药效降低,甚至消失,如相恶;有些药物合用,可以减轻药物毒性,如相畏、相杀;有些药物合用,会产生毒副作用,如相反。七情和合理论的重要意义在于可以指导临床最大限度地提高药效,并避免药物毒副作用的发生。

3. 论述了君臣佐使的组方原则　《序录》指出:"药有君臣佐使,以相宣摄,合和宜用一君二臣五佐,又可一君三臣九佐。"就是说,一首方剂,不是将药物随意堆砌在一起,而是将药物按照一定的组方规律相聚合。方中既有对疾病起主要治疗作用的君药,也有辅助君药的臣药,以及辅助君臣药、治疗兼证、协调引导的佐使药。虽然该书所提到的君臣佐使各药在方中的比例未免有些机械,但提出总的方剂组方原则,却是《神农本草经》的重要成就。

4. 诠释了药物的性味及采集加工方法　《序录》提出:"药有酸、咸、甘、苦、辛五味,又有寒、热、温、凉四气,及有毒、无毒,阴干、暴干,采治时月,生熟,土地所出,真伪,陈新,并各有法。"这就是说,医者既要掌握药物的四气、五味及有毒无毒等情况,还要了解药物的采收季节、贮藏方法、生熟程度、生长地域、真伪新陈、质量优劣等。《序录》还指出:"药有宜丸者,宜散者,宜水煮者,宜酒渍者,宜膏煎者,亦有一物兼宜者,亦有不可入汤酒者,并随药性,不得违越。"由此表明,当时在药物制剂上亦积累了丰富的经验。

5. 阐述了药物的功效和主治　《神农本草经》较为详细地阐述了药物的功效与主治病证。所治疗的疾病达 170 余种。涉及内、外、妇、五官各科。《序录》说:"夫大病之主,有中风、伤寒、寒热、温疟、中恶、霍乱、大腹水肿、肠澼下利、大小便不通……此大略宗兆,其间变动枝叶,各依端绪以取之。"可见其治疗疾病范围较广。而且,《神农本草经》所载的药物功效,如麻黄平喘、黄连止痢、海藻疗瘿、猪苓利尿、黄芩清热、大黄通便、水蛭破瘀血等,已得到临床实践和科学实验所证明,直至今天仍然广泛应用在临床上。

6. 记述了用药原则和服药方法　在用药原则上,《序录》提出:"治寒以热药,治热以寒药,饮食不消以吐下药,鬼注蛊毒以毒药,痈肿疮瘤以疮药,风湿以风湿药,各随其所宜。"这显然是主张根据临床实际情况对症用药。另外,该书还提出用药要适量,病除而止,不宜过剂。在服药方法上,《序录》提出:"病在胸膈以上者,先食后服药;病在心腹以下者,先服药而后食;病在四肢血脉者,宜空腹而在旦;病在骨髓者,宜饱满而在夜。"这些原则和方法,多为后世医药学家所借鉴。

(六)价值及其影响

《神农本草经》全面总结了东汉以前的药物学成就,堪称集汉以前本草学大成之作。从该书对各种药物的记述内容分析,主要涉及药物正名、异名、产地、生长环境、采收、贮藏、加工炮制、辨伪、质量鉴别、分类、性味、功效、主治、宜忌、用法,及药物的配伍应用规律,方剂的君臣佐使组方原则等诸多内容,基本上构建起中药学的理论框架,所以说它的问世标志着中药学理论体系初步构建形成。魏晋以后历代本草著作多将其作为蓝本,并且大多是在该书基础上创新、发展。原书所载药物多被后世继承,从南北朝陶弘景的《本草经集注》,至明代李时珍的《本草纲目》,均保留了其大部分内容。《神农本草经》的重要影响还在于它的临床意义,书中记载的药物性味、功效、主治及临床用药理论和原则一直有效地指导着中医临床,对后世民众的医疗保健发挥着积极的作用。

第三节 中医临床辨证论治原则的初步确立

《伤寒杂病论》

(一)书的著者及生平

张机,字仲景,东汉南阳郡涅阳(今河南省邓州市)人,生卒年不详。他少时聪慧,尤好医术,曾拜同郡医生张伯祖为师,经过多年刻苦钻研和临床实践,医术远超其师。被后世尊为"医圣"。又传其曾担任长沙太守,故又有"张长沙"之谓。

(二)成书由来

张仲景生活的年代正值东汉末年,政治极端腐败,宦官专权,灾疫连年,百姓流离失所。正如曹植《说疫气》所言:"疫气流行,家家有僵尸之痛,室室有号泣之哀;或阖门而殪,或覆族而丧。"张仲景家族的情况又如何呢?他在《〈伤寒杂病论〉自序》中说:"余宗族素多,向余二百。建安纪年以来,犹未十稔,其死亡者三分有二,伤寒十居其七。"由于当时的统治者不重视医学,而社会上迷信巫祝,严重影响医学的发展。当时的医生,或是墨守成规,"各承家技,终始顺旧",或是庸医医术低劣,医德沦丧,诊病之时,"按寸不及尺,握手不及足","相对斯须,便处汤药",其结果,导致许多患者枉送了性命。面对这样的境况,张仲景"勤求古训,博采众方",刻苦攻读《素问》《九卷》《难经》《阴阳大论》等医学理论文献,参考《汤液经法》《胎胪药录》等方药著作,并广泛吸取汉代及以前的临床经验,结合自己长期积累的医疗经验,撰成《伤寒杂病论》。

(三)组成

《伤寒杂病论》原书16卷,经北宋"校正医书局"整理校勘后,分为《伤寒论》和《金匮要略方论》(后世简称《金匮要略》或《金匮》)两个部分。《伤寒论》以论述外感伤寒病内容为主;《金匮要略方论》以论述内伤杂病内容为主。

(四)主要内容

《伤寒论》全书10卷,22篇,397条,113方(现存112方,其中禹余粮丸有方无药)。卷1

为辨脉法、平脉法;卷 2 为伤寒例、痉湿暍病、太阳病;卷 3 至卷 6 为太阳、阳明、少阳、太阴、少阴、厥阴等六经病;卷 7 为霍乱病、阴阳易、劳复、可发汗、不可发汗病;卷 8 至卷 10 为可吐、不可吐、可下、不可下、预后。

《金匮要略》全书 25 篇,载方 262 首。该书以病证分篇,主要论述内科杂病为主,兼及妇科和外科。首篇为"脏腑经络先后病",对疾病的病因病机、诊断、治疗、预防等方面,以例言的形式作了概括阐述,属全书的总纲。第 2 至 17 篇为内科疾病,第 18 篇为外科疾病,第 19 篇为不易归类的几种疾病,第 20 至 22 篇为妇产科疾病,第 23 至 25 篇为杂疗方和食物禁忌。

(五) 主要成就

1. 初步确立了中医临床辨证论治原则　张仲景的《伤寒杂病论》,以六经论伤寒,以脏腑经络论杂病,提出了包括理、法、方、药在内的中医临床辨证论治范例,使医学的基本理论与临床实践紧密结合,从而成为中医临床医学的基石。现对《伤寒论》与《金匮要略》两书分别予以叙述。

(1)《伤寒论》提出了伤寒六经辨证体系:六经辨证源于《内经》。张仲景十分重视对《内经》的研究,尤其受《素问·热论》影响极深。《素问·热论》说:"今夫热病者,皆伤寒之类也……人之伤于寒也,则为病热。"这既是《素问》对热病病因的概括,也是给伤寒病所下的定义。据此,张仲景把外感热性病称为伤寒病。

《素问·热论》还指出:"伤寒一日,巨阳受之,故头项痛,腰脊强。二日阳明受之,阳明主肉,其脉侠鼻络于目,故身热目痛而鼻干,不得卧也。三日少阳受之,少阳主胆,其脉循胁络于耳,故胸胁痛而耳聋。三阳经络皆受其病,而未入于脏者,故可汗而已。四日太阴受之,太阴脉布胃中,络于嗌,故腹满而嗌干。五日少阴受之,少阴脉贯肾络于肺,系舌本,故口燥舌干而渴。六日厥阴受之,厥阴脉循阴器而络于肝,故烦满而囊缩。三阴三阳,五脏六腑皆受病,荣卫不行,五脏不通,则死矣。"从这段论述可以看出,《内经》对伤寒病的传变过程、主要临床表现、治疗原则等已有了基本的认识。张仲景以此为据,全面分析外感热病发生、发展过程,综合病邪性质、正气强弱、脏腑经络、阴阳气血、宿疾兼夹等多种因素,将外感热病发展过程中各个阶段所呈现的各种综合症状概括为六个基本类型,即太阳病、少阳病、阳明病、太阴病、少阴病、厥阴病,并将其作为辨证论治的纲领,亦即以六经病论伤寒。其三阳三阴分证,真实而客观地反映了外感热病由表入里、由浅入深、由轻到重、由实转虚的发展变化规律。由于六经包含手、足各六经,故实为十二经,而十二经又络属各个脏腑,这样就把疾病的发生、发展、传变与整个脏腑经络联系在一起。而且,仲景认为,每个病人的具体情况不同,外感病不一定完全按照六经的次序或规定的日期传变,有传或不传,循经传或越经传,甚至直中某经者;有病在一经者,有二经、三经并病或合病者;病邪在某经停留时间,可能二三日,也可能延长至七八日不等。《伤寒论》还阐述了伤寒病施治不当而引起的变证、坏证及补救方法等。

显然,六经辨证是通过辨机体正气的强弱、邪正的消长、病因属性、病位深浅、疾病性质、症状特点、损及脏腑、病势缓急,进而确定其立法、处方、遣药。六经辨证的意义并不局限于《伤寒论》中具体病证本身,而在于通过这种方式,成功地完成了理、法、方、药的有机统一,奠定了中医临床医学的基础。

(2)《金匮要略》提出以脏腑辨证杂病观:该部分以整体观念为指导思想,提出了以脏腑经络为中心,运用四诊八纲、病证结合、辨证论治的杂病诊疗体系。

整体观念是中医学的基本指导思想。在《黄帝内经》中,人与自然的统一性和人体本身的整体性已经得到了完美的诠释。《金匮要略》也将整体思想作为临床辨证的指导思想,贯穿于对疾病的认识、诊断、治疗、预防之中。

脏腑经络是人体生理活动的中心,也是人体病理变化的基础。《金匮要略》首篇以"脏腑经络先后病"命名,就已经体现了张仲景以脏腑经络论杂病的观点。脏腑和经络是相通的两个不同系统,在生理上,脏腑主藏精气和传化物,经络主运行气血,并把脏腑和组织、器官沟通为一个整体。两者在生理上的相通,决定了它们在病理上的联系。如中风病,《金匮要略》中的"中风历节病脉证并治第五"指出:"邪在于络,肌肤不仁;邪在于经,即重不胜;邪入于腑,即不识人;邪入于脏,舌即难言,口吐涎。"此段详述的是中风病处于脏腑经络不同阶段的主要症状。又如水气病,《金匮要略》有心水、脾水、肝水、肾水、肺水等五脏辨证,又有气分、血分、水分等病理层次的划分。这些都是以脏腑经络的生理特性为基础来辨识的。而且,张氏认为,脏腑经络的病理变化也有先后之分。通常说来,外邪致病初期多偏于经络,随着病势发展而逐渐深入脏腑,这符合疾病传变的一般规律,也符合张氏对伤寒病的辨治法则。但是,对于杂病的辨证,张氏认为,病有先经络后脏腑者,也有先脏腑后经络者,如《金匮要略》中"五脏风寒积聚病脉证并治第十一"所说:"肝着,其人常欲蹈其胸上,先未苦时,但欲饮热,旋覆花汤主之。"这就是先病脏腑后及经络的例子,也是张氏灵活运用辨证论治规律的具体表现。

此外,张仲景所论"杂病",既不专指内伤病,也与单纯外感伤寒病相区别。

(3)首次提出了杂病的病因:其首篇云:"千般疢难,不越三条:一者经络受邪入脏腑,为内所因也;二者四肢九窍血脉相传,壅塞不通,为外皮肤所中也;三者房室、金刃、虫兽所伤。"再如,虚劳病中有:食伤、忧伤、饮伤、劳伤、饥伤、经络营卫气伤等。

总之,从《伤寒论》和《金匮要略》两书可以看出,张仲景所论已经涵盖了中医望、闻、问、切四诊,阴、阳、表、里、寒、热、虚、实八纲,以及汗、吐、下、和、温、清、消、补八法,可谓理、法、方、药赅备,提出了临床辨证论治范例,初步确立了辨证论治的原则。

2. 对方剂学的贡献　《伤寒杂病论》全书载方269首(去除重复),基本上概括了临床各科的常用方剂,故被誉为"方书之祖"。由于所载方剂大多疗效可靠,切合临床实际,所以至今仍广为应用。其对方剂学的贡献,主要可概括为如下几点:

(1)提出了较为严密完整的组方原则:张仲景在《伤寒杂病论》中对方剂组成及方中药物的加减化裁,均提出了较严格的要求。以《伤寒论》中的麻黄汤为例,该方用于治疗外感风寒表实证,出现发热恶寒、头痛身疼无汗而喘、脉浮紧者。麻黄汤由麻黄、桂枝、杏仁、甘草组成。麻黄,发汗解表,宣肺平喘,为君药;桂枝,发汗解肌,温经通阳,既助麻黄发表,又除身痛,为臣药;杏仁,降肺气,散风寒,为佐药;甘草在方中起调和诸药的作用,为使药。同时,根据病情变化和兼证的不同,处方又有所加减化裁。如麻黄汤倍麻黄,加石膏、生姜、大枣,则成为大青龙汤,用以主治风寒表实证而兼有内热烦躁者。麻黄汤减去桂枝,加薏苡仁,又成了麻黄杏仁薏苡甘草汤,用以主治风湿一身尽痛,午后发热较甚者。由此可知,张仲景的组方既很严格,又体现辨证论治特点。

(2)将治疗八法运用于方剂之中:所谓八法,即汗、吐、下、和、温、清、消、补等八种治法。《伤寒杂病论》将此八法运用于方剂中。汗法,如麻黄汤、桂枝汤;吐法,如瓜蒂散;下法,如大承气汤、小承气汤等;和法,如小柴胡汤、大柴胡汤等;温法,如四逆汤等;清法,如白虎汤、三黄泻心汤等;消法,如生姜泻心汤等;补法,如炙甘草汤、复脉汤等。其方剂之用,或扶正以攻邪,或祛邪以扶正,总求邪去正复,阴阳平衡。也有一些方剂攻补兼施,祛邪与扶正并重,如白虎加人参汤,既祛实热之邪,又补津液之虚;干姜黄芩黄连人参汤,以芩、连清上热,姜、参温下寒,以求寒热互调之功。

（3）剂型多样,煎服法严格:《伤寒杂病论》中所用方剂剂型种类之多,远超东汉以前所有存世的医学文献。据初步统计,该书所载方剂的剂型主要有汤剂、丸剂、散剂、酒剂、洗剂、浴剂、熏剂、滴耳剂、灌鼻剂、软膏剂、肛门栓剂等。如《金匮要略》"妇人杂病脉证并治第二十二"中,除了记载一般汤剂外,还提到了酒、丸、散、洗等剂型,如"红蓝花酒方""矾石丸方""蛇床子散方,温阴中坐药","阴中蚀疮烂者,狼牙汤洗之"等。

在方药的煎服上,《伤寒杂病论》也有较为严格的要求,包括:煎药用水、煎药火候、煎药时间、药物入煎顺序、药物炮制方法,服药时间的选择,服药方法是顿服、二次服或数次服,服药后如何调理(啜粥、饮水、温覆等)。以桂枝汤为例:"以水七升,微火,煮取三升,去滓。适寒温,服一升。服已须臾,啜热稀粥一升余。"显然,张仲景已经认识到选择适合病情需要或药物特点的剂型和煎服法,是符合治疗要求和充分发挥药效的重要保证。这些措施对后世影响很大,一直为历代医家所尊奉。

（六）对后世的影响

《伤寒杂病论》这部将中医学基本理论和临床实际紧密结合之作,是我国第一部理、法、方、药具备的医学经典著作,也是我国中医发展史上影响最大的著作之一。它以《内经》《难经》为学术渊薮,参考《汤液经法》《胎胪药录》等,以整体观念为指导思想,以六经辨治伤寒,以脏腑经络辨治杂病,提出了中医临床辨证论治范例,并收载创制了法度严谨、药简效宏的临床常用方剂,成为后世中医临证医学之基石,一直指导着医家的临床实践,被医家奉为圭臬。

我国自晋唐至明清时期的许多有成就的医学家,都非常重视对《伤寒杂病论》的研究,并给予高度评价,对后世临床实践产生深远的影响。

自唐宋以来,《伤寒杂病论》的影响远及海外,日本、朝鲜及东南亚等国家都有学者研究仲景学说。日本的汉方医学家们不仅认真钻研《伤寒杂病论》,而且直接采用该书的原方治病,还把其中的某些方剂制成成药,广泛运用于临床。

●（田艳霞 张建伟）

ER-3-2

拓展阅读

复习思考题

1. 如何理解《黄帝内经》为医学的发展提供了理论指导?
2. 简述《难经》的主要内容及其成就。
3. 简述《神农本草经》的主要内容和成就。
4. 简述《伤寒杂病论》的主要成就及影响。

第四章

四大经典著作的文献整理与研究

学习目标

1. 掌握学习经典著作的途径和思路，以便更好地弘扬经典，守正创新。
2. 熟悉历代医家对中医四大经典著作进行文献整理与研究的方法和成果。
3. 了解经典著作传承和发展的历史脉络。

战国到秦汉时期，在长期实践经验积累的基础上，产生了《黄帝内经》《黄帝八十一难经》《神农本草经》《伤寒杂病论》四大经典著作。历代医家从注释校勘、编次分类、考证训诂、补亡辑录等方面进行了文献整理与研究，取得了许多丰硕成果，为中医经典的传承和发扬奠定了重要基础。

第一节　《黄帝内经》的文献整理与研究

《黄帝内经》是学习中医的必修课程，历代医家、学者从注释校勘、编次分类、辞书索引等方面对其进行了大量文献整理与研究，产生了许多著作，探究了很多传承和发扬《黄帝内经》的方法和思路，使后学者受益良多。

一、注释校勘研究

对《黄帝内经》的注释校勘始于南朝齐梁间人全元起，大致可分为《素问》《灵枢》单本全文校注、《黄帝内经》全文校注、节选校注及训诂考证等 4 类。

（一）《素问》《灵枢》单本全文校注

南朝齐梁人全元起的《素问训解》为最早注释《素问》的著作，原书已亡佚，现在从宋代林亿等校订的《重广补注黄帝内经素问》中还可以看到全元起注本的篇名次序和部分注文。如《素问》卷一"上古天真论"中，林亿注云："按全元起注本在第九卷"。唐代王冰重新编次注释《素问》，厘定为 24 卷，增补了以五运六气为主要内容的七篇大论，历时 12 年于唐宝应元年（762 年）撰成《次注黄帝素问》。王冰在书序中谈到了校注方法："其中简脱文断，义不相接者，搜求经论所有，迁移以补其处。篇目坠缺，指事不明者，量其意趣，加字以昭其义。篇论吞并，义不相涉，阙漏名目者，区分事类，别目以冠篇首。君臣请问，礼仪乖失者，考校尊卑，增益以光其意。错简碎文，前后重叠者，详其指趣，削去繁杂，以存其要。辞理秘密，难粗论述者，别撰《玄珠》，以陈其道。凡所加字，皆朱书其文，使今古必分，字不杂糅。"王冰对

《素问》的校注得到了北宋林亿等肯定："迄唐宝应中,太仆王冰笃好之,得先师所藏之卷,大为次注,犹是三皇遗文,烂然可观。"

北宋时期政府多次整理《素问》,其中,校正医书局林亿等历时十余年,采用他校、本校、对校、理校等方法,从注音释义、讹误校正、衍文示疑、疑脱补漏、示重删重、示阙疑阙、互文说明、异文具载、脱简错简、段落位移等方面进行了全面校注,出具"新校正云"等校语注文1 335条,题书名为《重广补注黄帝内经素问》,成为宋之后《素问》定本。

北宋哲宗将高丽国所献医书《黄帝针经》诏于天下,南宋时史崧出其家藏本《灵枢经》,整理后经朝廷颁印,即为今所传习的《灵枢经》版本。

明代吴崑撰《黄帝内经素问吴注》(1594年),以王冰注本为蓝本,参照王冰、林亿等注解,结合对《黄帝内经》的理解和临床经验,重新对《素问》81篇进行了全文注释,包括注音、释词、释句,并校勘200多处;注释详略得当,用语清晰简练,医理诠释贴切实用,多有新解,补全元起、王冰、林亿诸家注释之未备,是明代《素问》注释影响较大的著作之一。

清代高世栻撰《素问直解》(1695年),张琦撰《素问释义》(1829年),高亿撰《素问直讲》(1867年),均对《素问》进行了不同程度校注。

中华人民共和国成立以后,还有南京中医学院编著的《黄帝内经素问译释》(1959年),以解题、原文、注释、语译、按语等项进行译释;程士德主编的《素问注释汇粹》(1982年),以同者择优和异者分列的方法引录各家注释,略作评议,对了解某一经文的历代注释很有帮助。陈璧琉、郑卓人主编的《灵枢经白话解》(1962年),刘衡如编著的《灵枢经》(校勘本)(1964年)。

(二)《黄帝内经》全文校注

隋唐间杨上善编撰《黄帝内经太素》,是我国现存最早的《黄帝内经》全文注本。杨氏对《黄帝内经》注释有两大特点:第一,尊重古传本,对传本经文有错讹之处,并不妄改,而予注文说明;对传本经文有疑义者,保留原貌存疑待考。如:《素问·阴阳应象大论》言:"六经为川,肠胃为海,九窍为水注之气。"杨氏注释"九窍为水注之气"时说:"声色芳味,如水从外流于上之七窍,注入经川,溲后糟粕之水,从内出下二窍也。有本为'外注',理亦相似。"第二,杨氏注文多以我国传统训诂学经典著作《尔雅》《说文解字》《广雅》等为依据,并结合医理阐释。如《素问·举痛论》言:"寒气客于脉外,则脉寒,脉寒则缩蜷,缩蜷则脉绌急,绌急则外引小络,故卒然而痛,得炅则痛立止。"杨氏注云:"绌,褚律反,缝也,谓肠寒卷缩如缝连也。肠绌属肠经之小络散络于肠,故肠寒绌急引络而痛,得热则立已。炅,热也。"

明代马莳著《黄帝内经素问注证发微》《黄帝内经灵枢注证发微》(1586年),将《黄帝内经》两部分重新分卷并加以全面注释,诠释原文诸篇篇名,并将每篇文字按照内容类别分为若干节段加以注释。书中广泛引证张仲景、王叔和、杨上善、王冰、张元素、李杲、朱震亨、张从正等十余位医家之言,博采众长。在注释中他重视前后经文的互证及相互比照,兼顾文字的相互关联;同时结合临床实际,彰显经文对临床实践的指导意义。马氏对《灵枢》的校注,尤见功力,为现存最早的《灵枢》全注本。在经络、腧穴和刺法等方面颇多创见。诚如清代医家汪昂所言:"其疏通经络穴道颇为详明,可谓有功后学。"

明代张介宾历时40年撰《类经》(1624年),将《黄帝内经》两部分"以类相从",系统分为12类,并从易理、运气、脏腑、阴阳、气血理论等入手,对经文逐一进行注释阐发,文字简明易晓,说理透彻,并密切结合临床,对后学颇有启迪。此外,张氏还编撰有《类经图翼》《类经附翼》,以图释《类经》内容。

清代张志聪与其 16 位同道、12 位门人编撰《黄帝内经素问集注》《黄帝内经灵枢集注》（1669—1672 年），开团队校注《黄帝内经》之先河，体现了集体的智慧。张氏采王冰、马莳、张介宾等多家之长，又结合众人研读经文体会，因此谓之"集注"。张氏注释采用随文串解方式，以经释经，对《内经》原文中的许多疑难问题进行了阐明，论理翔实，贴近临床。

中华人民共和国成立以后，对《内经》的整理与研究进入了新的时期，出版了很多校注和语译本。如郭霭春主编的《黄帝内经素问校注》（1992 年），广收历代 50 余种《素问》善本作校本，博采 70 余种类书及宋元以前医书；编著的《黄帝内经灵枢校注语译》（1981 年），以人民卫生出版社 1963 年排印本为底本，根据 14 种旧本对校，对原文进行了全面的校注和语译，郭氏两书校注严谨详尽，质量较高。山东中医学院、河北医学院的《黄帝内经素问校释》（1982 年），置校勘条目 1 780 条；河北医学院撰《灵枢经校释》（1982 年），共置校文 3 603 条，辑得佚文 13 条。还有王洪图主编的《黄帝内经素问白话解》《黄帝内经灵枢白话解》（2004 年）；张登本、孙理军主编的《全注全译黄帝内经》（2008 年），将《内经》162 篇原文逐篇进行了注释，并用意译和直译相结合的方式，逐句做出了通俗直白的翻译。

（三）《黄帝内经》节选校注

元代滑寿撰《读素问钞》（1526 年），首次对《素问》原文进行删节编次，注释简要，影响深远。

明代汪机的《续素问钞》、丁瓒的《素问钞补正》和徐春甫的《内经要旨》等，均以滑寿旧本为基础，补入诸家和自撰的注文，编撰成书；李中梓撰《内经知要》，选文精要，注文简要。

清代有姚绍虞的《素问经注节解》，汪昂的《素问灵枢类纂约注》，徐大椿的《内经诠释》。此外，日本丹波元简编撰《素问识》《灵枢识》，旁征博引，参以己见，有较高参考价值。

现代有吴考槃编著的《黄帝素灵类选校勘》（1986 年），采用全元起注《黄帝素问》之篇名，删除黄帝岐伯问对之泛辞，择摘《素》《灵》之精要，核校原文之讹误，以按语揭示经旨之真谛；李今庸主编的《新编黄帝内经纲目》（1988 年），节选《内经》原文，依校勘、注释、概要、按语次序撰写。

（四）《黄帝内经》训诂考证

明代熊均著《黄帝内经素问灵枢运气音释补遗》，对《素问》《灵枢》《素问入式运气论奥》3 本书 700 多疑难字词，进行反切注音和解释。

清代陆懋修著《内经难字音义》（1866 年），对《素问》《灵枢》各篇难字进行注音和释义；胡澍著《内经素问校义》，校文 32 条；俞樾撰《读书余录·素问篇》（又名《内经辨言》），校文 48 条；孙诒让著《素问王冰注校》，校文 13 条；于鬯著《香草续校书·内经素问》，校文 103 条；江有诰著《江氏音学十书·素问灵枢韵读》，从音韵学考校《素问》23 篇 52 段、《灵枢》21 篇 44 段文字；顾观光著《素问校勘记》《灵枢校勘记》各 1 卷。

钱超尘著《内经语言研究》（1990 年），从音韵、语法、词义三方面对《内经》作了全面研究。

二、编次分类研究

唐代杨上善撰《黄帝内经太素》，对《素问》《灵枢》全文（除运气七篇等少数篇章外）重新编次，按内容性质分为摄生、阴阳……气论、杂病等 19 大类，每一大类之下又分若干小类，开《黄帝内经》编次分类之先河。

元代滑寿撰《读素问钞》(1526年),对《素问》精要原文重新编次,分为藏象、经度……运气、汇萃等12大类,首创删繁撮要、以类相从之法。

明代张介宾编著《类经》(1624年),将《素问》《灵枢》全文重新编次,分为摄生、阴阳、……运气、会通等12大类。李中梓撰《内经知要》(1642年),节取《素问》《灵枢》之精华,分道生、阴阳、……治则、病能等8大类。分类简要,内容精当,为后世医家所推崇。

清代罗美撰《内经博议》(1675年),将《素问》《灵枢》内容分为天道、人道……病能、述病等6类;林澜撰《灵素合抄》,选取《素问》《灵枢》精华,分为藏象、经变……运气、汇萃等12类;汪昂撰《素问灵枢类纂约注》,分藏象、经络……生死、杂论等9类;顾靖远撰《素灵摘要》,分为摄生、阴阳……病机、运气等7类;薛雪撰《医经原旨》,分摄生、阴阳……论治、疾病等9类;黄元御撰《素问悬解》《灵枢悬解》,将各篇重新编次,分为养生、藏象……雷公问、运气等10类;沈又彭撰《医经读》,将《素问》《灵枢》原文"去非存是",分为平、病、诊、治4大类。这是历代最为简要的分类;叶霖撰《内经类要纂注》,分摄生、阴阳……疾病、针刺等9类。

张善忱主编《内经针灸类方语释》(1980年),汇集有关针灸治疗处方原文400余条,分针灸治疗原则和病证29类;傅贞亮主编《黄帝内经原文类编》(1980年),分13大类;内蒙古卫生厅中医研究班集体编写《黄帝内经类编》(1982年),分17类95项269目,末附《体表部位名称简释表》,分类合理,检索方便;吴考槃撰《黄帝素灵类选校勘》(1986年),分为藏府、经络……痈疽、治法等20类;李今庸主编《新编黄帝内经纲目》(1988年),分人与自然、养生……运气、医学教育等12大类;任应秋、李庚韶、严季澜主编《十部医经类编》(2001年),将《素问》《灵枢》《难经》《甲乙经》《伤寒论》《金匮要略》《脉经》《中藏经》《诸病源候论》《神农本草经》等10部医经全部条文,分为阴阳五行、五运六气……预防、护理等16大类,其下再分五级类目。

三、辞书索引书的出版

明代张介宾《类经》卷29至32设有会通类,为查找《黄帝内经》重要经文或警句提供了检索线索,是我国古代第一部兼有检索功能的医经文献。

任应秋主编《黄帝内经章句索引》(1986年),全书以句为单位,句中有单独意义的词亦一一列条,各条注明书名、原篇次序;条目以笔画加起笔笔顺排列。

顾植山主编《中医经典索引》(1988年),为《素问》《灵枢》《难经》《伤寒论》《金匮要略》五部经典著作的综合索引,分文句和语句两部分,附有药、方、穴的专题索引,条目均按首字笔画笔顺排列。

张登本等主编《内经词典》(1990年),对《内经》所用2 286个汉字、5 580个词进行简明扼要解释,对一些难字、难词作简要考据,书后有拼音检字表。

郭霭春主编《黄帝内经词典》(1991年),收录全部单字2 747个、词条7 118个。各条注音、释义以《内经》出现的音义为限,有歧义之处,先列通行说法,兼存不同意见。有单字笔画索引、单字音序索引、词目检索表。书后附高文铸编《黄帝内经书目汇考》和魏祥武编《黄帝内经论文索引(1910—1988年)》。

凌耀星主编《实用内经词句辞典》(1994年),选择《内经》与医学有关的词、术语、词组及比较常用的句子作为条目近4 000条加以释义。书前有拼音索引、起首字检字表,目录以起首字笔画加笔顺排序。

王洪图主编《黄帝内经研究大成》(1997年),全书分七编,其中,第七编为研究文献汇编,收载了1990年以前中国、日本历代研究《内经》的图书目录,1990年以前中国公开发行期刊所载研究《内经》的论文索引,以及日本、韩国研究《内经》的论文索引。该书是中华人民共和国成立以来第一次系统整理中国、日本、韩国研究《内经》的成果,涉及面广,资料丰富,是一部学习和研究《内经》重要的参考资料。此外,还有段逸山主编《黄帝内经词语通检》(2017年)等。

第二节　《黄帝八十一难经》的文献整理与研究

《难经》是中医四大经典之一,历代医家、学者从校勘注释、分类整理等方面对进行了诸多研究,产生了100余部校注本。

一、校勘注释研究

三国时吴国太医令吕广撰《黄帝众难经》,是校注《难经》的最早著作,现已亡佚;唐代杨玄操在吕广注本基础上,附以己注,撰成次注本。

北宋时曾出现一些校注本,但原书都已亡佚,其注文被收入后世注本中。北宋王惟一《王翰林集注八十一难经》(简称《难经集注》)是现存最早的注本,流传甚广,为传世通行本。该书辑录了三国时吴国吕广、唐代杨玄操、北宋丁德用、虞庶、杨康候等五家注文,以及北宋王九思、王鼎象、王惟一的校文和石友谅的音释,并附图23幅,具有珍贵文献学价值;南宋李駉撰《黄帝八十一难经纂图句解》,对《难经》每一句均作注释,注文详尽,有较高文献价值;金代纪天锡撰《集注难经》,汇集吕广、杨玄操、高承德、丁德用、王宗正五家注文。

元代滑寿撰《难经本义》(1366年),滑氏认为《难经》本《黄帝内经》之旨设难释义,便采用《素问》《灵枢》以探其源的方法进行注释,明确"独取寸口"之说源于《难经》。该书综合了历代医家对《难经》的注释,有相当影响,为后世医家所推重,为研读《难经》的必备参考书。

明代熊宗立撰《勿听子俗解八十一难经》(1438年),从字、词、句等对《难经》逐条作注,通俗易懂,便于初学;张世贤撰《图注八十一难经》(1510年),综合各家注释,附有图解,浅易通俗,流传广泛,是目前刊行最多的注本。

清代徐大椿撰《难经经释》(1727年),采用"以经释经"的方法,以《内经》经义阐发《难经》义理和学术渊源,参考价值较高。丁锦撰《古本难经阐注》(1738年),注释浅近易懂。叶霖撰《难经正义》(1895年),排比对照《内经》和《难经》经文进行校注。

近代张寿颐撰《难经汇注笺正》(1923年),汇选各家校注,并结合切身体会考订异同,辨正谬误。孙鼎宜撰《难经章句》(1932年),对错字、衍字或纠或删,皆附说明。黄竹斋撰《难经会通》(1939年),注解言简意赅,颇有精义。

中华人民共和国成立后,对《难经》的校注本较多。如南京中医学院编《难经校释》(1979年);郭霭春等编《八十一难经集解》(1984年);凌耀星主编《难经校注》(1991年);阎洪臣、高光振编著《内难经选释》(1979年);黄明安、余国俊编著《内难经荟释》(1987年);还有一些白话语译本,如陈璧琉编撰的《难经白话解》(1963年);凌耀星主编的《难经语译

（1990 年）；王洪图主编的《难经白话解》（2004 年）。此外，日本学者对《难经》亦有校注研究，如玄医氏著的《难经注疏》（1679 年）；滕万卿撰的《难经古义》；丹波元胤撰的《难经疏证》。

二、分类整理研究

唐代杨玄操最早对《难经》进行分类研究，分为经脉诊候、经络大数……脏腑井腧、用针补泻等 13 类，后世《难经集注》等注本多按此分类。

元代吴澄将《难经》分为论脉、论经络……论穴道、论针法等 6 类，这是《难经》最常用的分类方法；元滑寿将《难经》分为 7 类。

现代张瑞麟将《难经》分为脉学、经络学……腧穴学、针法学等 6 类；迟华基以教学实际出发，将《难经》分为脉诊、经络腧穴、脏腑、疾病与诊断、针法等 5 类。

第三节　《神农本草经》的文献整理与研究

《神农本草经》为中医四大经典著作之一，后世的本草著作多是在其基础上完成的。然而，由于战乱兵燹等多种原因，该书在唐初已经失传，历代医家多是从原文载录和佚文辑注两方面进行研究。

一、原文载录研究

南朝梁代陶弘景撰《本草经集注》，7 卷。原书始撰于南朝齐永明十年（492 年），成书于齐永元二年（公元 500 年）。全书分为序例和正文两部分。序例部分对《神农本草经》药物总论予以解释和补充，并阐述了采药、制药方法，以及诸病通用药例。正文部分共收药物 730 种，其中 365 种录自《神农本草经》。在药物分类方法上，首次将药物按自然属性分类，每类之下又继承了《神农本草经》的上、中、下三品分类法。在写作方式上，采用《神农本草经》原文朱书，新加内容墨书，个人见解为双行小注的方式，保存了《神农本草经》原文内容。陶氏首次对《神农本草经》全部药物载录并继承和发挥其药物分类方法，对后世本草学的发展贡献很大。原书早佚，现存两种隋唐时期残卷。

唐高宗显庆四年（659 年）由政府组织编修了世界上第一部国家药典——《新修本草》，分为本草正文、《药图》《图经》三部分。本草正文收药物 850 种，其中，载录《神农本草经》药物 361 种。药物按自然属性分为 9 类，每类之下又继承了《神农本草经》的上、中、下三品分类法。且《神农本草经》正文用朱字，《名医别录》文用墨字。将旧文尽量保持其原貌，绝不擅加改动，尊重传统的这种做法为后世本草编纂树立了典范，宋以后大多数本草文献继承了《新修本草》的形式。约在 11 世纪后期该书基本亡佚，但其正文部分通过《蜀本草》《开宝本草》《嘉祐本草》《经史证类备急本草》等书辗转收载而保存。

宋代本草在整个本草发展史上起到了承上启下、继往开来的作用。宋太祖开宝六年（973 年）编定《开宝本草》，共收药物 984 种，对唐代《新修本草》原载药物全录，其中包括《神农本草经》药物。原书已佚，佚文可见于《经史证类备急本草》中。北宋仁宗嘉祐五年（1060 年）编定《嘉祐补注神农本草》，载药 1 082 种，体例沿袭《新修本草》《开宝本草》旧例。原书已佚，其完整内容保存于《经史证类备急本草》中。北宋神宗时唐慎微编修《经史证类备急本草》(简称《证类本草》),收药 1 746 种,药物分类方法基本上遵循《新修本草》。《证类本草》是我国现存内容完整的本草书中最早的一部,它几乎囊括了我国北宋以前本草精华,在本草学发展史中有其独特的地位。

二、佚文辑录研究

《神农本草经》佚失后,原书内容保存于历代本草著作中,后世医家从散落在各种医籍中收集整理辑复,即为《神农本草经》的辑复本。现今流传的辑复本,多从北宋唐慎微《经史证类备急本草》系统的几个修订本和明代李时珍《本草纲目》中辑出。最早辑复本是南宋王炎辑《本草正经》3 卷(亦佚);明代卢复于万历年间辑复《神农本草经》3 卷,目录依《本草纲目》所出,正文主要取自《证类本草》,为明以后学习研究《神农本草经》提供了方便。

清代随着乾嘉学派的兴盛,人们正本清源"求实"意识加强,形成了辑录《神农本草经》的热潮,产生了许多辑录《神农本草经》的著作。

清代嘉庆四年(1799 年)孙星衍、孙冯翼主要从《证类本草》中辑录《神农本草经》3 卷,在每条正文之后,引用《吴普本草》《名医别录》《淮南子》《抱朴子》《太平御览》等详加考证,资料丰富,是一本有影响的本草著作。

清代道光二十四年(1844 年)顾观光辑录《神农本草经》4 卷。他依据《本草纲目》卷二之"《神农本草经》目录",从《证类本草》中辑出 365 种药物,并参照《神农本草经》卢复辑复本、《大观本草》《太平御览》等认真考订而成。该书 1955 年经人民卫生出版社影印出版,流传甚广。

清代咸丰四年(1854 年)(日本嘉永七年),日本森立之辑录《神农本草经》4 卷,正文主要依据《千金方》《医心方》《唐本草》《证类本草》《本草和名》等重辑而成。书末别作"考异"一卷。该辑本引证广博,考证精详,对于研究《神农本草经》具有重要参考价值。

明清时期,除了重新辑复《神农本草经》之外,一些医家还对其进行注释和阐述。

缪希雍撰《神农本草经疏》(1625 年),又称《本草经疏》。全书 30 卷,载药 490 种,编撰依《证类本草》体例,每药均先引用《神农本草经》有关性味、功效的论述,继之发挥其义,然后对药物主治交互证证。该书对临床药学之应用,多有独到见解,颇具参考价值。

张志聪及其弟子高世栻撰《本草崇原》(1767 年)。全书 3 卷,收录《神农本草经》药物 247 种,其他药物 52 种,共 299 种,仍将药物分为上、中、下品,每药先《神农本草经》或其他古籍中《神农本草经》原文并加以注释。该书以《神农本草经》为宗,本五运六气之理来阐释药性,后为郭汝聪收入《本草三家合注》。

张璐撰《本经逢原》(1695 年),全书 4 卷,收集药物 831 种,依《本草纲目》分部次第,每种药物先记其性味、产地、炮制,次记以《神农本草经》原文,又次为发明,杂引各家之说及附方。内容简练概括,阐发药物理论,较为明晰,论述中则颇多个人见解。

近现代以来,对《神农本草经》的汇纂、注释和阐发蔚然成风。

仲学辂编撰,章炳森补正的《本草崇原集说》(1910 年),全书 3 卷,以张志聪《本草崇原》为纲,增补《本草经读》《本草经解》《神农本草经百种录》诸书之精粹,参酌己意,纂集而成,故称"集说"。

阮其煜、王一仁、董志仁合作编成《本草经新注》(1933 年),选取《神农本草经》中 280 种药物,按上、中、下三品分类。每药先列《神农本草经》原文,次列陈念祖等三家注释,继用西药药理对药物性味、主治、功效等加以系统注释和阐发,并详述用药剂量、禁忌和注意事项等。

1949 年中华人民共和国成立之后,也对《神农本草经》进行了校勘、辑复工作,如尚志钧编撰《神农本草经校点》(1978 年);马继兴主编的《神农本草经辑注》(1995 年),是一本集历代研究《神农本草经》文献之作,具有很高的文献价值和实用价值。

第四节　《伤寒杂病论》的文献整理与研究

《伤寒杂病论》是中医四大经典之一,历代医家、学者从不同角度对其文本和内容进行了大量研究,其中,研究《伤寒论》的著作有 1 600 余种,研究《金匮要略》的著作有 100 余种,现从文献发展史的角度简要介绍。

一、《伤寒论》的文献整理与研究

(一)编次分类研究

晋代太医令王叔和将张仲景遗论编次整理,独立传世。其在《伤寒论·伤寒例》中言:"今搜采仲景旧论,录其证候、诊脉声色,对病真方有神验者,拟防世急也。"王氏首开编次整理《伤寒杂病论》之先河,对其研究功过,后世医家褒贬不一。金代成无己说:"仲景《伤寒论》得显用于世,而不堕于地者,叔和之力也。"明代王安道说:"叔和搜采仲景旧论之散落者以成书,功莫大矣。"清代徐大椿亦称:"苟无叔和,焉有此书?"而明清时部分医家进行贬责,认为王叔和整理《伤寒论》时,掺入己意,使后人无法窥知仲景之书原貌,有人甚至将疑为王叔和所加内容,视为"伪说",主张删除;由于王叔和编次的《伤寒论》流传不广,唐代医家孙思邈晚年时才看到,采用"方证同条,比类相附"的方法,将《伤寒论》全文载录其《千金翼方》卷九、卷十中,这是唐代仅有的《伤寒论》研究性著作。

北宋太祖时,五代十国之"荆南国"末代国王高继冲降宋后,将其编录的《伤寒论》进献宋朝,但"其文理舛错,未尝考证"。宋太宗组织医官编撰《太平圣惠方》,其卷 8 至卷 14 收录了《伤寒论》部分内容,此即淳化本《伤寒论》;北宋仁宗嘉祐二年(1057 年)成立了临时性医籍校正机构——校正医书局,先后有 13 名馆阁官员、知医儒臣和翰林医官参与,历时 12 年编校了包括《伤寒论》《金匮玉函经》《金匮要略方》等 11 部医籍,并成为宋之后定型化版本。校正医书官林亿等先整理校定了《伤寒论》,再校定"与《伤寒论》同体而别名"的《金匮玉函经》,最后整理了翰林学士王洙从馆阁"蠹简"中发现的《金匮玉函要略方》,删去其上卷论伤寒内容,保留中卷论杂病和下卷方剂及妇科理论和处方,又把下卷之方剂分列于相应证候之下,重新编次,成为现今流传的《金匮要略方论》。至此,张仲景《伤寒杂病论》分为《伤寒论》和《金匮要略》两个部分,分别独立传世。

明清时部分医家认为,王叔和编次、北宋校正医书局整理校定的《伤寒论》篇简错乱,已失仲景之旧,于是对《伤寒论》原文逐条考证,重新编次,还仲景原意。明代方有执、喻昌,清代张璐、程应旄、周扬俊、沈明宗、舒诏、黄元御等影响较大,逐渐形成《伤寒论》的"错简重订派"。

明代方有执撰《伤寒论条辨》(1593 年),首倡错简之说,对辨三阴三阳病脉证并治诸篇大加改订。如将太阳病分成"卫中风""营伤寒""营卫俱中伤风寒"3 卷,阳明与少阳 2 篇合为第四卷,太阴、少阴与厥阴 3 篇合为第五卷。认为宋本《伤寒论》中的"伤寒例、辨脉法、平脉法"等12篇非仲景原文,故删去"伤寒例",将"辨脉法"和"平脉法"移至书末,并对原文逐条考订。方氏研究《伤寒论》的方法,引起后世医家极大反响,推动了伤寒学派内部的百家争鸣。明末清初喻昌撰《尚论篇》(1648年),全名为《尚论张仲景伤寒论重编三百九十七法》,喻氏在《伤寒论条辨》基础上,以"冬伤于寒,春伤于温,夏秋伤于暑热"为四季主病之纲,以397法为目,每经之下设若干法,每一法下列条文,重新编次整理,提纲挈领,条理清晰。

清代张璐撰《伤寒缵论》《伤寒绪论》(1667年),在《伤寒论》编次上基本沿袭喻昌的《尚论篇》,删去了"汗、吐、下可与不可"诸篇,同时增加了察色、辨舌、望诊等内容;程应旄撰《伤寒论后条辨》,以方氏《伤寒论条辨》为本,基本上保持了王叔和旧编内容,书前增加了"辨伤寒"等5篇医论。周扬俊撰《伤寒论三注》,以方氏《伤寒论条辨》和喻氏《尚论篇》二注为基础,抒以己见,逐条注释,故名"三注"。在篇目编次上,将六经主证与变证、坏证、杂证分篇论注,条理清晰。黄元御撰《伤寒悬解》,在编次上持错简之说,全书将原文按六经分证,首列各经病提纲,后于各经病中再分论本病、经病、脏病、腑病、坏病,并根据传脏、传腑、入阳、入阴不同,加以分析整理。

此外,清代还有部分医家从辨证论治的角度,将仲景原文按照方剂、治法、病证重新编次分类,阐发《伤寒论》原旨。

柯琴撰《伤寒来苏集》(1669年),包括《伤寒论注》《伤寒论翼》《伤寒论附翼》3部。柯氏主张"以方名证、证从经分"的原则,并依据六经方证,将《伤寒论》原文,重新编次,分立篇目。如将太阳病分为桂枝汤证、麻黄汤证、葛根汤证等11类,此法研究《伤寒论》对临床实践具有重要意义。徐大椿撰《伤寒类方》,主张不分经而据方类证,将《伤寒论》所载113方分别归类于桂枝汤、麻黄汤、葛根汤等12主方之下,徐氏的研究很受后世重视。

尤怡撰《伤寒贯珠集》(1729年),按辨证论治的规律,突出治疗法则,采用按法类证的研究方法,将《伤寒论》原文重新编次,以六经分篇,按法类证,随证出方,附以注释。提出了"正治法、权变法、斡旋法、救逆法、类病法、明辨法、杂治法"等,以统括《伤寒论》的各种治疗方法,并将相关条文分列于诸法之下。尤氏突出治法和经法结合,对研究《伤寒论》及临床应用很有价值。沈金鳌撰《伤寒论纲目》,以伤寒百余个主要症状为归类标准,将具有该症状的条文汇列于下,加以比较分析,阐明了伤寒主要症状的发生机理及其治疗异同。

(二) 校勘注释研究

从北宋校正医书局开始,历代医家、学者对《伤寒杂病论》的校注持续不断,产生了大量校注本。

北宋校正医书局从仁宗嘉祐二年(1057年),至英宗治平三年(1066年),历时约9年,由宋臣孙奇负责主校,不同程度地运用四校方法,从注音释义、疑误存疑、阙文重文等方面对张仲景遗著进行了详细校注。其中,首校《伤寒论》,出具校语注文110条,次校《金匮玉函经》,出具注文21条,最后校定《金匮要略方》,出具注文143条。校正医书局校定本成为现今流传最广的版本。

金元时期成无己撰《注解伤寒论》(1144年),是第一个全面注释《伤寒论》的医家。成氏首次以《内经》《难经》等为依据注释《伤寒论》全文,不仅以经注论,还以经注方,对20首方剂进行注解,开方解之先河。使伤寒理法与《内经》《难经》之理一脉相通,达到了经论结合、以论证经的效果,对继承发扬仲景学说起到了承前启后的作用。

明末清初张遂辰撰《张卿子伤寒论》(1644年),提出了"尊王(叔和)赞成(无己)"的观点,并在成无己注文基础上选取了朱肱、许叔微、庞安时、张元素、李杲、朱震亨、王履、王肯堂等诸家之说,间附己意发挥,对六经辨证及脉理均有全面阐述,成为一部保持《伤寒论》原貌的集注性著作。

清代张志聪撰《伤寒论集注》(1683年),张氏注释的核心理论是运气学说,认为仲景《伤寒论》所用"阴阳大论"乃《内经》之七篇大论,故以此理论全面阐述外感疾病,着重从气化角度解释六经实质以及六经诸证的病因病机,进而说明了六经六气为病的生理特点,强调掌握《伤寒论》理论和辨证的意义。其注文多抒己见,对前人不妥之处,亦有驳正。

清代陈念祖撰《伤寒论浅注》(1803年),以成无己本为基础,删去了认为王叔和增补的"辨脉""平脉""伤寒例"和诸"可汗吐下与不可汗吐下"等篇。其注文以张志聪、张锡驹二家学说为主,兼采诸家精义以阐明经旨,推崇张志聪以五运六气阐发六经病变的观点,提出了"六气之本标中气不明,不可以读《伤寒论》",故首论标本中气学说的基本内容及其对认识伤寒诸证的重要性,并附图以明之。其释文深入浅出,通俗易懂,使古奥之理清晰明白,对后世影响较大。

日本丹波元简撰《伤寒论辑义》(1801年),以明代赵开美复刻宋本《伤寒论》为底本,参考别本、注本,集成无己以下数十家之见解,并附以个人心得,逐条阐释。在《伤寒论》每条原文之下,选辑诸家注解,删冗节要,融会贯通。

南京中医学院编《伤寒论译释》(1959年),按宋本原貌收集48家56部研究《伤寒论》历代之作,逐条以校勘、词解、语译、提要、浅释、选注、方解、按语、方用范围及医案选录等项进行阐述。全书内容丰富,成为《伤寒论》教学、科研及临床非常有价值的参考书。

刘渡舟主编《伤寒论校注》(1991年),保持了宋本《伤寒论》原貌,采集多种善本进行校勘,每条原文附有按语、词解、注释等项,阐释精当,要而不繁。该书吸取了历代医家注释精华,体现了当代注释研究《伤寒论》的较高水平。

钱超尘撰《伤寒论文献通考》(1993年),对多种伤寒论传本结合有关史料,进行了细致的考证,并对所收集《伤寒论》有关版本的原文进行了全面校注。本书对《伤寒论》研究有重要的参考价值。

二、《金匮要略方》的文献整理与研究

自《金匮要略方》问世以来,研究者多以校勘注释为主,编次整理为辅,出现了一批有影响的医家及其著作。

赵良仁所著《金匮方论衍义》(1368年),是现存最早的《金匮要略》全注本。书中对《金匮要略》原文详释明辨,论述不乏精辟之见。书中删去林亿整理本25篇中的杂疗、食禁等3篇,也多为后世医家所仿效。

清代徐彬撰《金匮要略论注》(1671年)。其注释注重脉证辨析;注文浅显易晓,简明切要,为《金匮要略》较早的注本之一。

清代程林撰《金匮要略直解》(1673年)。程氏本《黄帝内经》《针灸甲乙经》《神农本草经》《伤寒论》《脉经》《中藏经》等古医籍,以经证论,对《金匮要略》所述病证逐一诠释,注释悉遵仲景脏腑辨证原则,理论联系临床,是《金匮要略》较好的注本之一。

清代沈明宗撰《金匮要略编注》(1692年),初名《张仲景金匮要略》。沈氏以世传的《金匮要略》刊本"编次失序",已非原貌,故将原书重新编次注释,以序例冠于卷首,将以下的方论部分整理,使之趋于条理。该书注文明晰,时有新见。

清代魏荔彤撰《金匮要略方论本义》(1721年)。魏氏以《内经》理论阐释所论病证的病

机,结合《伤寒论》有关内容剖析治法,在广泛汲取前人精义的同时,结合临证经验进行分析,多有个人见解。

清代尤怡撰《金匮要略心典》(1729 年)。该书是尤氏在编集前人论述的基础上,结合自己心得体会,阐发原书经义的一本著作。该书成为后世研究注释《金匮要略》的范本。

清代吴谦等撰《订正仲景全书金匮要略注》(1742 年),收于《医宗金鉴》中。该书对原文逐条注释,订正讹误,失次者序之,残缺者补之,博采群书之精华,阐发原文精义。对文义不符,难以注释者,设"正误存疑篇"列于卷末,以备参考。注重临证实际,图、说、方、论具备,并附有不少歌诀,曾作为太医院教本。由于此书内容丰富,编次清晰条理,论述扼要明晰,选方平稳,很受后世重视,流传很广。

清代黄元御撰《金匮悬解》(1756 年),删去原书"杂疗方""食禁"等 3 篇。黄氏"以经解论",对《金匮要略》原文逐篇注释,以《内经》《难经》为据,广涉阴阳五行制化之理,并对《金匮要略》诊法、治法颇有研究。

清代陈念祖撰《金匮要略浅注》(1803 年)。该书注释别创体例,陈氏所注之文用小字衬加于《金匮要略》原文中,对前人所论,取其立论平正,能发挥《金匮要略》要旨者,逐节辑录于后,以相互引证。该书文字浅近,说理通畅,尤利于初学者之用。

日本丹波元简撰《金匮玉函要略辑义》(1806 年)。该书运用乾嘉学派的研究方法和成果对原文进行了系统校勘,书中广辑赵良仁、徐彬、沈明宗、魏荔彤、尤怡、吴谦之注释,阐发自己的见解,其注释方法和考证成果,对后世研究与考证《金匮要略》颇有影响。

近现代以来,对《金匮要略》的研究侧重于临床应用方面,校勘注释也取得了很大成绩。

严鸿志撰《金匮广义》(1924 年),该书先列经文,次为经释,其次广义,又次方药,通俗易懂;曹家达撰《金匮要略发微》(1936 年),该书注释多结合个人临证心得,精湛允当,突显其"考验实用",曹氏不拘于前人之说,对前人注释有不当之处予以辨驳纠正,独树一帜,在中医界颇有影响;余无言撰《图表注释金匮要略新义》(1952 年),该书将《金匮要略》22 篇析为 35 篇,采用"图表注释"之法对仲景原文进行阐释,别具一格。刘渡舟等撰《金匮要略诠解》(1984 年),该书以词解、诠解、选注等项对原文进行了阐释。并选列有关前贤之名注和医案,以加强对仲景之旨的理解。

（孟永亮 田艳霞）

复习思考题

1. 历代医家整理与研究《黄帝内经》的文献方法有哪些? 从中有何启发?

2. 在《神农本草经》的传承过程中,历代医家在保持原文旧貌,尊重传统方面有哪些创新举措值得学习和借鉴?

3. 金元时期成无己对《伤寒论》的研究有哪些创新成果?

第五章

中医基础理论的形成与发展

第一节　阴阳五行学说在中医的应用与发展

阴阳的记载最早见于《周易》,该书"系辞"记载"一阴一阳之谓道"。而最早见到五行的可靠文献是《尚书·洪范》:"五行:一曰水,二曰火,三曰木,四曰金,五曰土。水曰润下,火曰炎上,木曰曲直,金曰从革,土爰稼穑。润下作咸,炎上作苦,曲直作酸,从革作辛,稼穑作甘。"在阴阳五行学说发展和演变的过程中,被广泛应用于医学、天文、气象等民生领域,尤其是在中医学中得到广泛而深入地应用。

一、阴阳五行学说早期在中医学中的应用

阴阳学说在春秋战国时期已经在中医学中得到应用。《左传·昭公元年》中记载,公元前 541 年,秦国名医医和在为晋平公诊病时,提出"六气致病说",其中就包括"阴"气和"阳"气。《史记·扁鹊仓公列传》载,春秋战国时名医扁鹊与虢国中庶子的对话中提到了"阳缓而阴急""病之阳""阳入阴中""阳脉下遂,阴脉上争""阴上而阳内行""破阴绝阳"等语,阴阳的概念已用于分析人的生理和病因病理。五行学说应用于中医学最早见于《周礼·天官冢宰》"疾医"篇,有"以五味、五谷、五药养其病,以五气、五声、五色视其死生"之语。

成书于战国至秦汉时期的《黄帝内经》(以下简称《内经》),把阴阳学说既用来解释人体的生理病理变化过程,又用来指导疾病的临床诊断和治疗等。如《素问·阴阳应象大论》指出:"阴阳者,天地之道也,万物之纲纪,变化之父母,生杀之本始,神明之府也,治病必求于本。"

《内经》中五行学说主要运用来解释人体脏腑组织的功能、疾病变化以及指导临床诊断和治疗。如在《素问·金匮真言论》和《素问·阴阳应象大论》中把人体的脏腑组织、形体官窍配属于五行,五行可代表人体的五脏、五官、五音、五志,亦可代表人能分辨的五色、品尝的五味等。又如《内经》认为人体内脏的生克关系正常与否,可以从人的色、声、味、脉等体表现象得到反映因而可以通过综合望、闻、问、切四诊所得的人体信息,根据五行生克规律来对病

情进行推断。疾病一旦产生,就会按照五行相克的顺序进行传变,如"子病及母""母病及子""乘其所胜""侮其所不胜"等。治疗疾病时,要从整体系统观点出发,根据五行生克关系,进行全面协调,控制传变,从根本上彻底治疗疾病。

此后的《难经》,把阴阳学说应用到了脉诊之中,提出了阴阳脉法。如《难经·二难》载:"从关到尺是尺内,阴之所治也。从关至鱼际是寸内,阳之所治也。"在五行学说的应用方面,与《内经》不同,继承的是先秦战国时期的"五行长生说",此为《难经》所独有的重要理论学说之一。

二、中医阴阳五行学说理论的不断发展

东汉末年张仲景继承并发展了《内经》阴阳五行学说,用于指导外感伤寒病的诊治。其创立的六经辨证,是将一阴一阳演变为三阴三阳,并将之作为伤寒类热病的诊治纲领。又如运用五行理论指导疾病的预防性治疗,《金匮要略·脏腑经络先后病脉证》"见肝之病,知肝传脾,当先实脾"的著名治法,就是根据"木克土"理论,预判肝木之病可能传邪于脾土,而提前进行预防性治疗。运用五行生克来判断疾病的预后。

金代刘完素,进一步阐发了《内经》"亢害承制"理论,把五行"相克"规律在人体生理病理中的表现进行了深入的阐述,即五行系统可以自主地维持稳定的状态,当一行过于亢盛时,克制它的一行就会对之进行抑制,以保持它的稳定状态。在《素问玄机原病式》中说:"夏火热极,而体反出液,是反兼水化,制其火也。"夏天热盛,导致人体"火行"的功能偏亢,如果机体不作出反馈,或致中暑,但健康的个体都会通过"出汗"来散发热量,从而维持体温的恒定,从中医的角度来看,汗属"水行",水能克火,正是"承制"的结果,是机体根据体温作出的反馈抑制。

金代张元素发挥了《内经》药性阴阳学说,把中药的气味厚薄、药性寒热,与阴阳、升降相联系,用之阐释功效,解释作用机理。他还把五行理论用于中药的分类,如分成风升生、热浮长、湿化成中央、燥降收、寒沉藏五大类,并提出针对六淫的"五行生克制方法",即根据六淫邪气的五行属性,合理选用相生相克气味的中药,来配成处方。

金代李杲,把内伤之火,命名为"阴火",这是用阴阳学说进一步对邪气进行分类。元代王好古把伤寒热病中寒性衰竭性病证称之为"阴证",相对来说,阳性亢盛性病证则为"阳证",这是用阴阳学说对病证进行分类,以利进一步研究。元代朱震亨,针对人体的阴阳,提出了"阳有余阴不足论",即人体的阴精难成而易亏,阳气常因欲望而妄动,导致亢盛而成火邪,进一步伤耗阴血,说明人体阴阳的平衡,是一种动态的平衡,而不是简单的对等。

明代张介宾提出人体的阴阳物质,总是偏于不足,而不会有余。他说:"难得而易失者惟此阳气,既失而难复者亦惟此阳气"(《景岳全书·传忠录·阳不足再辨》),"凡阴气本无有余,阴病惟皆不足"(《类经附翼·求证录·真阴论》),并明确提出了"五行互藏"理论,即五行的任何一行中,又复有五行,如木行中更具火、土、金、水成分,余类推。由此衍生了五脏互藏理论,即五脏的网络调节机制。

清代郑寿全受《内经》"阴阳之要,阳密乃固"观点的影响,深入阐发人体阳气的重要性,他通过对《易经》坎离二卦的分析,总结道"凡火(即君火)居上以统乎阳,阳重而阴轻也,故居上为用。真火居下以统乎阴,阴重而阳轻也,故居下为体。二火虽分,其实一气,诚阴阳之主宰也。如上之君火弱,即不能统上身之关窍精血……如下之相火弱,即不能统下身之关窍精血……"(《医理真传·君相二火解》)在治疗上强调扶阳抑阴。开启了对阴阳双方在人体

谁为主导的研究。

总之,阴阳五行理论自《内经》奠定基础以后,迨至明清,医家主要是理论阐发及验证应用,阴阳五行的运用已无所不及,它的积极意义及其有限性,也都充分地暴露出来了,进而引发了近代的存废之争。

三、中医阴阳五行学说的现代研究

20世纪50年代以来,大家从哲学的高度普遍认为阴阳学说具有朴素的唯物辩证法的性质。许多学者分析和归纳了中医阴阳学说的基本内容和观点。例如任应秋在《阴阳五行》一书中,提出了阴阳学说"两体合一""动静升降""始终嗣续""两极反复"四大规律,以阐明阴阳的奥义。阴阳学说在现代研究的一个重要的进展是有关其实质的探讨。分子生物学已被用来研究阴阳学说的实质。1973年美国生物学家Goldberg根据环磷酸腺苷(cAMP)、环磷酸鸟苷(cGMP)这对环核苷酸对细胞功能的相反(对抗)作用,提出了生物控制的阴阳学说,认为这就是东方医学阴阳学说的物质基础。此后,我国学者邝安坤等也对阴阳学说的物质基础问题进行了大量的研究。

五行学说在70年代中后期以来,研究者发现其与控制论、系统论、电子计算机技术原理和方法有一定的联系。还有人认为全息定律用于揭示五行互藏的科学内涵具有重要价值。20世纪80年代的五行学说研究已不仅仅是把它作为一个哲学概念,而且也是作为自然科学的内容加以研究。从天文、气象角度探讨五行学说的研究者认为,天文概念的五行是指宇宙的自然节律;气象概念的五行是指风火燥湿寒五气的运动。天文气象五行学说已成为中医气象学的重要内容,贯串于中医基本理论各个方面。

21世纪以来,人们发现机体内所有对立的现象可以用广义的阴阳来归纳它们的属性,如利尿与抗利尿、胰岛素与高血糖素、蛋白质的合成与分解、炎症与抗炎症、自主神经系统的交感与副交感神经等。随着现代医学的进展,类似的物质或现象将会越来越多地被发现和揭示,同时,五行学说的生克乘侮在机体的许多活动与功能中都有体现。说明了中医的阴阳、五行学说对现代医学仍有普遍的指导意义,有着深刻的医学内涵。

第二节　藏象学说源流

藏象,是指藏于体内的内脏及其表现于外的征象。藏象学说是中医基础理论的核心。藏象学说的形成经历了漫长的历史时期,从远古的医疗活动到春秋战国时期,《黄帝内经》的成书为其奠定了理论基础。古代解剖知识的积累,长期生理病理现象的观察,反复的医疗实践和古代哲学思想的渗透对藏象学说的形成产生了深刻影响。

一、藏象理论的形成与完善

春秋战国时期,是中医藏象理论的形成期。如《史记·扁鹊仓公列传》所载扁鹊等人提到了"脏""五脏",显示当时的医生在临床实践中已经有"脏"的概念。《内经》将脏腑概念得以统一。《素问·五脏别论》根据人体内部脏器的形态结构及其功能特点将它们区分为三类:五脏——肝、心、脾、肺、肾;六腑——胆、小肠、胃、大肠、膀胱、三焦;奇恒之腑——脑、髓、骨、脉、胆、女子胞。由于其概念明晰,很快为中医界接受,并为后世所遵从。脏腑名称的齐备以及脏腑分类的规范化,表明《内经》对各个脏、腑的形态、结构、位置已有较全面的认识。

《内经》还提出了脏腑相关的理论。它认为五脏六腑虽各有功能,但总体上却是相互关联着的。《素问·灵兰秘典论》云:"凡此十二官者,不得相失也。"表明在正常情况下六脏(五脏及心包)六腑是相互协调配合的。《内经》脏腑相关的主要内容:其一是认为五脏与六腑之间的表里阴阳相合,即《灵枢·本脏》所云"肺合大肠""心合小肠""肝合胆""脾合胃""肾合三焦膀胱";其二是认为五脏之间有相生相克的关系。

藏象学说的基本理论在《内经》中已趋形成。《素问·六节藏象论》不仅提出"藏象"一词,而且对人体各脏腑组织器官的形态结构有较深入的了解,更重要的是对人体各脏腑组织器官的生理功能、相互的关系以及与外在环境的联系,都作了较系统的阐述,奠定了藏象学说理论的基本框架,对后世藏象理论的发展有深远的意义。

二、藏象理论在临证实践中的发展

《难经》提出了"左肾右命门"的观点,开创了后世命门学说的先河;强调"肾间原气"为人体生命之源;对三焦理论亦有较深刻的阐述。

《中藏经》传说为三国时华佗著,第一个整理归纳了《内经》中有关藏象的生理、病理理论,并首次以寒热虚实对病理性藏象分类,如肝之病理藏象,就分为肝实、肝虚、肝寒、肝热,这样为藏象理论走向临床迈出了坚实的一步。

唐代孙思邈著《备急千金要方》,进一步将藏象的内容进行了详细的汇总和梳理,篇幅浩大,论述尤详,在病理性藏象上,也分为寒热虚实四纲,每个脏、腑都有"实热""虚寒"证,而相为表里的脏腑又有"俱实""俱虚"或"俱实热""俱虚寒"的情况,并记载了许多具体症状和治疗方药,这是藏象学说在临床上应用的开始。

此后,宋朝儿科专家钱乙著《小儿药证直诀》。重点讨论了儿科五脏虚实寒热病证,并根据不同病证,提出了五脏虚实补泻等不同处方用药,从辨证到治疗论述均简洁明了,其治疗方药更加切合适用。

金代张元素在前人的基础上,结合数十年的临床经验,创立了脏腑辨证理论。他从脏腑的生理、病理、脉法、辨证、治疗、演变、预后等都一一进行了全面而深刻的论述,使藏象学说完全与临床诊治融为一体,催生了比较完整而系统的脏腑辨证学说。

张元素以后,又有不少医家进行了补充和完善,如李杲的"脾胃论";赵献可的"命门新说";张介宾、薛己、李中梓之论肾阴肾阳;缪希雍之论脾阴;叶桂之论胃阴;温病学派对肝肾之阴的探讨;喻嘉言对肺燥,汪绮石对肺阴的发挥等,各从不同的角度丰富和深化了藏象学说的内容。

清代对奇恒之腑"脑"的功能又有了丰富和补充。如李时珍提出"脑为元神之府",揭示了大脑是精神意识思维活动的发源地。王清任否定心主思,提出"灵机记性在脑不在心"等。

脏腑辨证理论至清代已达到了精微、纯熟而完善的程度。如清代名医王泰林在其所著《西溪书屋夜话录》中,总结了清以前治疗肝病的方法,并结合自己的临床体会,列出了治肝三十法,令后世奉为圭臬。

三、藏象学说进入多途径、多学科的现代研究阶段

近50年来,随着医疗、教学、科研工作的发展,对藏象学基本内容进行了多途径、多学科的大量研究,取得了可喜的成果,推动了藏象学研究的发展。其概括起来大致可分为三个

方面：

1. 对历代文献中的藏象学理论资料进行了较为系统的整理研究,并出版了中医基础理论教材和藏象经络理论专著,使藏象学理论趋于系统化,并有多种"中医藏象学"专著出版;对体质学说和脑髓等的专题文献研究日趋增多。

2. 运用现代科学实验手段探讨"脏""气""经络"等的实质,寻找中医"藏象"的物质基础和客观数据,进行中西医比较研究,其中关于五脏、经络、气的本质研究,成果尤著,有些研究已深入分子或基因水平。运用系统论、控制论、信息论、协同学以及全息生物学等现代先进科学理论,揭示藏象学、经络学说等理论的科学内涵,以辩证唯物主义的观点剖析藏象学理论的哲学基础和方法论特点,试图从藏象经络理论的形成过程,开辟促进藏象学进一步发展的新途径。

3. 运用流行病学调查的方法,确立人群常见的体质类型和分型标准;通过临床经验及应用的回顾总结,进行脏腑病证的规范化研究,不断探索新的诊疗方法等。

综上所述,藏象学的形成和发展历经两千余年的历史,这是我国劳动人民和医家长期与疾病作斗争的经验结晶。随着现代科学的不断发展以及医疗科研实践的不断进步,必将赋予藏象学以新的内容。藏象学作为一门独立的新学科问世,提示中医藏象学的研究发展到一个崭新的阶段。

第三节　精神气血津液学说的演变

精、气、血、津液是构成人体和维持人体生命活动的基本物质,神是与物质相对的概念,是人体生命活动的主宰和总的体现。中医学精神气血津液学说,是研究人体内精、神、气、血、津液各自的内涵、来源、分布、功能及其相互关系,以及与脏腑经络等组织器官联系的系统理论。这一学说发端于春秋,形成于战国,集中地体现在《内经》一书中。后世医家对该理论从不同角度进行了阐发,使之逐渐完善。

一、早期文献中的气精神概念

早在殷商时代的甲骨文和金文中就已出现"气"字。《说文解字》记载:"气,云气也。象形。"气最初的含义是天空中的云气、呼吸之气及存在于天地之间的大气。其后,气的概念沿着物质和功能双重属性不断延伸和深化,使"气"演变成自然哲学和一切科学的基本范畴。《管子·内业》指出"气者,身之充也"。与气的哲学化过程同步,气的观念形成后被逐渐运用于医学理论中。先秦文献中已有用"气"的理论说明人体发病原因和机理的记载。《庄子·知北游》记载:"人之生,气之聚也,聚则为生,散则为死……故曰通天下者一气耳。"《左传·昭公元年》认为:"天有六气……淫生六疾。"这些内容均体现了哲学气论对医学的渗透,为中医学气论的形成奠定了基础。

对"精"概念的认识,源于古人对人体及自然界的观察。一方面是人类对"生殖之精"的直观认识,另一方面与古代的水地说相关。《管子》最早提出了较为系统的精气学说,其《水地》篇中所载:"人,水也,男女精气合,而水流形。"该书认为精气不仅与人的生命起源有关,更可以维持人体相对的稳定平衡,是正常生理活动的源泉。

商周时期,神指天神,是人类各种活动的主宰。此后,人们逐渐从哲学上引申出对"神"

含义的新认识。《左传·昭公七年》记载："昔尧殛鲧于羽山,其神化为黄熊。"《论语》中记载的神,其基本含义与《左传》相似。此外,《庄子·齐物论》认为:"劳神明为一,而不知其同也。"《荀子·解蔽》认为:"心者,形之君也,而神明之主也。"

二、《黄帝内经》中的精神气血精津液理论

《黄帝内经》认为,气是认识人体生命本质的逻辑起点,气化则是人体生命的基本特征。如《素问·至真要大论》记载:"本乎天者,天之气也;本乎地者,地之气也。天地合气,六节分而万物化生矣。"说明气存在于天地之中的必然物质性。《素问·六微旨大论》记载:"气之升降,天地之更用也。"说明天地之间的各种运动变化就是由气的升降运动推动而致的。

《内经》引用了其中生命本源即精气的理论,并在此基础上着重探讨人体的生命过程。如《素问·金匮真言论》所言"夫精者,生之本也",指出了精气是构成生命的原动力,是繁衍生殖的物质基础,确立了精气为生命之本的理论。《内经》还列出一系列诸如神气、血气、脉气、津气等狭义而具体的气,构成了后世中医的精气神学说系统。

《内经》把人体内的一切精微物质统称为气。进而又把"气"区分为性质各异的六种,分别称之为"精"(狭义)、"津""液""血""脉"。据《内经》有关内容可知:狭义的"精"是指生殖之精即肾精;由五脏六之精气汇集而成,当人发育到一定的阶段,肾精满溢,两性交合,便可妊育新生命,故精是生成新的生命体的基始物质。狭义的"气"是指由上焦宣发出来,呈雾露状的,对人体有充养作用的水谷精微物质。"津"和"液"在《内经》中常联用,并称"津液",泛指人体内的一切液态物质,包括具有滋养润泽作用的液态精微物质和从体表空窍中分泌排泄出的液态物质,如汗、泪、涎、唾、涕、尿等。"血"是指人体内赤色的液态物质,它是中焦吸收的水谷精微经肺脉养化而成,人体各脏腑都要依赖于血的充养才能产生功能,《灵枢·营卫生会》称"以奉生身,莫贵于此"。

至于神的概念,《黄帝内经》在充分保留"神"是有关自然界变化莫测规律的同时,重点论述了神主宰人体生命活动的特点,并且从人体生命活动规律的生理外在表现,以及精神意识等内涵角度进行了阐发,进一步丰富了"神"在医学领域中的理论应用。

三、后世对精神气血津液理论的发展

对于精的研究,后世多着力于养精固精,培补人体的肾和命门。唐代医家孙思邈、元代医家朱震亨都告诫人们要节制房事,保养肾精。明代医家万全更是从优生优育角度阐述保养肾精在繁衍后代中的重要性。明代张介宾在《类经·摄生类》说:"善养生者,必保其精,精盈则气盛,气盛则神全,神全则体健,体健则病少,神气坚强,老而益壮,皆本乎精也。"

后世医家在《内经》基础上对津液理论有所发展。《景岳全书·肿胀》概括了津液代谢主要相关脏腑:"盖水为至阴,故其本在肾;水化于气,故其标在肺;水惟畏土,故其制在脾。"清代周学海在《读医随笔·气血精神论》概括了精血津液之间的区别与联系,他指出:"血之质最重浊;津之质最轻清;而液者清而晶莹,厚而凝结,是重而不浊者也。精者合血与津液之精华,极清极厚,而又极灵者也,是神之宅也。"

情志是神的重要内涵之一,金代医家张从正在《内经》七情致病理论的基础上,进一步研究情志相胜疗法,丰富了前人的理论,扩大了情志疗法的治疗范围,对后世影响较大。

关于气血理论,对气血受病的先后问题。《难经》说:"气主煦之,血主濡之,气留而不行者,为气先病也;血壅而不濡者,为血后病也。"此说对后人影响很大。金代李杲善于通过补

气以益血,其当归补血汤即是取阳生阴长之意,明代李中梓提出"气血俱要,而补气在补血之先"。清代叶桂明确提出了"初为病气在经,久则血伤入络"的理论。王清任在《医林改错》中列50多种瘀血病证,其著名的血府逐瘀汤和补阳还五汤在临床上被广泛应用。唐宗海在其《血证论》一书中提出止血、消瘀、宁血、补血为通治血证四法,具有重要临床意义。

四、精神气血津液理论的现代研究

现代学者对精神气血津液理论,从不同角度进行了大量研究。对于精的现代研究认为其与人体干细胞有密切关系。有文献提出,脏之精的功能体现在干细胞不同发育阶段的后代参与自身的更新以维持稳定状态,将藏象精气由宏观延展至微观细胞层面。临床上,如果父母一方或双方的精气具有某些缺陷,那就不可避免地会遗传给后代,使后代发生缺陷性疾病成为可能。

现代研究认为,中医学"魂魄"属于神活动的范畴,而人格是中医"魂魄"的核心部分。中医"魂魄"理论与现代心理学人格特质理论在认识人精神意识活动的层面具有一定的相似性。

对于气的研究,现代学者主要从气的科学内涵以及气的生物学基础方面着手。目前,关于气的内涵,主要有物质说、功能说、物质与功能两义说、物质与功能统一说四种观点。至于气的生物学基础,有学者指出:神经介质、体液、多肽类、激素以及细胞内 cAMP、cGMP 等是物质之气的基础。还有学者认为气在有生命的机体内起到力量或能量的作用。

对津液的研究主要着重于津液与免疫、自由基、血压、血脂及水通道蛋白相关性方面。有研究指出,津液链中的每种物质都存有许多免疫活性物质,尤其是分泌型 IgA,作为主要的免疫球蛋白,可以抑制细菌生长,凝聚抗原,中和毒素,保护局部黏膜组织等,是机体抗感染的重要屏障。津液代谢失常也会影响自由基的清除率。

第四节　体质学说源流

体质,是指在人体生命过程中,在先天禀赋和后天获得的基础上所形成的形态结构、生理功能和心理状态方面综合的、相对稳定的个体特质。

一、《黄帝内经》奠定了体质学说的基础

有关体质类型、体质特征的记述,在《黄帝内经》中有许多,只是《内经》中没有用"体质"两字,而是用"形""质"来表述体质的含义。《内经》的体质理论,明确指出了体质与脏腑的形态结构、气血盈亏有密切的关系,并从差异性方面研究了个体及不同群体的体质特征、变异规律、分类方法;体质与疾病发病、诊疗、预防、养生的关系等,初步形成了比较系统的中医体质理论,奠定了中医体质学的基础。

《内经》认为精气血津液是体质形成的物质基础,其强弱盛衰决定了个体的体质特征,而禀受于父母的先天之精是人体体质强弱的前提条件,决定着各脏腑形体官窍的发育,构建着人的性格、气质等心理特征。《素问·阴阳应象大论》说:"人有五脏化五气,以生喜怒悲忧恐"。《灵枢·本脏》说:"五脏者,固有小大、高下、坚脆、端正、偏颇者;六腑亦有小大、长短、厚薄、结直、缓急。"凡此不同,造成了个体体质的差异。《灵枢·天年》《素问·上古天真论》

则从不同角度论述了脏腑精气在人体生长、发育、壮盛以至衰老、死亡的过程中由盛至衰的过程,精气的盛衰会一直影响着人体的生理活动和心理变化,决定着人体体质的演变。

《内经》认为体质是受多种因素影响。《素问·异法方宜论》载:"故东方之域,天地之所始生也。鱼盐之地,海滨傍水⋯⋯鱼者使人热中,盐者胜血,故其民皆黑色疏理。其病皆为痈疡。"认为这是地理环境与气象因素对形成不同体质的影响;《素问·生气通天论》云"味过于酸,肝气以津,脾气乃绝",是指饮食结构对体质造成的影响;《灵枢·卫气失常》言"人之肥瘦、大小、寒温,有老壮少小"的不同,其实涉及的是性别、年龄因素与体质变化规律。同时,《灵枢·五音五味》所云"妇人之生,有余于气,不足于血"的差异,已注意到不同性别的体质差异。《素问·疏五过论》所载"尝贵后贱,虽不中邪,病从内生",是针对社会环境与心理因素影响体质形成的重要判断。另外,《内经》也论及体质与疾病的关系,包括体质与发病、辨证、治疗等几方面,其中蕴含有"治未病"的预防医学思想。

对于体质的分类,《内经》有阴阳含量划分法、五行归属划分法等,其中的"五态人"和"阴阳二十五人",是中医体质分类的标志性创举。"五态人"体质是依据《周易》的"四象"理论建立的,其后被朝鲜医学改造发展,形成了朝鲜医学中的"四象体质医学"。随着近几年中医体质理论的发展和临床应用的兴起,中医的四象体质理论也得到了理论发掘和临床实际应用。

二、后世医家对体质学说的发展

(一)体质学说对临床应用的指导

汉代张仲景从长期大量临床观察中认识到,无论是外感伤寒,还是内伤杂病的发生,都是不同体质现象与病邪相互作用所产生的不同的病理表现,因此人体体质有寒、热、燥、湿、虚、实等偏颇,这种建立在个体差异性基础上的病因病机学和诊断辨证治疗学的医学思想,构成了《伤寒杂病论》丰富的辨证理论体系内涵。《伤寒论》提到"汗家""淋家""亡血家""强人""羸人""本有寒气""旧有微溏"等多种病理体质类型。《伤寒论》第17条:"若酒客病,不可与桂枝汤,得之则呕,以酒客不喜甘故也。"第194条:"阳明病,不能食⋯⋯胃中虚冷故也。以其人本虚,攻其热必哕。"等均体现了体质学思想在临床中的应用。《伤寒杂病论》将中医体质理论系统地应用到了中医临床学的各个方面,使《内经》时期形成的体质理论在临床实践中得到了进一步充实和提高。

隋代巢元方的《诸病源候论》对病源、证候与体质的相关性问题有明确阐述。《诸病源候论·疮病诸候·漆疮候》描述特禀质:"漆有毒,人有禀性畏漆,但见漆便中其毒⋯⋯若火烧漆,其毒气则厉,著人急重。亦有性自耐者,终日烧煮,竟不为害也。"其实质为"过敏性"疾患的发生是由其先天体质禀赋所决定,丰富了中医体质病因理论。对体质与养生关系认识,唐代医家孙思邈在《备急千金要方》中列有"养性""养老""食治"诸篇,其针对不同习性、不同年龄、不同饮食习惯而形成的不同体质人群列有不同养生方法。宋代钱乙在《小儿药证直诀》中将小儿的体质特征精辟地概括为"成而未全""全而未壮""脏腑柔弱,易虚易实,易寒易热"。庞安时《伤寒总病论》继承了《内经》理论,认为某些疾病的发生与个体禀赋或遗传体质有密切关系,因而在《伤寒总病论·叙论》中提出"凡人禀气各有盛衰"的观点,同是感受"寒毒","当是之时,勇者气行则已,怯者则着而成病矣"。陈直的《养老奉亲书》对老年人的体质特征,特别是心理特征及其机理进行了阐述,强调体质的食养与食疗。金代刘完素的《素问玄机原病式》则强调"脏腑六气病机",从理论上论述了各型病理体质的形成与内生六气的关系,从而对体质的内在基础进行了强调。

明代万全认为"子与父母,一体而分"。先天之精充盈,则小儿禀赋足而周全,出生之后体质强壮而少偏颇;先天之精不足,小儿禀赋虚弱或偏颇,可致发育障碍,影响身体素质和心理素质。

明代张介宾在《景岳全书·杂证谟·饮食门》指出:"矧体质贵贱尤有不同,凡藜藿壮夫及新暴之病,自宜消伐,惟速去为善。"他明确提出体质一词,力倡藏象体质理论,强调脾肾对体质的重要性,并将丰富的体质理论运用到对外感、内伤杂病的辨证论治之中。张介宾认为人体体质会受到后天因素影响,具有可变性、可调性。他根据人体生长壮老规律,提出"人于中年左右,当大为修理一番,则再振根基,尚余半强"的"中年振基"体质理论,对后世有着深刻指导意义。

清代吴谦在《医宗金鉴·幼科杂病心法要诀》也指出:"小儿五迟之证,多因父母气血虚弱,先天有亏,致儿生下筋骨软弱,行步艰难,齿不速长,坐不能稳,要皆肾气不足之故。"

(二)对体质分类的探讨

《灵枢·通天》所言太少阴阳五态人,包括太阴之人、少阴之人、太阳之人、少阳之人、阴阳平和之人。明代张介宾采用藏象阴阳分类法。清代叶桂以阴阳属性分类,清代章楠则以阴阳虚实分类。

现代医家多从临床角度根据发病群体中的体质变化、表现特征进行分类。由于观察角度、分类方法不同,对体质划分的类型、命名方法也有所不同,有三分法、五分法、六分法、七分法、九分法、十二分法等。王琦提出体质九分法,包括平和质、气虚质、阳虚质、阴虚质、痰湿质、湿热质、血瘀质、气郁质、特禀质。他提出的《中医体质分类与判定》,是我国第一部指导和规范中医体质分类和体质辨识研究及应用的规范性标准。

(三)体质学说的现代研究

从 20 世纪 70 年代开始,学者们不但从文献整理方面对历代有关体质的论述做了系统的挖掘整理,而且从理论、临床、实验等多方面对体质的形成及基本原理,体质差异规律及类型、分类方法,体质构成、分布,体质与病证等内容进行了深入的探讨与研究,涉及体质人类学、遗传学、免疫学、医学心理学、流行病学等多学科的研究,取得了可喜的成果。

随着后世医家对体质的认识持续深入、应用经验的积累和理论的升华,中医体质学理论不断完善。近年来,《中医体质学》《体质病理学》等著作相继问世,人们对体质问题的研究,从学科范畴、理论方法到临床运用,已形成了系统的中医体质学学科体系,成为中医学理论体系的一个重要组成部分,促进了中医临床学的发展。

第五节　病因病机的形成与发展

中医病因病机学是中医学中论述疾病发生、发展及其传变、转归的机制和规律的学科,包括中医病因和病机两大内容,它的形成与发展标志着对于疾病本质认识的深入。

一、病因病机学思想的孕育

《黄帝内经》以其丰富的内容奠定了孕育中医病因病机学理论的基石。

（一）病因病机理论起源

1. 病因理论起源　《左传·昭公元年》记载秦国名医医和提出的"天有六气……淫生六气"，是外感病因"六淫"的最早认识。《素问·阴阳应象大论》和《素问·至真要大论》中六气为病的论述形成了外感病因"六淫"概念。

2. 病机理论与病因分类起源　"病机"一词就出自《素问·至真要大论》篇"审查病机，无失气宜"，概括为病机十九条。病因分类，首见于《素问·阴阳应象大论》篇"阴盛则阳病，阳盛则阴病"，并据病邪来源不同分阴阳两大类。而《灵枢·百病始生》篇"喜怒不节则伤脏，脏伤则病起于阴也；清湿袭虚，则病起于下；风雨袭虚，则病起于上，是谓三部"，是据病邪侵害人体部位不同提出上下两部，情志致病为中部的"三部"说。

（二）张仲景与"三因致病说"

汉代张仲景，受《内经》病因分类思想影响，其《金匮要略·脏腑经络先后病脉证》篇"千般疢难，不越三条，一者经络受邪入脏腑，为内所因也；二者四肢九窍血脉相传，壅塞不通，为外皮肤所中也；三者房室、金刃、虫兽所伤。以此详之，病由都尽"的论述，不但发展了《内经》的"三部"病因理论，又将病因和发病途径相结合，对宋代陈言"三因学说"的系统化产生了深远影响。

二、病因病机学理论的完善

晋隋唐时期，医家们总结前人成就，注重积累临床经验和对客观实践的观察，使中医学病因病机理论得到了进一步的发展。

魏晋时期医学家王叔和，所著《脉经》十卷，对脏腑病机分类，包括心实、心虚、小肠实、小肠虚，心与小肠俱实、心与小肠俱虚等情况。《脉经》又记载了《医律》关于风温、湿温两则，这是对风温、湿温病因病机最早描述。

隋代医家巢元方秉承《内经》思想，所撰《诸病源候论》中涉及内、妇、儿、外各科具体疾病的病因病机。并且该书《疫疠病候》篇和《温病诸候》篇就温病病因提出了"乖戾之气"的概念，对"蛊毒""沙虱"等具有传染性的病因，从其传染的途径、方式、致病机理、病理经过、证候表现，进行了系统描述，明确揭示温病具有"转相染易"的发病特点，对后世温病学说的形成与发展影响深远。

唐代医药学家孙思邈，最早阐释了中风病机。所撰《千金翼方·中风下》篇论述与前人将中风归咎于外风所中不同，明确把劳心思虑、名利财色、摄膳不慎作为中风病的重要内因，并且在《备急千金要方》中首次论述四时温疫病的病因病机、脏腑寒热虚实病机。

唐代医学家王冰，注释《素问·至真要大论》篇，对各种疾病病因病机概括为四类，即"夫病生之类，其有四焉。一者始因气动而内有所成……二者不因气动而外有所成者……三者不因气动而病生于内……四者不因气动而病生于外"。这种分类方式，对金代刘完素、张从正等医家分类疾病颇有积极影响，刘完素更是受其启示，从"六气相干"与"本气兴衰"两方面论述五脏病机。在注释《素问》中把"悲恐喜怒，想慕忧结"等情志活动明确作为病生于内的致病因素之一。

三、病因病机学理论的进步

中医病因病机理论的发展，既有继承与总结前人临床经验，也有理论的创新，使中医病因病机学的理论发展到了一个新高度。

（一）伤寒病因病机学说的丰富

北宋医学家庞安时的《伤寒总病论》对张仲景思想作了补充和发挥,以经络理论阐释外感伤寒传变病机,主张把伤寒和温病区分开来,他认为"寒毒"是广义伤寒的病因,而天行温病则由"异气"引起。这对外感病学是一大发展。宋金医家成无己,在《注解伤寒论》和《伤寒明理论》中多引用《灵枢》《素问》理论阐发仲景之说,对伤寒的证候详加论析,辨证明理,在诸多病机问题认识上多有阐释。宋代医学家许叔微在《伤寒九十论》中,提出"邪之所凑,其气必虚,留而不去,其病则实"的伤寒病机理论新认识,完善了《内经》病机理论,形成"先祛邪后议补"的见解,对后世祛邪学说有重大影响。

（二）"三因致病说"的完善

南宋医家陈言的《三因极一病证方论》,补充和完善了仲景"三因致病说",在《三因论》篇首次明确提出:"六淫,天之常气,冒之则先自经络流入,内合于脏腑,为外所因。"同时指出"七情内伤"是内伤杂病主要致病因素的观点。其进一步细化了"三因致病说"的内容,内因指七情所伤,即喜、怒、忧、思、悲、恐、惊;外因为六淫之邪、温疫时气,即风、寒、暑、湿、燥、火;不内外因包括饮食、虫兽、伤损等。这种分类方法是对病因的系统阐发,是对仲景"三因说"的进一步发展,使中医病因学理论渐趋完善。

（三）外感与内伤病因病机理论的革新

金元四大家刘完素、张从正、李杲、朱震亨,其各自独特的理论观点和丰富的临床实践对病因病机学的发展和完善起到了巨大的推动作用。

1. 刘完素　对《内经》的病机研究颇深,创立"六气皆从火化"论,阐发脏腑六气病机,强调火热是导致多种疾病的原因,主张寒凉用药,对热性病的机理认识大有深化,世人称其为"寒凉派"。还对阳气怫郁病机有透彻的理解,揭示了火热致病的本质特征。又对五运六气病机学说加以发挥,认为《素问》"病机"所列诸证,都可以用五运六气来概括。

2. 张从正　在对"《内经》一书,惟以血气流通为贵"宗旨阐发了血气"贵流不贵滞"的观点,为"邪去元气自复"的主张找到了有共同病机学意义的理论基石,由此确立邪壅血气病机论。

3. 李杲　提出"内伤脾胃,百病由生"病机论述,强调"火与元气不两立,一胜则一负",突出了脾胃病的病机特点,发展了脾胃内伤疾病的病机学说,为后世五脏病机探讨打下基础,使脾胃学说自成体系,遂成"补土派"的先驱。

4. 朱震亨　倡导"阳有余而阴不足论",强调人体阴常不足,主张养阴,系统论述了阴阳在虚损发生中的不同作用,进而在《格致余论·养老论》篇中阐发阴虚发热病因病机和治法方药,丰富了中医病因病机学的理论,卓然成为"滋阴派"的首领。

（四）脏腑病因病机学理论的新见解

宋金元时期钱乙《小儿药证直诀》提出以五脏为纲总结儿科疾病。张元素在脏腑病机研究独具卓识,成就突出。他探求"脏腑病机",认为"火热"为病和"寒湿"为病,总要影响到脏腑,使脏腑病机理论与临床证治有机结合起来。陈自明《妇人大全良方》以脏腑经络病机为纲,论述妇产科疾病的发病原理。明代薛己,所著《内科摘要》,强调脏腑病机变化以脾胃与肾、命门为主;赵献可著《医贯》发挥薛氏之说而独重肾水、命火病机阐发;张介宾著《景岳全书》则倡"阳非有余,阴常不足"之肾阳肾阴病机卓越论述;汪绮石的《理虚元鉴》提出虚证病机有"三本",即本于肺脾肾之说。清代唐宗海《脏腑病机论》专篇总结了脏腑病机学说,将五脏六腑的生理功能、生理特性与其病证反映、病变机理联系起来研究。

(五)温热病病因病机理论的创新

1. 明末吴有性(约1580—1660年)《温疫论》(1642年) 对温热疫病的病因和病机提出新的认识。

吴有性在其著作中指出:"温疫之为病,非风、非寒、非暑、非湿,乃天地间别有一种异气所感。"与前人所谓六气、时气、伏气、瘴气等有着本质的不同,从而脱离了传统温疫病因的范围,创立了一种新的"戾气致病说"的温疫病因新说。

关于温疫病机,吴有性提出"温热病及温疫非伤寒"的论断,并认识到温疫为"寒邪化热而为温病",邪从口鼻而入,直入膜原的病机新主张。

2. 清代叶桂(1667—1746年)《温热论》 形成四时温病的病因病机,开创了后世温病学理论体系的新境界。

叶桂在《温热论》中提出:"温邪上受,首先犯肺,逆传心包"。明确了温病的病因是温热之邪,而非风寒之邪。深入系统研究温病病因病机,否定之前论治外感热病皆宗于伤寒的论说,进而将温热病以卫气营血四个发病阶段的不同特征来阐发病机,为温病学的病因病机理论提供了新的思路。

3. 清代薛雪(1681—1770年)《湿热条辨》(撰著年代不详) 针对湿热病的病因病机进行了全面阐述,补充了叶桂未论及的湿热病辨治内容。他指出,湿热之邪从口鼻而入,多由阳明、太阴两经表里相传;湿热病的轻重与脾胃功能的盛衰密切相关,从而补充了温病病因病机理论。

4. 清代吴瑭(1758—1836年)《温病条辨》(1798年) 在病机认识上,主张以三焦划分温病发病的浅深表里关系,并以此确立三焦病机理论,丰富了温病的病机理论。

5. 清代王士雄(1808—1867年)《霍乱论》 对霍乱的病因病机进行了系统论述,打破前人论霍乱多属寒的偏见,认为寒热霍乱病因病机各不相同,热霍乱病因是一种疫邪,病机是疫邪及暑湿邪气留着中焦,脾胃升降之机阻滞;寒霍乱病因是脾虚湿盛,病机多是中阳素馁之人,升降失司,清浊不分等。

第六节 治则的产生与发展

治则是治疗原则的简称,其是在疾病辨证的基础上确立的治疗原则,是为选方用药作指导原则的。其在中医学史中是伴随着临床实践不断丰富而发展起来的。

中医治则,在《素问·移精变气论》篇称为"治之大则",并在"治病求本"的思想指导下,于《内经》多个篇章中论述了基本治则内容;至明代,李中梓在《内经知要》中专设"治则"一节,始有"治则"之名。

一、正治反治治则源流

正治反治,是在"治病求本"治疗思想指导下,针对病证的性质和有无假象而制定的两种治疗原则。

（一）正治源流

1. 正治原则的确立 "正治"是针对疾病的性质、病机,采用相反的方药进行治疗的指导原则。也称"逆治",也即治疗用药与证候表现相反。

《素问·至真要大论》提出:"寒者热之,热者寒之……坚者削之,客者除之,劳者温之,结者散之,留者攻之,燥者濡之,急者缓之,散者收之,损者温之,逸者行之,惊者平之……适事为故。"这是对治疗原则的阐述,也是最早确立"正治"原则的文献记载,后世医家均遵循这一原则并在此基础上进行发挥与实践。

2. 正治原则的进一步实践与认识 《内经》正治原则确立之后,历代医家在这一思想指导下,在临证中进行实践与完善。《神农本草经》在阐述用药原则时,提出"治寒以热药,治热以寒药"的正治治则。汉代张仲景又在《伤寒杂病论》中从"寒"字着眼,于伤寒初期用辛温药,当是温以散寒之意。在灸法中以散寒之法发挥灸法温养阳气、温经通络的作用。晋代名医葛洪在《肘后救卒方》中提出急症用灸法,灸以补阳。体现了"寒者热之"的正治思想。在金元时期,刘完素本着"六气皆可火化"的病机认识,以辛凉解表之剂治疗表热之证,体现的是"热者寒之"的正治原则。朱震亨基于相火妄动,煎熬真阴,导致阴虚之证,主张滋阴清相火的治则。明代薛己针对先后天脾肾阳虚,提出温补脾肾的治疗原则,张介宾注重肾之阴阳两虚,赵献可注重命门火衰,从而温补命门等的治疗原则,均是"虚则补之"治则的具体运用与体现。

（二）反治源流

1. 反治原则的确立 "反治"是相较于"正治"而言,是依据病证表现出来的假象而立的治疗原则。最早确立这一治则的当属《内经》。

《素问·至真要大论》中指出:"热因热用,寒因寒用,塞因塞用,通因通用,必伏其所主,而先其所因,其始则同,其终则异。""热因热用"是指针对阴寒内盛,格阳于外的真寒假热证而确立的治则。反之,"寒因寒用"是针对阳热极盛,格阴于外的真热假寒证而设立的治则。"塞因塞用"是适用于真虚假实证确立的治则。"通因通用"是针对气虚无力固摄之证确立的治则。这也即《内经》所言"从者反治"之理,至于如何用药,则主张"从少从多,观其事也"的灵活态度。

2. 反治原则的进一步发展 汉代张仲景继承了《内经》反治原则,并在临证实践中加以应用与发挥。如《伤寒论》所载治疗少阴病,其依据"热因热用"治则应用四逆汤破阴回阳,根据"寒因寒用"治则应用四逆散疏肝理气。在《金匮要略》中针对腹满虚胀病证,根据"塞因塞用"治则用温补脾胃方药治疗;针对瘀血、热、实、滞、塞等病证,根据"通因通用"治则用"通药"通利以祛除病邪。

唐代王冰针对《内经》"寒者热之,热者寒之。微者逆之,甚者从之"进行了阐释。王冰释曰:"逆者正治也,从者反治也。逆病气而正治,则以寒攻热,以热攻寒。虽从顺病气,乃反治法也。"说明对病甚者的从治,实为反治。其分析用反治之理要顺其性而治之,并以火为喻,"识其性者,反常之理,以火逐之,则燔烁自消,焰光扑灭",其论实为后世"引火归原"法的滥觞。

宋代许叔微论治伤寒反治治法,在《伤寒论·论表里虚实》中与阴阳、寒热结合加以发挥,使伤寒反治理论更为充实,临床运用也更为具体。反治治则的发展与完善,最终"必伏其所主,而先其所因,其始则同,其终则异"。其原则仍是治病求本并成为中医的一条重要治则。

金元时期李杲在《医学发明·病有逆从治有反正论》中,论述了手少阳三焦之经治法"通因通用"、手少阴心之经治法"寒因寒用"、足太阳膀胱之经治法"热因热用"、手太阴肺之经治法"塞因塞用"的不同,为脾胃内伤反治治则的丰富作出了贡献。

明代张介宾在《景岳全书·论治篇》所论治法有逆从,辨寒热真假,只是机械的"逆者正治,从者反治",会导致以热药治寒病而寒不去,以寒药治热病而热不除,明确指出前者反用寒凉药而愈,后者假热之病,当以热从治。这是对王冰的反治治则的进一步完善。

清代喻昌《医门法律·申治病不审逆从之律》中,更具体指出:"从者反治,辨之最难。盖寒有真寒假寒,热有真热假热。……假寒者,外虽寒而内热;……假热者,外虽热而内则寒。"

二、标本缓急治则源流

本是本质,标是表象。标本缓急治则,即是指在临证时,分清疾病的标本主次、轻重缓急,以确定治疗的先后次序,体现了针对疾病诊治过程中实事求是的治疗原则。

(一)标本缓急治则的确立

《素问·标本病传论》:"病发而有余,本而标之,先治其本,后治其标。病发而不足,标而本之,先治其标,后治其本。""谨察间甚,以意调之。间者并行,甚者独行。"

1. 急则治标原则　《素问·标本病传论》:"先热后生中满者,治其标;……先病而后生中满者,治其标;……大小不利,治其标。"说明了发病的顺序,即病发先后,先有热,后生中满。热为病本,中满为急,为标,当先治中满之证。

2. 缓则治本原则　《素问·标本病传论》:"先病而后逆者,治其本;先逆而后病者,治其本;先寒而后病者,治其本;先病而后生寒者,治其本;先热而后生病者,治其本;先病而后生热者,治其本。"这是强调病缓则治本的治疗原则。

(二)标本缓急治则的充实与丰富

标本缓急治则的充实和丰富,一是各种中医学说的运用,汉代张仲景根据伤寒理论,在《伤寒论·辨太阳病脉证并治》对标本兼治的原则加以深刻的阐述:"伤寒,医下之,续得下利清谷不止,身疼痛者,急当救里;后身疼痛,清便自调者,急当救表。"金元时期的刘完素,又发挥了《黄帝内经》天人相应观念,充实了标本治则理论;李杲,则运用脏腑五行生克、脾胃升降理论,丰富了标本兼治等治则理论。二是急则治标和缓则治本先后的本质认识,认为治急骤之病不能缓慢,否则病邪深入。汉代张仲景《金匮要略·脏腑经络先后病脉证》说:"夫病痼疾加卒病,当先治其卒病,后乃治其痼疾也。"明代张介宾《景岳全书·论治篇》说"新暴之病,虚实既得其真,即当以峻剂直攻其本",强调在诊断上必须推求病的本质后才能急攻。明代《周慎斋遗书·缓》指出:"夫病有新久,新则势急,宜治以重剂;久则势缓,宜调以轻剂。"清代徐大椿《医学源流·治病缓急论》说:"病有当急治者,有不当急治者,外感之邪猛悍慓疾,内犯脏腑则元气伤……若俟邪气已深,与血气相乱,然后施治,则元气大伤,此当急治者也。"

三、扶正祛邪治则源流

扶正祛邪,是依据正邪相互消长盛衰的变化而确立的解决邪正矛盾的基本原则。扶正,即扶助正气,增强体质,提高抗病能力,恢复健康。祛邪,即祛除邪气,使邪去正安。

（一）扶正祛邪原则的确立

扶正祛邪原则本于《内经》"正气存内，邪不可干"以及"虚则补之""实则泻之"等原则而确立的。《灵枢·根结》指出："形气不足，病气有余，是邪胜也，急泻之。形气有余，病气不足，急补之……形气有余，病气有余，此谓阴阳俱有余也，急泻其邪，调其虚实。"明确了扶正祛邪在治疗疾病中的基本原则。

（二）扶正祛邪原则在后世中的实践与发展

1. 攻邪治则的充实　汉代张仲景在《金匮要略》中强调治病当攻其邪，先治有形之邪，即"诸病在脏，欲攻之，当随其所得而攻之"；宋代许叔微在《伤寒十九论》中提出"先去邪后议补"，对后世"攻邪派"产生较大影响；而金元时期张从正，则在《儒门事亲》中提出"攻邪治病"的理论，认为邪加诸身，"先论攻其邪，邪祛而元气自复"，为"攻邪派"代表著作，在医学发展史上独树一帜。

2. 扶正祛邪治则的发展　明末李中梓阐述张介宾"扶正散邪"治则为"正虚邪炽，久而不全，补正则邪自除，温中则寒自散"，重申了张介宾的"温补"观点。

在强调扶正祛邪治则的同时，医家还认识到扶正与祛邪之间的攻补和宜忌关系。清代喻昌《医门法律·先哲格言》指出"实而误补，固必增邪，犹可解救，其祸小；虚而误攻，真气忽去莫可挽回，其祸大"，认识到扶正和祛邪误用的危害性，强调扶正和祛邪应合理运用；清代徐大椿说"虚邪之体，攻不可过；实邪之伤，攻不可缓"，是对于扶正祛邪要准确辨证，掌握适当的时机和分寸的认识。

四、调整阴阳治则源流

中医学认为机体阴阳失去平衡，是发病的根源。调整阴阳，就是指调调阴阳的偏盛偏衰，恢复阴阳的相对平衡，即"阴平阳秘"，达到去疾痊愈的目的。

（一）调整阴阳原则的确立

早期的经典理论著作中，论述阴阳理论者，当首推《内经》。《素问·阴阳应象大论》篇："审其阴阳，以别柔刚，阴病治阳，阳病治阴。"《素问·至真要大论》篇："谨察阴阳所在调之，以平为期。"《灵枢·终始》篇："病先起阴者，先治其阴，而后治其阳；病先起阳者，先治其阳，而后治其阴。"《素问·生气通天论》："阴平阳秘，精神乃治；阴阳离决，精神乃绝。"这些论述和观点，强调阴阳在人体生命疾病中的重要性，调整阴阳的治疗原则即显得尤为必要。

（二）调整阴阳原则的实践

汉代《中藏经》中提出"阴不足则助之以火精，阴不足则济之以水母"的"水法"治则，以及"阳不足则助之以火精"的"火法"治则，是调整阴阳治则的具体应用。唐代王冰在注解《素问·至真要大论》"诸寒之而热者取之阴，热之而寒者取之阳"时，以"壮水之主，以制阳光；益火之源，以消阴翳"的语句，准确地诠释了《内经》调整阴阳治则的内涵。金元时期调整阴阳治则渐趋完善，刘完素在《素问玄机原病式》中，总结出用寒凉治疗火热病的治疗思想；李杲在《脾胃论》中主张"升阳益气""甘温除热"的治则；朱震亨在《格致余论》中主张滋阴降火的治则思想，又在《丹溪心法》中提出"治郁重在调气，郁久兼以清火"的治火证、郁证的治则。在运用调整阴阳治则方面，张介宾提出："善补阳者，必于阴中求阳，则阳得阴助而生化无穷；善补阴者，必于阳中求阴，则阴得阳助而泉源不竭。"这种阴阳相济的治疗思想，丰富了调整阴阳治则的内涵。

五、三因制宜治则源流

三因制宜,是因时制宜、因地制宜、因人制宜的统称,是指临床治病要根据时令、地理、病人等具体情况,制定适宜的治疗方法。这是治疗疾病必须遵守的一个基本准则。

(一)三因制宜治则的确立

《内经》为三因制宜治则的确立提供了理论文献基础,具体论述如下。

1. 因时制宜

(1) 顺应四时而养的原则:《素问·四气调神大论》说:"春夏养阳,秋冬养阴。"《灵枢·岁露论》云:"人与天地相参也,与日月相应也。"据此,《内经》很早就提出了"合人形以法四时五行而治"的脏气法时治则。

(2) 因时而异的治则:《素问·六元正纪大论》说:"用热远热,用温远温,用寒远寒,用凉远凉,食宜同法。"《素问·八正神明论》记载:"月始生,则血气始精,卫气始行;月郭满,则血气实,肌肉坚;月郭空,则肌肉减,经络虚,卫气去,形独居。是以因天时而调血气也。是以天寒无刺,天温无疑。月生无泻,月满无补,月郭空无治,是谓得时而调之。"以上是根据时令气候寒热燥湿的不同变化而选择适宜的治疗原则。

2. 因地制宜 《素问·异法方宜论》说:"圣人杂合以治,各得其所宜,故治所以异而病皆愈者,得病之情,知治之大体也。"是指考虑到地域环境的不同而选择适宜的治法、方药的治疗原则。

3. 因人制宜 《素问·五常政大论》云:"能毒者以厚药,不胜毒者以薄药。"《灵枢·通天》说:"古之善用针艾者,视人五态乃治之,盛者泻之,虚者补之。"以上都考虑到病人的体质、生活习惯以及过去病史等个体差异性而选择适宜的治法、方药的治疗原则。

(二)三因制宜原则的实践和发展

1. 因时制宜在临证上的发挥 张仲景根据四季气机升降浮沉规律,提出"春宜吐、夏宜汗、秋宜下、冬宜补"等随时令加减用药的因时理论。隋代杨上善提出设方要包括"知古今""知要道""知地方""知形志所宜"等临床治疗理论原则,进而形成"因时、因人、因地施治"治则基本理论。李杲在《脾胃论·用药宜禁论》中,首先提出"凡治病服药,必知时禁",可见,时禁关系到疾病的治疗及预后;清代喻昌在《医门法律·申明〈内经〉法律》更加庄重点明"凡治病而逆四时生长化收藏之气,所谓违天者不祥,医之罪也"。张志聪在《侣山堂类辨·四气逆从论》提出:"春气温,宜用凉;夏气热,宜用寒;秋气凉,宜用温;冬气寒,宜用热,此用气之宜逆四时者也,而百病亦如之。"

2. 因地制宜在临证治疗上的实践 唐代孙思邈提出"凡用药皆随土地所宜"的论断,强调治疗须因地制宜的必要性。清代喻昌在《医门法律》中也告诫人们"凡治病,不察五方风气,服食居处,各不相同,一概施治,药不中窍,医之过也"。徐大椿在《医学源流论》中指出:"人禀天地之气生,故其气体随地不同。西北之人……宜用疏通重剂;东南之人……宜用疏通轻剂。故入其境,必问水土风俗,而细调之。"

3. 因人制宜治则明细化 李中梓在《医宗必读》中专列"富贵贫贱治病有别论"节,以示医者治病,必须考虑人体生活条件因素各不同。徐大椿在《医学源流论》中提出"病同人异论",指出"必审其人之种种不同,而后轻重、缓急、大小、先后之法因之而定",把因人制宜治则细化阐述。

● （刘　渊　王　玲　邬晓东）

复习思考题

1. 阴阳五行学说早期在中医学哪些文献中有应用？
2. 举例说明金代名医刘完素对《黄帝内经》五行学说的发挥。
3. 结合中医气血津液理论的发展，简述传承创新在中医学发展中的重要性。
4. 张介宾对中医体质学说的发展有何重要贡献？

第六章

中医诊断学的形成与发展

> **学习目标**
>
> 1. 掌握中医诊法、辨证理论的形成与发展情况。
> 2. 熟悉中医医案的发展过程。

中医诊断方法源远流长,《周礼·天官·疾医》记载:"以五气、五声、五色视其死生,两之以九窍之变,参之以九藏之动。"说明当时能够外从气色声音及官窍变化、内从脏腑功能的异常感受等多方面,对疾病状况做出诊断和预测。

春秋战国时期,以望、闻、问、切为主体的中医诊法基本确立。名医扁鹊擅长四诊,尤以望诊、切脉著称。太史公司马迁更言"至今天下言脉者,由扁鹊也"。秦汉之际,诊法专书开始出现。如长沙马王堆汉墓帛书《阴阳脉死候》《脉法》、江陵张家山汉墓简书《脉书》、成都老官山汉墓简书《逆顺五色脉藏验精神》《敝昔诊法》等,均包含丰富的脉法内容。而《黄帝内经》《难经》《伤寒杂病论》等典籍的相继问世,中医诊法获得空前发展。

第一节　诊法的形成与发展

一、望诊的创立与发展

(一)察色观形的出现与内涵的演进

《内经》望诊范围非常广泛,在察色和观形两方面,表现在察看面部或其他部位色泽变化来推断五脏疾病及其预后,又通过观望身形姿态来揣测五脏强弱和疾病轻重。其相关文献见于《素问》"脉要精微论""平人气象论""经络论"和《灵枢》"经脉""五阅五使""五色"等篇章,观察对象包括颜面、眼睛、络脉、二便以及头发、爪甲、牙齿等,周身体表无所不至。《内经》的色诊基于阴阳五行学说,认为青、赤、黄、白、黑五色,是天地食人五气、五味所化生,是内脏之气的外荣现象。《内经》的色诊,还将面部划分五个区域,分属五脏,根据脏腑肢节在人体的位置次序并在面部确定对应部位。从而根据颜面某部位的色泽变化,能够推测相应脏腑肢节的病变。《内经》形诊的论述与色诊的论述异曲同工,两者内容互有渗透,即察色时必然和形体动态紧密联系,而观形时也离不开察色。张仲景则把《内经》诊法理论和临床病、脉、证并治有机结合起来,望诊以面、舌、目、鼻、皮肤、汗、痰、脓血、尿、粪的变化作为辨证的重要依据。

晋唐时期,涉及望诊的论述日趋丰富,与临床诊疗实际结合更加紧密。东晋葛洪《肘后救卒方》细致观察黄疸发病,隋代巢元方《诸病源候论》(610 年),对各种疾病症状及病态的描述十分详尽。唐代孙思邈《千金翼方·色脉·诊气色法》(682 年),详细论述五脏本色、病色的同时,理论上强调望诊的价值:"是知人有盛衰,其色先见于面部,所以善为医者,必须明于五色,乃可决生死,定狐疑。"唐代王焘《外台秘要》(752 年),针对黄疸病作出客观诊断,通过白帛浸染病人尿液,观察颜色深浅,并以此来判定疾病治疗的进退,这是黄疸诊断与疗效观察上的重要进展。

宋元期间,望诊理论有了长足发展。北宋钱乙提出儿科诊断可以根据面部和目部的神色来诊察和区别五脏疾病,《小儿药证直诀》(1119 年)"面上证""目内证"分别讨论,是最早把五色望诊理论应用到目部的记载。而在杂病、传染病诊断方面,已能通过望诊对天花、麻疹、水痘等在形态上进行区别。金元四大家及其著作对望诊均有涉及,并多有阐发。如朱震亨《丹溪心法·能合色脉可以万全》(1347 年)指出:"欲知其内者,当以观乎外;诊于外者,斯以知其内。盖有诸内者形诸外"。

明清时期,望诊进入整理、提高阶段。李梴、李时珍、林之翰等皆有著述,尤以蒋示吉、汪宏、周学海为甚。清初蒋示吉《望色启微》(1666 年),分 3 卷 82 论,基本以摘录《灵枢》《素问》的望色部分,夹叙夹议,予以论说。《望色启微》首次从望诊角度系统整理《内经》相关内容,是一部重要的望诊专书。

汪宏《望诊遵经》(1875 年),是一部望诊专著。根据司外揣内原则,结合周身部位、四时、五方、气质等因素,阐明气色与病证的关系;并且列述体表各部位的望诊提纲,论述汗、血、便、溺、痰、月经等的变化情况在某些疾病辨证论治的特殊意义。晚清周学海《形色外诊简摩》(1894 年),是论述望诊为主的诊法专著,分形诊、色诊、外诊杂法三大类。

(二)小儿指纹望诊的创立与发展

关于小儿食指络脉诊法起源于何时,并没有最终定论。宋代刘昉的《幼幼新书》(1150 年)中有对小儿指纹进行专门论述,强调望络脉在儿科诊断的意义。《幼幼新书·三关锦纹》曰:"《脉形论》:夫小儿手之第二指,指有三节,脉之形出其上也。近虎口之位,号曰风关,其次曰气关,在其指端曰命关。凡有疾,当视其三关上之脉形。察其病焉,可以三关断之。指,左手指也。"

元代,小儿指纹望诊有了较大发展。滑寿《诊家枢要》(1359 年)指出"小儿三岁以下,首先看虎口纹色";认为小儿气血未充,脉尚未定,故应诊食指脉络为凭。对于小儿指纹的诊断要点,知常达变,"惟红黄隐隐,或淡红隐隐,为常候也";若纹色改变,则"紫热,红伤寒,青惊风,白疳病"。这些观点,至今为儿科临床广为应用。此后,清代陈复正《幼幼集成》、林之翰《四诊抉微》、汪宏《望诊遵经》等,对小儿指纹望法诊皆有详细论述和深入阐发。

(三)舌诊的兴起与完善

舌诊是望诊的核心内容之一,为历代医家所重视,成为最具中医特色的诊法之一。舌诊历史悠久,殷商甲骨文就有"贞疾舌"的记载,可谓最早的舌诊资料。春秋战国时期,亦留有扁鹊察舌诊病的记载。

《内经》是我国最早全面记载舌诊的典籍,有关舌的资料 60 多条,论述舌的解剖、生理、病理,实际包含望舌质、舌态等内容及其临床意义。《伤寒杂病论》中,论舌内容近 30 处,如六经辨证就有四经涉及舌诊;内伤杂病方面,40 多种疾病中就有 14 种疾病运用舌诊进行辨证。张仲景还首创"舌胎"一词,通过察舌审察病因病机,确定治疗原则,判断转归预后等,将舌诊与辨证论治紧密结合,为后世树立典范。

晋唐时期,舌诊理论进一步和临床实践相结合。王叔和《脉经》涉及危重病证的舌象,如《脉经·诊百病死生脉决》"热病七八日……舌焦干黑者死",《脉经·热病十逆死证》"热病……口干舌焦,视不见人,七逆见,一旬死"等。隋代巢元方《诸病源候论》(610年)注重察看舌体,所见者有舌肿、舌缩、弄舌、重舌、舌出血、舌烂、舌强、舌上生疮等,把舌诊作为察诸病之源的方法之一。唐代孙思邈《备急千金要方》(652年)有"舌病""舌论"专章,"舌者心主,小肠之候也,善用机衡能调五味也",指出舌象变化属病在脏腑之理论,故而察舌即可知脏腑的寒热虚实。

宋元时期,随着临床医学分科的精细化,舌诊的应用范围日益扩大。儿科方面,钱乙《小儿药证直诀》(1119年)传承《颅囟经》经验,丰富了儿科察舌辨证的内容。妇科外科方面,陈自明《妇人大全良方》《外科精要》的舌诊内容十分丰富。内科方面,金元四大家的舌诊各具心得,皆有发挥,《素问玄机原病式》《儒门事亲》《脾胃论》《局方发挥》等代表作,察舌辨证俯拾皆是。南宋陈言《三因极一病证方论》(1174年),总结宋以前有关舌诊味觉的论述,并结合本人诊察舌的味觉变异以识病的经验,提出味觉变异与"脏气偏胜"的观点,为后世"考味知觉"提供理论根据。

元代《敖氏伤寒金镜录》(1341年),是我国现存最早图文并茂的验舌专著。该书由两部分组成,一部分为元代敖氏所绘的12幅彩色舌图,原撰年代不详;另一部分为元代杜本所增补的24图,合为36幅彩色舌图,并题名为《敖氏伤寒金镜录》。全书图文并茂,辨舌识病。舌图中有专论舌苔、论舌质及舌苔舌质兼论者,每图之下附文字说明该病理舌象的所主证候,并介绍这些证候的治法和方药。《敖氏伤寒金镜录》学术价值较高,对后世温病学说的辨舌诊治思想有很大影响。

明清以来的舌诊专书约有十多种,有图谱式,也有论述式的。图谱式的舌诊专书,有《伤寒观舌心法》《伤寒舌鉴》《舌鉴》《舌鉴辨正》《彩图辨舌指南》等。明代申斗垣《伤寒观舌心法》,在《敖氏伤寒金镜录》36舌的基础上,演绎为137舌,可谓当时舌诊的集大成之作。清代张登《伤寒舌鉴》(1668年),载120幅舌象图,并把舌质舌苔分别立论。每种舌象均扼要指出其成因、变化规律临床意义,切合实用。梁玉瑜《舌鉴辨正》(1897年)系王文选《舌鉴》的校补之作,不仅逐条纠正《舌鉴》的错误,还增补杂病察舌的方法,使内容更为详细准确。民国曹炳章《彩图辨舌指南》(1928年)为舌诊之类书,详细论述舌的生理、辨舌内容及要领、诸家辨舌治病方法、舌病有效方药和古今辨舌医案等,附舌图130余幅,成为近代研究舌诊的重要参考书。此外,有文无图的论述式舌诊专著,有徐大椿《舌鉴总论》、傅耐寒《舌胎统志》、刘恒瑞《察舌辨证新法》、杨云峰《临证验舌法》、邱骏声《国医舌诊学》等。故《难经·六十一难》曰:"望而知之谓之神。"

二、闻诊的形成与发展

闻诊,包括听声与嗅味两部分内容,通过对病人发出的声音和体内排泄物发出的各种气味的诊察来推断疾病的诊法。

(一)听声理念的形成与演进

基于阴阳五行学说,《内经》创立五脏与五声、五音相应的闻诊基本理论。《素问·阴阳应象大论》曰:"善诊者……视喘息,听音声而知所苦。"进而明确"视喘息、听音声"为闻诊的主要内容。

汉唐时期,闻诊有了较大发展。《难经·六十一难》指出"闻而知之者,闻其五音,以别其病"。《伤寒杂病论》在辨证时,不论外感伤寒抑或内伤杂病,均广泛运用闻的诊断方法。唐代孙思邈《备急千金要方·诊候》提出"上医听声",已把闻诊作为辨别"上医"的一个重要标准。

宋元时期,听声验病的理念逐步形成。如南宋施发《察病指南》(1241年),有专篇"听声验病诀",主张"声者,脏之音也"。"肝应角,其声悲而和雅;心应徵,其声雄而清明;脾应宫,其声慢而缓大;肺应商,其声促而清冷;肾应羽,其声沉而细长";《察病指南》按照语声的悲、雄、慢、促、沉或清、短、速、长、微等可以诊察五脏六腑之病变。

明代出现不少闻诊专论,对闻诊之法各有阐发。如李梴《医学入门·观形察色问证·听声审音》(1575年)言:"五音以应五脏,金声响,土声浊,木声长,水声清,火声燥;如声清,肺气调畅;声如从室中言,中湿也;言而微,终日乃复言,夺气也。"又如李中梓《伤寒括要·察声》(1649年)曰:"出言壮厉,先轻后重为外感有余之症;语言懒怯,先重后轻,为内伤不足之症;怒骂叫号,奔走不定,谓之狂言;无人则言,见人则止,谓之独言;语无伦次,数数更端,谓之谵语。"

清代闻诊研究日趋深入,有喻昌《医门法律·闻声论》、张志聪《侣山堂类辩·音声言语论》、李潆《身经通考·图说·闻声》、林之翰《四诊抉微·闻诊》、何梦瑶《医碥·四诊·闻声》、石寿棠《医原·闻声须察阴阳论》等专论。而周学海《形色外诊简摩·外诊杂法类》(1894年)列有"闻法"专论:"须将患人之语言声音,轻重长短,有神无神,与病家来请之语,及一切旁观物议,皆当审听,入耳注心,斯乃尽闻之道也。"对闻声音之法,总结颇为详尽。

(二)嗅味观的形成与实践

嗅味,也是闻诊的主要内容,《内经》早有论述,但历代对于嗅气味的关注不如听声音。时至清代,逐渐改观,有很多论及嗅味的内容,不少医案载录"呕吐酸腐""泻下气秽""臭如败卵"等闻诊之相关内容。周学海《形色外诊简摩·外诊杂法类》(1894年)列有"嗅法"专论,涉及病人的口气、后气乃至尸臭等体气及其汗液、唾液、大小便等排出物的气味,并详细指出其临床意义。故《难经·六十一难》云:"闻而知之谓之圣。"

三、问诊的形成与发展

问诊是指中医采用对话方式,向病人及其知情者查询疾病的发生、发展情况和现在症状、治疗经过等,以诊断疾病的方法。

《内经》问诊内容相当丰富。如《灵枢·师传》所云"入国问俗,入家问讳,上堂问礼,临病人问所便",已将问诊上升至理论高度。《素问·移精变气论》讨论问诊的细节,"闭户塞牖,系之病者,数问其情,以从其意"。指出问诊要排除外界干扰,保持环境安静,反复仔细询问病情,充分尊重患者情感。《素问·徵四失论》从反面加以警示,"诊病不问其始,忧患饮食之失节,起居之过度,或伤于毒,不先言此,卒持寸口,何病能中,妄言作名,为粗所穷"。诊病的关键在于"问其始",即问询起病原因和发病情况,详细了解病人饮食状况、生活起居以及毒物伤害等致病因素。《内经》奠定了中医问诊的理论基础。

汉唐时期,《难经》明确提出"问而知之者,问其所欲五味,以知其病所起所在也",主张问诊旨在了解患者的发病原因和病变所在部位。《伤寒杂病论》诸多证候的诊断,都体现问诊的特点,以常证揭示问诊之常,更以大量疑似证、兼变证揭示问诊的灵活性。而《备急千金要方·治病略例》进一步指出："凡医诊候,固是不易,又问而知之,别病深浅,名曰巧医。"

宋元时期,中医问诊理论进一步发展。朱肱《类证活人书》、陈言《三因极一病证方论》等,对于病因询问均作了详细说明。钱乙《小儿药证直诀》所记的 23 证病案,更使中医儿科的问诊自成体系。李杲《脾胃论》(1249 年)设有专篇"凡治病当问其所便",通过问诊来辨别外感和内伤。朱震亨《丹溪心法·拾遗杂论》(1347 年)直言"凡治病,必先问平日饮食起居如何",体现出宋元时期问诊已趋于首要性及规范化。

明代中医问诊理论逐渐成熟,致力尤多者,当推张介宾、韩懋等。"十问歌"影响深远,首见于《景岳全书·传忠录·十问篇》(1640 年):"一问寒热二问汗,三问头身四问便,五问饮食六问胸,七聋八渴俱当辨,九因脉色察阴阳,十从气味章神见;见定虽然事不难,也须明哲毋招怨。"此后,经过清代陈念祖《医学实在易·问证诗》(约 1808 年)修订,"十问歌"流传更为广泛。它为初学者提供问诊大纲,实为临证问诊入门之钥。韩懋《韩氏医通·六法兼施章》(1522 年),采用歌诀形式,问情状可以包括何处苦楚、何因所致、何日为始、昼夜孰甚、寒热孰多、喜恶何物、曾服何药、曾经何地等八项,了解病人的主症、现状和发病原因等。

清代喻昌《医门法律》(1658 年),列"问病论"专篇,阐发问诊的临床意义,论及大量问诊细节。此外,清代林之翰《四诊抉微》(1723 年)列"问诊"专论,石寿棠《医原》(1861 年)有"问证求病论"专论等,对于问诊发展皆有建树。故《难经·六十一难》有"问而知之谓之工"之说。

四、切诊的创立与发展

切诊包括脉诊和按诊两部分,是医家运用指端之触觉,在患者的一定部位进行触、摸、按、压,以了解病情的方法。

(一)脉诊理论的初步形成与切脉部位的沿革

《内经》是现存最早、保存脉学内容丰富的医学典籍。有关脉学理论及诊脉方法的专论,就有多个篇章,涉及诊脉方法、时间、部位及脉学的生理、病理变化等许多方面,提出典型脉名 60 多种。《内经》主要采用的诊脉方法为"三部九候遍诊法",即诊脉取头、手、足三部,每部又各分为天、地、人三脉,合而为九,后世称为"三部九候法"。所载脉法内容丰富多彩,《内经》既是对脉学早期形成的一个阶段性总结,又为脉学的规范发展准备了大量素材。

《难经》脉诊论述十分丰富,专论脉学部分就有 22 难,加上其他兼论脉学的部分,约占全书三分之一,包括脉诊的基本知识、基本理论及正常反常脉象等。《难经·一难》云:"十二经皆有动脉,独取寸口,以决五脏六腑死生吉凶之法,何谓也? 然,寸口者,脉之大要会,手太阴之脉动也。"《难经》率先提出并基本完成的"独取寸口"诊脉法观念,在方法与理论上,是对《内经》脉法的补充与完善。东汉末年,《伤寒杂病论》以脉诊作为重要诊病依据,确立脉证合参,极大推动中医临床的发展。

时至魏晋,王叔和撰成我国现存首部脉学专著《脉经》。王叔和,名熙,西晋高平人。早年曾是游方医,后被选任太医令。王叔和在临证中深切体会到脉诊的重要性,但当时脉象缺乏规范,给诊病带来诸多不便。《脉经·序》提及:"脉理精微,其体难辨,弦紧浮芤,展转相类,在心易了,指下难明"。王叔和所著《脉经》,对脉学的发展,有着颇多成就。

1. 确立"寸口诊脉"和脏腑分部定位　在《内经》《难经》等基础上,进一步确立"寸口脉法"。王叔和首次提出腕后高骨为关、关前为寸、关后为尺。这一寸口三部定位法,并且明确左手寸关尺分主心肝肾,右手寸关尺分主肺脾肾(命门),确立脉诊与脏腑相应的定位关系,使独取寸口在分部主病方面形成一套完整的系统,为后世脉诊奠定基础。

2. 整理归纳 24 种脉象　王叔和将脉象归纳为浮、芤、洪、滑、数、促、弦、紧、沉、伏、革、实、微、涩、细、软、弱、虚、散、缓、迟、结、代、动 24 种,言简意赅描述各脉象的形态特征和指下感觉,便于后学者辨识。

3. 记述危重病患的异常脉象　记载了一些危重及特殊情况下的脉象变化。指出"三部脉如屋漏,长病十日死;三部脉如雀啄,长病七日死;三部脉如釜中汤沸,朝得暮死,夜半得日中死,日中得夜半死"。这 3 种病危之脉象,用"屋漏""雀啄""釜中汤沸"等生动形象的词语描述病危时所表现的异常脉象,使学者容易理解和应用。

4. 总结脉象的临床意义　王叔和对不同脉象的临床意义作了概括,指出"脉来细而微者,血气俱虚;沉细滑疾者热,迟紧者寒。"又指出:"浮之损小,沉之实大,故曰阴盛阳虚;沉之损小,浮之实大,故曰阳盛阴虚。"这些充分体现脉象在辨别寒热虚实时的临床意义。

5. 强调脉、证、治的统一　王叔和认为,切脉固然对诊断疾病极为重要,而非唯一方法,在临床上注重脉证合参,从而确定治疗方法。

6. 开脉象鉴别之先河　《脉经》首次对 8 对相似脉象作了对比鉴别,指出:"浮与芤相类,弦与紧相类,滑与数相类,革与实相类,沉与伏相类,微与涩相类,软与弱相类,缓与迟相类。"如沉脉与伏脉,二脉均重按乃有感觉;然而,伏脉须"极重指按之,著骨乃得",较沉脉重按更甚。这些论述对临床脉象的鉴别与辨析,有着重要启示。

《脉经》集三世纪前脉学之大成,将"三部九候诊法"改进为"独取寸口"的诊脉方法,在规范脉名、确定各种脉象特点以及寸关尺分部所属脏腑等方面都进行全面阐述,使脉法系统化、规范化,寸口脉法自此得以被后世继承与发扬,从而促进中医脉学的发展。

（二）脉学理论与方法的普及

《脉经》以后出现的脉学专书,在普及和完善脉学知识方面,仍有不少可观者。采用歌诀式的通俗读本,成为显著特色,首推六朝高阳生《王叔和脉诀》。它以歌诀形式阐述脉理脉象,要而不繁,文字通俗,易记易诵,对普及推广脉学知识有过较大影响。

《王叔和脉诀》以后,南宋崔嘉彦(1111—1191 年)著《崔真人脉诀》(约 1189 年),又称《崔氏脉诀》《紫虚脉诀》。崔嘉彦通过长期钻研前人脉学理论,撰成《崔真人脉诀》。文字仅3 000 余字,但以《难经》浮、沉、迟、数四脉为纲,统领《脉经》24 脉,且用四言歌诀写成,极易记诵,并以简明流畅的形式概括复杂深奥的脉学知识,还对牢、革两脉进行鉴别。明代李言闻曾予补订,改名《四言举要》,李时珍也将其辑入《濒湖脉学》。

（三）脉学理论与方法的进一步丰富

南宋后期,脉象图的首次出现,极大推动脉学的进步。《察病指南》由施发撰于南宋淳祐元年(1241 年),共 3 卷。施发(1190—? 年),字政卿,号桂堂,浙江永嘉人,年轻时习儒兼医,后专攻医学。《察病指南》选取《素问》《灵枢》《黄帝内经太素》《难经》《针灸甲乙经》及诸家方书、脉书内容,阐述平脉、病脉以及诊脉原理,以简明易懂、用之有效为原则而论脉。首创 33 种脉象图,以图示脉,形象生动,是以图像描绘脉形的可贵尝试。

滑寿《诊家枢要》(1359 年),是元代最具有代表性的脉学专著。该书首论脉象大旨及辨脉法,紧密结合临床实践,见解独到。它以浮、沉、迟、数、滑、涩六脉为纲,在《脉经》24 种脉象基础上增加长、短、大、小、牢、疾 6 种,厘定为 30 脉。书中阐析各种脉象及主病,并专论妇、儿疾病。虽篇幅不长,但《诊家枢要》对脉学发展有承上启下的作用。

明代脉学发展十分突出,基于前人的研究、结合个人的临证经验,出现不少脉学专著或脉学专论。李时珍《濒湖脉学》(1564 年),以七言歌诀形式论述浮、沉、数、迟、滑等 27 种脉象。每种脉象征引《脉经》《素问》及诸家脉学之论,继而以"体状诗""相类诗""主病诗""体状相类诗"等形式,从形态、特征等方面进行描述、归纳和界定,并纠正《脉诀》错误,对相关脉象的鉴别、临床主病和三关分部等阐述详细。《濒湖脉学》是一部浅显易学、流传颇广的脉学专著。

张介宾在《景岳全书》(1640 年)设有"脉神章"专论。以翔实资料总结《内经》《难经》《伤寒杂病论》及历代诸家脉义,并从脉神、部位、正脉、四诊、胃气、从舍、逆顺等方面对脉学理论广加阐发;强调脉之部位、脏气及脉体为诊脉之三独,说明诊脉的要旨。张氏还将历来繁多之脉象归为正脉 16 脉(浮、沉、迟、数、洪、微、滑、涩、弦、芤、紧、缓、结、伏、虚、实),并对此作详述和鉴别,为后世脉诊的发展奠定基础。

明末李中梓《诊家正眼》(约 1642 年)阐述脉学的基本理论,批驳高阳生《脉诀》的错误,介绍浮、沉、迟、数等 28 种脉象的形态主病,言简意明,辨精析详,且文字通俗,切于实用,流传甚广。

清代脉学,承明之余绪,不断发展。清初,潘楫增订明代王绍隆之《医灯续焰》,阐述脉理治法,内容详备,切合临床;后又编注《崔真人脉诀详解》。康熙年间(1662—1722 年),王道纯编撰《脉诀四言举要》、莫熺撰《脉学入门四言举要》,以后还出现《脉诀总论》《脉学类编》等。

《脉诀汇辨》是极具特色的清代脉学专著。李延昰承袭叔父李中梓之脉学,并辑录诸家学说,康熙元年(1662 年)撰成《脉诀汇辨》。该书提出脉学"六要",即辨析相类之脉、对举相反之脉、熟悉兼至之脉、察定平常本脉、准随时令变脉、确认真藏绝脉,对临证者确有提纲挈领和警示作用。

道光七年(1827 年),周学霆撰脉学专著《三指禅》,因脉学难晓,全凭禅悟,"全身脉症,于瞬息间尽归三指之下",故以《三指禅》为书名。晚清医家周学海精于脉法,著有《脉义简摩》《脉简补义》《诊家直诀》《辨脉平脉章句》等脉著四种,以《诊家直诀》最为著名。还有贺升平《脉要图注详解》、黄宫绣《脉理求真》、沈金鳌《脉象统类》、罗浩《诊家索隐》等,各具特色,使脉学不断充实和完善。

(四)按诊的由来与发展

按诊由来已久,应用广泛,包括按肌肤、按手足、按胸腹、按腧穴等,它也是切诊的重要组成部分。早在《内经》对按诊就有详细记述,如《灵枢·论疾诊尺》"按其手足上,窅而不起者,风水肤胀也";《灵枢·水胀》"以手按其腹,随手而起,如裹水之状"等。《伤寒杂病论》涉及按诊的内容更多,胸腹征的记述就有十多种,如腹满、结胸、心下硬满、心下痞按之濡等。

历代医家对按诊都很重视,并在临床运用中有所发展。如唐代孙思邈《备急千金要方·水肿》(652 年)对按诊描写十分细致:"凡水病之初,先两目上肿起如老蚕,……按之没指,已成,犹可治也。"此后,金代李杲按手足背与手足心以辨别内伤发热和外感发热,明代王肯堂按诊臌胀、疳疾,清代王士雄揣摩虚里等,都体现按诊的广泛运用。清代俞肇源《通俗伤寒论·伤寒诊法》(约 1776 年)设"按胸腹"专篇,明确提出"腹诊"一词,并对肝痈、虫病、内痈及诊虚里都有详细记载。故《难经·六十一难》有"切而知之谓之巧"之说。

第二节　辨证理论的形成与发展

一、六经辨证在伤寒学中的应用与发展

六经辨证是用于伤寒的辨证方法,肇始于《内经》,实践并完善于《伤寒论》,经过历代的不断发展,成为外感热病的重要辨证方法。

（一）六经辨证观的提出

《素问·热论》对伤寒的六经辨证有较为经典的论述。认为当时热病均属伤寒之类,且多为两感于寒的患者。典型病例六经辨证的情况"伤寒一日,巨阳受之,故头项痛,腰脊强。二日,阳明受之,阳明主肉,其脉挟鼻络于目,故身热目疼而鼻干,不得卧也……十二日,厥阴病衰,囊纵、少腹微下,大气皆去,病日已矣"。以上论述可见,六经辨证观念初步形成。

（二）六经辨证的应用与体系的建立

张仲景总结历来诊治外感热病,特别是东汉末年流行的伤寒病经验,著成《伤寒杂病论》,其中《伤寒论》开创六经辨证治疗外感热病的新篇章。《伤寒论》将外感热病的病程作了分析综合,根据人体正气的强弱、邪气的盛衰、病位的深浅、病势的进退即患者对疾病的整体反应状态归纳为六种证候类型。三阳病表现为机体抗病能力强盛,病势亢奋的热证、实证,太阳病、阳明病、少阳病分别为病邪在表、在里、在半表半里的阳证。三阴病表现为机体抗病能力低下,病势虚衰的寒证、虚证,太阴病、少阴病、厥阴病分别为病邪在里出现虚寒、阳衰阴盛、阴阳胜复和寒热错杂的阴证。并在此基础上,总结疾病传变的规律。

（三）六经辨证的不断实践

《脉经》卷七第一至第十七,均引自《平脉辨证》,但论例未用六经分证,而是以不可与可汗、吐、下、温、灸、刺、水、火分证,应该说是以治法类证的起始。晋代皇甫谧《针灸甲乙经》(256—282年),卷七有"六经受病发伤寒热病"上中下三论,虽以《内经》热论为主,已经转向六经受病的辨证。

隋代巢元方《诸病源候论》卷七、八共77候论伤寒,辨证以病日为候,突出主要症状与体征,有的则为并发症,包含不少仲景学说之内容。唐代孙思邈《千金翼方》,多为仲景六经分证之论。书中尤重太阳病,"寻方之大意,不过三种:一则桂枝,二则麻黄,三则青龙。此之三方,凡疗伤寒,不出之也"。开"三纲鼎立"先河,树"以方类证"雏形,六经辨证在这一时期得以不断实践。

（四）六经辨证的进一步发展

宋代校正医书局校订刊印《伤寒论》后,宋元医家对六经辨证展开多角度的讨论。宋代朱肱倡导"伤寒传足不传手",《类证活人书》(1108年)说:"治伤寒先须识经络,不识经络,触途冥行,不知邪气之所在。"认为伤寒的六经为足之六经,许叔微、钱闻礼均宗是说。金代刘完素认为伤寒六经为手足六经,《黄帝素问宣明论方·伤寒论》(1172年)提及:"《热论》其三阴三阳,五脏六腑皆受病,荣卫不行,五脏不通,则死矣。未尝则传足经不传手经"。在学术争论之间,六经辨证理论不断梳理。

宋代医家重在六经辨证之下,与八纲辨证的结合,并以之为核心。许叔微强调从阴阳、表里、寒热、虚实来辨证,认为表证指太阳病,里证在阳为阳明病,在阴为三阴病。而太阳病又应分表虚、表实;里证也应分里虚、里实。钱闻礼《伤寒百问歌》(1182年)也有表里、寒热、

阴阳、虚盛之辨。这些观点，也使得六经辨证进一步拓展。

（五）六经辨证的成熟

明代李时珍除重视经络外，还侧重从脏腑理解。如《本草纲目》（1578 年）麻黄条中说："然风寒之邪，皆由皮毛而入。皮毛者，肺之合也。肺主卫气，包罗一身，天之象也。是证虽属乎太阳，而肺实受邪气。"可见，李氏把太阳病，更本质地看作是肺脏受邪。方有执《伤寒论条辨》（1593 年）则从脏腑与体表论六经，认为太阳是膀胱与表肤之表；阳明是胃与肌肉；少阳是胆腑与躯壳之内，脏腑之外，为半表半里；太阴是脾，少阴是肾，厥阴是肝，为里。

清代汪琥《伤寒论辨证广注》（1680 年）言："伤寒之病，必传经络，仲景分六经，不出《灵枢·经脉》。"张志聪认为六经指人体经气，《伤寒论集注》（1683 年）说："三阴三阳谓之六气，人亦有此六气。外感六气则以邪伤正，始则气与气相感，继则从气而入于经。"柯琴在《伤寒论翼·六经正义》（1674 年）说："叔和不知仲景六经是经略之经，非经络之经"，"所以六经提纲各立一局，不为经络所拘，弗为伤寒划定也"。明清时期，六经辨证在争鸣中不断推进，形成经气说、脏腑说、分野说等观点。

二、脏腑辨证的应用与发展

脏腑辨证，主要是用于杂病的一种辨证方法，源自《内经》，至仲景形成系统方法，此后不断发展，成为当今重要辨证体系之一。

（一）脏腑辨证体系的奠定

《内经》以脏腑分证诸多疾病，如《素问·咳论》曰："五脏六腑皆令人咳，非独肺也。"把咳辨证为肺咳、心咳、肝咳、脾咳、肾咳。又以脏腑概括病机，如《素问·至真要大论》所说"诸风掉眩，皆属于肝"等以脏腑相关的病因病机论断。还以脏腑辨证论五官、五体病证，如《素问·痿论》把痿病分为脉痿、筋痿、肉痿、骨痿、痿躄五证，辨证又与五脏相联系，分别由心、肝、脾、肺、肾五脏气热所形成。

《难经》从"四十八难"至"六十一难"，结合脏腑功能运用阴阳、表里、寒热、虚实进行辨证，并以五行生克关系说明疾病的传变和预后的判断。《金匮要略》是辨病与辨证相结合，重用脏腑辨证的经典著作。书中所载疾病 40 多种，运用脏腑病机进行辨证，把疾病分为多种证型。《中藏经》以脉、证为中心分述五脏六腑病证的寒热虚实，对后世脏腑辨证理论的发展有着深远影响。

唐代孙思邈重视脏腑辨证，内科所有疾病均按脏腑分列，脏腑多有虚实寒热之辨。如《备急千金要方》肝脏有肝虚实、肝劳，筋极、坚癥积聚之辨；胆腑有胆虚实、咽门、髓虚实、吐血之辨。

（二）脏腑辨证观的丰富

宋初方书《太平圣惠方》（992 年），脏腑辨证初具规模。书中 3～7 卷专论脏腑病证，计肝胆 14 证，心与小肠 14 证，脾胃 18 证，肺与大肠 15 证，肾与膀胱 17 证。每对脏腑，先以"脏论"综述本脏生理病理、脉、证、治，然后列证。每证有短小的概说，证名概括精练，见症叙述条理较为清晰，最后列出方药，似已具脏腑辨证之雏形。《小儿药证直诀》根据儿科特点，对病进行脏腑虚实寒热辨证，四诊亦多从五脏辨析。钱乙的脏腑辨证学说与方法，对后世颇有影响。

金代张元素《医学启源》（约 1186 年）有"五脏六腑除心包络十一经脉证法""五脏补泻法"，还著有《脏腑标本寒热虚实用药式》，都以脏腑辨证为用药基础，对金元医家多有影响。

（三）脏腑辨证体系的完善

明代脏腑辨证有所发展,方书病证分类多按脏腑系统罗列。楼英《医学纲目》(1565年)分十部:一为阴阳脏腑部,为总论;二为肝胆部;三为心小肠部等。薛己《内科摘要》(1529年),主张疾病分别脏腑辨证论治,如眩晕有肾虚、肝旺、心血不足、痰湿中阻等证型。张介宾《景岳全书·杂证谟》(1640年),重点讨论内科杂病,分71门;辨证侧重八纲与脏腑,如呕吐先按虚实辨证分为虚呕、实呕,再将虚呕分为胃寒、阴虚水泛、久病胃虚、胃虚兼痰等。

清代脏腑辨证十分普遍,王清任《医林改错》(1830年),突出了脏腑在辨证治病中的重要价值。唐宗海《血证论》(1884年)专设有"脏腑病机"一章,从脏腑主气、经络、分部、主病、见症的不同,阐述每一脏腑常见病证的病机与治则,使得脏腑辨证更加完善。

三、八纲辨证的兴起与演进

八纲,即阴、阳、表、里、寒、热、虚、实证候归类的八个纲领。八纲辨证,是各种辨证的基础,着眼于人体对病邪整体反应态势。

（一）经典著作中八纲辨证观的体现

《内经》虽未提出"八纲"一词,但充满八纲的内容。如"察色按脉,先别阴阳""阳病治阴,阴病治阳"(《素问·阴阳应象大论》),都是强调分辨阴阳是辨病的总纲。"沉浊为内,浮泽为外"(《灵枢·五色》),这是从面色辨别表里。"阳胜则热,阴胜则寒"(《素问·阴阳应象大论》),"寒者热之,热者寒之"(《素问·至真要大论》),强调寒热辨证的重要性。"邪气盛则实,精气夺则虚"(《素问·通评虚实论》),揭示虚实辨证的本质。《内经》还提出阴阳、表里、寒热、虚实在一定条件下可以互相转化,这些为后世八纲辨证奠定了基础。

《伤寒杂病论》是把八纲辨证与六经辨证、脏腑辨证结合起来的典范。如在杂病部分提出"病人脉浮者在前,其病在表;浮者在后,其病在里","吸而微数,其病在中焦,实也,当下之即愈,虚者不治"(《金匮要略·脏腑经络先后病脉证》),"腹满时减,复如故,此为寒"(《金匮要略·腹满寒疝宿食病脉证治》)等,反映了八纲辨证观在诊治疾病中的应用。隋唐医著中,也经常可见阴阳、虚实、寒热、表里之辨,但尚未形成系统。

（二）八纲辨证的初步形成

宋代寇宗奭《本草衍义》(1116年),首先提出治病先明"八要","夫治病有八要……其一曰虚……二曰实……三曰冷……四曰热……五曰邪……六曰正……七曰内……八曰外"。这些基本概括了八纲辨证的具体内容。许叔微《伤寒发微论》(1132年)将仲景方论编成歌诀,其中第一证到第二十证,便从阴阳表里寒热虚实八个角度,对仲景学说作了进一步阐发。南宋王执中《东垣先生伤寒正脉》(1477年)指出"治病八字,虚实、阴阳、表里、寒热,八字不分,杀人反掌",已与八纲内容完全一致。

（三）八纲辨证的归纳和总结

明代八纲的整理归纳,更为明晰。方隅《医林绳墨》(1584年)说:"虽后世千方万论,终难违越矩度,然究其大要,无出乎表、里、虚、实、阴、阳、寒、热八者而已。"张三锡《医学六要》(1609年)说:"仅得古人治病大法有八:曰阴,曰阳,曰表,曰里;曰寒,曰热;曰虚,曰实,而气血痰火尽该其中。"方、张二人的论述,可能是八纲最早的明确概括。张介宾《景岳全书·传忠录》(1640年)"阴阳篇"指出阴阳"为医道之纲领","凡诊病施治,必须先审阴阳";在"六变辨"说:"六变者,表里寒热虚实也,是即医中之关键,明此六者,万病皆指诸掌矣。"张氏将阴阳两纲置于六变之上,并对表里、寒热、虚实诸纲作了系统分析。

到了清代,八纲辨证更为明确,得到医家的普遍应用。程国彭《医学心悟》(1732 年)有"寒热虚实表里阴阳辨",首次总结了八纲辨证内涵,阐发颇为精要。"八纲"一词的提出,始于近代医家祝味菊。《伤寒质难》(1947 年)中说:"所谓八纲者,阴阳表里寒热虚实是也。"此后,八纲作为辨证的总纲,逐渐得以规范、统一。

四、卫气营血辨证的应用与发展

(一)卫气营血观的形成

吴有性亲历明末传染病大流行,著《温疫论》(1642 年)书中运用卫气营血概念阐发温疫的病机,提出"顺传""逆传"等传变理论。清代叶桂在继承前人诸家学说结合自己积累的治疗大量温病经验的基础上,创立温病学说。《温热论》明确提出卫气营血的辨证论治体系,"肺主气,属卫;心主血,属营,辨营卫气血"。

(二)卫气营血辨证的指导意义

温热病中,卫气营血辨证的主要意义是了解疾病发生和发展过程中各个阶段的病理机制和证候特点,为治疗提供可靠的依据。病变部位方面。温病的卫分病相当于八纲辨证的表证,气营血病相当于八纲辨证的里证。卫分病多侵犯肺卫、四肢、头面鼻喉;气分病多侵犯肺、脾胃、大肠、胆等;营分病多侵犯心、肝;血分病多侵犯心、肝、肾。诊断方面,卫分病的特征为发热恶寒,肺经气郁,故身热头痛,舌苔薄白,脉浮或浮数;气分病表现为壮热,不恶寒,汗出,口渴喜饮,舌红苔黄,脉洪数或沉实;营分病则发热夜甚,烦躁,神志半昏迷,谵语,或斑疹隐隐,舌少苔或无苔;血分病则神志不清,或躁扰发狂,皮肤斑疹明显,甚则吐血、尿血和便血,舌质或紫而干,无苔,脉沉细数。卫气营血辨证在温病诊断中,具有重要指导意义。

五、三焦辨证丰富了温病辨证思路

(一)三焦辨证的创立

清代温病学家吴瑭,在继承叶桂卫气营血辨证理论的同时,为了补充和完善温病辨证体系,进一步创立三焦辨证。三焦辨证理论的建立,在揭示温病演变规律、明确温病病变部位、指导临床立法选方等方面具有重要价值。它与卫气营血辨证相得益彰,使温病辨证理论趋于完善。

(二)三焦辨证的指导意义

吴瑭的《温病条辨·中焦篇》(1798 年)指出:"温病由口鼻而入,鼻气通于肺,口气通于胃。肺病逆传则为心包,上焦病不治,则传中焦,胃与脾也;中焦病不治,即传下焦,肝与肾也。始上焦,终下焦。"它高度概括温病发生发展变化的全过程,以三焦来概括温病的不同证候类型、传变规律,对辨证施治具有重要指导意义。

第三节 医案的创始与发展

医案,又称病案,是医家诊疗患者的记录和经验的总结,是中医药宝库的重要组成部分。诚如李延昰《脉诀汇辨·卷九·小序》(1662 年)所言:"医之有案,如弈者之谱,可按而覆也。"

一、最早医案的文献记载

最早有文献记载的医案形式,是西汉淳于意的"诊籍",载于司马迁《史记·扁鹊仓公列传》,共 25 则。淳于意生活于秦汉之际,医术精湛,具有实事求是的态度,为后世病案的写作树立规范,有如下几个特点:一是正式将医者诊病的记录命名为"诊籍";二是明确提出书写诊籍的目的,意在总结经验教训;三是诊籍内容丰富,记录项目比较全面,如姓名、居里、职业、性别、病名、症状、体征、脉象等;四是诊断方法上体现四诊合参的原则;五是病案有分析意见,夹叙夹议。

二、医案书写格式规范的探讨

医案的记载虽然在汉代即见淳于意之"诊籍",但在后世发展过程,仅有零星的病案记载,且格式各有不同。医案的大量出现主要在明清时期,随着对医案记载的重视,医案格式规范化的探讨也成必然之事。

(一)韩懋"六法兼施式"规范的提出

韩懋《韩氏医通》(1522 年)最先对病案书写提出规范的要求。凡治一病,用此式一纸为案。首填某处有某人某年月日填医案一宗。其次,按六法填写,即"望形色""闻声音""问情状""论病原""治方术"。可见"六法兼施式"已包括今之主诉、现在症、既往症、四诊、分析、预后、治法、方药等内容,而且要求连续记载,强调病情观察和治疗的连续性。

(二)吴崑"脉案格式"规范的提出

吴崑《脉语》(1584 年)书后附有"脉案格式":"一书某年、某月、某地、某人。二书其人年之高下,形之肥瘦长短,色之黑白枯润,声之清浊长短。三书其苦乐病由,始于何日……七书当用某药,加减某药,某药补某脏,某药泻某脏,君臣佐使之理,汗吐下和之意,一一详尽。"可见,"脉案格式"的要求,具体而仔细。

(三)喻昌"议病式"规范的提出

喻昌《寓意草》(1643 年)有"与门人定议病式"一则:"某年某月,某地某人,年纪若干,形之肥瘦长短若何?色之黑白枯润若何?声之清浊长短若何?人之形态苦乐若何……某药稍效,某药不效。时下昼夜孰重?寒热孰多?饮食喜恶多寡,二便滑涩有无?""议病式"对病案书写做出了明确规定。

三、医案专著的涌现

明清时期还出现医案专著,有搜集古今的类案,也有医家自撰或门人整理的独家医案,反映出这一时期医家对编撰医案著作的重视。

(一)《名医类案》

明代江瓘、江应宿父子编撰。选编明以前历代名医医案及经史百家中的重要医案,12 卷,按病证分为 205 门,所载医案以内科为主,兼及外、妇、儿、五官各科。每案均记医家姓名及患者年龄、体质、症状、诊断、治法、方药等内容,且在许多医案后附有夹注或按语,以"宣明往范,昭示来学"(《名医类案·自序》)。《名医类案》(1549 年)开启了选编古人医案的先例,是所知最早总结历代医案的专著。

(二)《石山医案》

明代汪机的医案,共 3 卷。每卷医案略分门类,汪氏认为"徒泥陈言,而不知变,乌足以言医"。因此,《石山医案》(1531年)每能体现三因制宜的精神,灵活多变,圆机活法,立论比较倾向朱震亨。诊法上重视四诊合参,尤长于脉诊与望诊。案中每多记述患者形体、色泽,或以形治,或从脉证入手。

(三)《孙文垣医案》

明代孙一奎的医案,共5卷,系《赤水玄珠全集》内之一种。医案由其子泰来、朋来和门人余煌汇编整理,按经治地区分为三吴治验、新都治验、宜兴治验,所治病证列有子目,共收载验案397则。《孙文垣医案》(1573年)论病详确,文笔流畅;孙氏精于辨证,论证常有独见,每能启迪后学。

(四)《临证指南医案》

清代叶桂的医案,共10卷。卷一至卷八以内科杂病医案为主,兼收外科及五官科医案,卷九、卷十分别为妇科医案和儿科医案。《临证指南医案》(1746年)充分反映叶桂在温热时证、各科杂病方面的诊疗经验,治案大多切实可用,其中有关温热病医案的载述,诊断极具特色,成为后世医家编写温病专著的蓝本。

(五)《洄溪医案》

清代徐大椿所撰,1卷,共48条医案。其中内科32条,妇科4条,外科12条。《洄溪医案》(1855年)以内科杂症为主,多为疑难之病。诊断丝丝入扣,治法灵活多变,随证而施,并有不少独到见解。王士雄在其序中评论"虽秘本而方药不甚详,然其穿穴膏肓,神施鬼设之伎,足以垂医鉴而活苍生"。

(杨奕望　庞　杰)

复习思考题

1. 如何理解《黄帝内经》为中医四诊的形成与发展提供了理论指导?
2. 简论《脉经》在脉学发展中的历史作用。
3. 简述仲景六经辨证体系。
4. 简述《名医类案》的医学价值。

◆◆◆ 第七章 ◆◆◆

本草学的形成与发展

　　1. 掌握唐代以后官修本草成就及主要著作,唐慎微和李时珍的重要贡献,地方性本草、食疗本草和域外药物本地化的成就。

　　2. 熟悉本草学分类逐步细化、药物种类不断扩增、本草学理论日益丰富的过程,以及历代官民编修本草的传统及重要著作。

　　本草是我国古代天然药物的专名。了解和认识本草学的形成与发展历史,为我们把握其发展脉络及规律,更好地利用其科学价值,具有十分重要的意义。

第一节　本草学理论的发展

　　本草学理论,是古代医家在长期医疗实践过程中发展起来的,是中医理论的重要组成部分。其内容包括:四气五味、升降浮沉、归经、引经报使、有毒无毒等。它是说明药物性能和功用的理论,也是临床用药的基本原理。

一、性味升降理论的发展与完善

(一)性味理念的出现与理论的奠定

　　四性又称四气,指药物的寒、热、温、凉,反映药物对人体阴阳盛衰、寒热变化的作用倾向。五味即酸、苦、甘、辛、咸,分别与五行相配。

　　《黄帝内经》有较多关于"气""味"的记述。《素问·阴阳应象大论》指出:"阳为气,阴为味……味厚者为阴,薄为阴之阳。气厚者为阳,薄为阳之阴。味厚则泄,薄则通。气薄则发泄,厚则发热。"《素问·脏气法时论》:"辛散、酸收、甘缓、苦坚、咸软。"

　　《神农本草经·序例》有:"药有酸、咸、甘、苦、辛五味,又有寒、热、温、凉四气。"该书所载的药物均标定了五味属性,而"四气"则标为寒、微寒、平、微温、温,有别于序例所言。至此,本草的"四气五味"基本定型,并影响着后代的认识。

　　历代医家根据各自临床体会细分寒、热、温、凉,但总体而言,仍不出四气范畴。南北朝时,陶弘景统一药味,并提出"识识相因"的原则。此后本草多保留前代本草中有关药味的记载,形成了本草特有的传承体系。

　　北宋寇宗奭改"四气"为"四性",并将"四气禀受于天"与五行学说相结合用来分析具体药物的药性,更加贴合于药物天然特性,并启发了金元时期"法象药理"说。《太平惠民和剂局方·论用药法》采纳此说,认为"药分三品七情,性有温平冷热,凡于行用,不得差殊"。明代《医宗必读·药性合四时论》指出:"寒热温凉,一匕之谬,覆水难收。"张志聪在《本草崇原·序》强调:"知其性而用之,则用之有本,神变无方。袭其用而用之,则用之无本,窒碍难通。"强调了药性理论对临床用药的重要性。

(二)升降浮沉理念的初创与理论的确立

升降浮沉理念源于《黄帝内经》,起初指气机的运行。金代张元素依据《内经》创制"气味厚薄寒热阴阳升降之图",提出中药升降浮沉理论。他认为:"升降者,天地之气交也。茯苓淡,为天之阳,阳也,阳当上行,何谓利水而泄下?经云:气之薄者,阳中之阴。茯苓利水而泄下,亦不离乎阳之体,故入手太阳也。麻黄苦,为地之阴,阴也,阴当下行,何谓发汗而升上?经曰:味之薄者,阴中之阳,所以麻黄发汗而升上,亦不离乎阴之体,故入手太阴也"(《医学启源·用药备旨》)。用药部位不同,升降浮沉作用也不同。"当知病在中焦用身,上焦用根,下焦用梢。经曰:根升梢降。"并提出通过炮制可以改变药物的作用趋向。"黄连、黄芩、知母、黄柏,治病在头面及手梢皮肤者,须酒炒之,借酒力上升也。咽之下,脐之上者,须酒洗之;在下者,生用。凡熟升生降也。"至此,性味升降浮沉理论基本确立。

后世医家多沿袭这些理论用以指导临床。李时珍认为,从气味而论,"酸咸无升,甘辛无降,寒无浮,热无沉"。就配伍言之,"升者引之以咸寒,则沉而直达下焦;沉者引之以酒,则浮而上至巅顶",故"升降在物亦在人也"。并提出了四时选药原则,以"顺时气而养天和也"(《本草纲目·序例上》)。陈嘉谟《本草蒙筌》及汪昂《本草备要》等进一步发挥了这一理论。

二、毒性认识的形成与发展

(一)本草中"毒"的概念提出与演变

上古对药物毒性的认识,来源于早期搜寻食物中的误食以及临床体验而总结出来的。古人所谓的药物"毒"的意涵主要有以下三类。

其一,泛指各种药物的功效。《医学答问》第五十六问曰:"夫药本毒物,故神农辨百草谓之'尝毒'。药之治病,无非以毒拔毒,以毒解毒。"毒、药不分,反映早期医者还不能很好把握药物的治疗作用和毒性作用,故将其混称为"毒药"。

其二,药物的偏性或性能。《灵枢·论痛》:"肠胃之厚薄坚脆亦不等,其于毒药何如?""人之胜毒,何以知之?少俞曰:胃厚、色黑、大骨及肥者,皆胜毒;故其瘦而薄胃者,皆不胜毒也。"即是指药物偏性或性能。

其三,药物的毒副作用。《五十二病方》就有毒堇、雄黄、乌喙、雷矢、半夏、藜芦等有毒草药的记载。《神农本草经·佚文》明确指出:"药物有大毒,不可入口、鼻、耳、目者,即杀人,一曰钩吻,二曰鸱"。《诸病源候论·蛊毒病诸候·解诸药毒候》:"凡药物云有毒及大毒者,皆能变乱于人为害,亦能杀人。"

(二)本草中"毒"的分级出现与认识

《素问·五常政大论》把药物毒性分为大毒、常毒、小毒、无毒4级。《神农本草经》分有毒、无毒2类,《吴普本草》分大毒、有毒2级,《本草经集注》采用大毒、有毒、小毒3级,陈藏器《本草拾遗》辨识品类益加精审,分为大毒、有毒、小毒和微毒4级。《经史证类备急本草》《本草纲目》均采用陈藏器的4级说。

当代《中药大辞典》分毒性为剧毒、大毒、有毒、小毒、微毒5级。《中华人民共和国药典》则采用大毒、有毒、小毒 3 级分级法。

（三）影响生殖发育的本草毒性的记载与认识

《神农本草经》记载有堕胎作用的药物 6 种，后世医家沿袭其体例，将妊娠禁忌药归于"堕胎"项下，不断有所补充。

陶弘景《本草经集注》首设"堕胎药"一项，收载堕胎药 41 种。宋代《卫生家宝产科备要》载有周鼎所集的"产前所忌药物歌"，涉及 60 余种药物。南宋《妇人大全良方》载药孕妇药忌歌与《卫生家宝产科备要》所载歌诀韵脚相同，药序基本一致，存在明显的传承关系。李时珍全面总结 84 种妊娠禁忌药，著有流传至今的"妊娠禁忌歌"，证明古人一直重视并力图避免中药毒性对生殖与发育的影响。

三、七情和合与用药禁忌理论的建立

（一）由七情和合到"十八反"的演变

七情及"相反""相畏"概念出自《神农本草经·序例》："有单行者，有相须者，有相使者，有相畏者，有相恶者，有相反者，有相杀者。凡此七情，合和视之。"南朝齐梁间，陶弘景《本草经集注》首载"甘草反甘遂、大戟、芫花、海藻；乌头、乌喙反白蔹、白及、瓜蒌、贝母；藜芦反人参、沙参、苦参、玄参、丹参、芍药、细辛"。涉及 19 种药物。五代时《蜀本草》最早统计《神农本草经》中配伍关系，列有"相反者十八种"，是后世"十八反"的源头。

《太平圣惠方》记载了"十八反"内容，药物虽有 18 种，但缺乌头反白及。金代张从正《儒门事亲·治法心要》首载"十八反"歌诀："本草明言十八反，半蒌贝蔹及攻乌，藻戟遂芫俱战草，诸参辛芍叛藜芦。"至今仍然是临证用药的重要依据。

1963 版《中华人民共和国药典》始设中药"注意"项，并按照七情中"相反"的概念表述。具体是：川乌、草乌反川贝母、浙贝母、半夏、白及、白蔹、天花粉、瓜蒌、瓜蒌子；甘草反甘遂、大戟、芫花、海藻；藜芦反南沙参、北沙参、党参、人参、丹参、玄参、苦参、白芍、赤芍、细辛。尽管个别药物有变化，此后历版《中华人民共和国药典》均有此类内容，2020 年版收载有变化的药物涉及草乌、川乌、附子、贝母、诸参、大戟、海藻、瓜蒌、芫花等品种。

（二）从"相畏""相恶"到"十九畏"配伍禁忌原则的确立

"相畏"概念出自《神农本草经》，原义是某种药物有毒，可用其所畏者制其毒。如半夏畏生姜，则生姜可制半夏毒。后衍生为某种药物本无毒，但另一种药物制约其功效的发挥，两者不宜合用，成为"十九畏"之滥觞。

歌诀体"十九畏"最早见于明代刘纯的《医经小学·本草》："硫黄原是火中精，朴硝一见便相争；水银莫与砒相见，狼毒最怕密陀僧……"此后的《古今医统大全》《药鉴》《珍珠囊补遗药性赋》也载有"十九畏"歌诀，内容与《医经小学》基本一致。《本草品汇精要》《本草蒙筌》均有收载。李时珍在《本草纲目》第二卷序例中专列"相须相使相畏相恶诸药"篇，在相应药物条目下作了标注，如在金石毒性药条目下列水银畏砒石、狼毒畏密陀僧、硫黄畏朴硝。但未收载"十九畏歌诀"。《炮制大法》《得配本草》《本草求真》也收载了"十九畏"歌诀。至此，本草学"十九畏"的配伍禁忌原则基本确立。

1963 年版《中华人民共和国药典》"凡例"中，肯定了中药配伍禁忌理论及"十九畏"的学术价值，规定"畏、恶、反，系指一般情况下不宜同用"。随后历版《中华人民共和国药典》均在相关中药的"使用注意"中，采录"十九畏"内容，注明"不宜同用"。2020 版《中华人民共和国药典》收录的"十九畏"药物有：玄明粉、芒硝不宜与硫黄、三棱同用，丁香、母丁香不宜与郁金同用,肉桂不宜与赤石脂同用,狼毒不宜与密陀僧同用,巴豆不宜与牵牛子同用。

四、归经与引经报使说的形成

金代张元素临证用药精审,认为药物各有所长,某药善入某经,治疗该经之病效专力宏,提出药物归经学说。其《医学启源》论泻火药,就有石膏、黄连、黄芩、白芍、知母、木通分别泻胃、心、肺、肝、肾、小肠之火。并认为,药物炮制后归经也会随之变化。

在归经学说的基础上,张元素又提出引经报使学说,指某药善入某经,但其主要作用是引他药入该经,在方剂中担任向导作用。其《医学启源》分列十二经的引经药,指出归经、引经说如能恰当运用,可使药性有专司,制方有专主,提高临床疗效。后经王好古的宣扬,归经、引经说被纳入各家本草,广泛流传开来。

第二节 本草学的辉煌成就

《神农本草经》问世后的千余年里,诸多学者、医家从事本草研究,形成了官修本草与民间本草,其中,以《本草纲目》成就最具。

一、官修本草专著的问世与发展

自唐至明,历代朝廷积极介入医药事务,两宋更是本草发展史上的繁盛时期。朝廷组织修撰本草成为历代王朝承平年代的首选,历代官修本草代表着当时本草学的最高成就,并形成一种文化传统。北宋之后,民间编纂的本草逐渐取代官修本草的地位,清代未曾组织官修本草。中华人民共和国成立后,官修本草传统得以延续。

(一)唐政府与《新修本草》

《新修本草》又称《唐本草》《英公本草》,是唐代朝廷组织编修的、具有国家药典性质的本草,比纽伦堡药典(1535年)早800多年。

唐高宗显庆二年(657年),苏敬上表,以《本草经集注》"事多舛谬",请加修订,得高宗允准后组织修撰,于显庆四年(659年)完成。《新修本草》的参编人员共23人,由长孙无忌、李勣领衔,苏敬为实际负责人。该书编撰时,"上禀神规,下询众议;普颁天下,营求药物",既注重广泛调查,采纳医家、学者意见,具有很高的权威性,这种编撰方式也为后世沿用。

《新修本草》共54卷,包括正经20卷,目录1卷;药图25卷,目录1卷;图经7卷。原书载药850种,是在《本草经集注》基础上(包括《神农本草经》360种、《名医别录》182种),经合并或分条,并新增药物114种、有名无用药物194种而成。该书继承《本草经集注》的药物分类法,分为玉石、草、木、兽禽、虫鱼、果、菜、米、有名无用9类,依据"有验必书,无稽必正"原则,纠正了《神农本草经》《名医别录》及陶弘景注说中的错误,详列药物的性味、产地、功效、采集、炮制等,具有较高的实用价值。书中新增许多外来药物,如龙脑香、安息香、麒麟竭、阿魏、胡椒、庵摩勒等,与唐代中外文化交流频繁有密切关系。

《新修本草》编撰时,曾"征天下郡县所出药物,并书图之",成药图25卷,图经7卷,"图以载其形色,经以释其同异"。这种图文并茂的样式一直影响后世。

据《旧唐书·职官志》载,唐政府曾规定该书为医学生必读书籍。日本江户时代天平三年原书已传入日本。日本平安时代中期(905年)律令《延喜式》载"凡医生皆读苏敬《新修本草》",并规定需读"三百一十日",可见其对日本的影响之大。

（二）后蜀政府与《蜀本草》

韩保昇,唐末五代蜀人,生卒年不详。《蜀本草》(约934—965年),20卷,后蜀韩保昇与诸医工编修而成。该书是对《新修本草》的首次校补,包括《新修本草》全文、唐本《图经》一部及韩保昇等新增的条目。新增内容与《新修本草》体例相同,如茯苓、茯神、蜂子等条下都增补了药性。正文注文以阐述药性、功用为主,并对药物的形态、产地、炮制和鉴别等有较多补充发挥。原书散佚,部分内容见于南宋成书的本草学著作。

（三）北宋政府与《开宝本草》《嘉祐本草》《本草图经》

北宋开宝年间,政府在《新修本草》流传300多年后续修本草。

1.《开宝本草》　为《开宝新详定本草》和《开宝重定本草》的统称,是北宋开宝年间朝廷组织编修的综合性药典。

开宝六年(973年)朝廷命医官刘翰、道士马志等9人,在《新修本草》的基础上校订增补,形成《开宝新详定本草》20卷。这是我国历史上第一部由官方版刻颁行的本草著作。该书刊行后的第二年,也就是开宝七年(974年),因《开宝详定本草》"所释药类,或有未允",朝廷命刘翰、马志等重新校订,名《开宝重定本草》。该书刊刻时,"凡神农所说,以白字别之;名医所传,即以墨字",并目录共21卷。《开宝重定本草》以白黑字取代朱墨分书,创造出适合雕版印刷技术的文献标识新体例,为保存古代本草文献作出了重大贡献。

《开宝本草》的主要成就:

(1)增加收载药物数量:《开宝本草》在《新修本草》基础上增收药物134种,共收药984种。新增药物中近百种转录自前代本草,如蛤蚧出自《雷公炮炙论》,莪术出自《药性论》,郁金香出自《本草拾遗》,使君子、白豆蔻、山豆根等30余种为该书首次收载。

(2)修订前代本草的注文:本着"尽考传误,刊为定本"的原则,《开宝本草》对《新修本草》进行补注。新增注文270余条,皆用小字,冠以"今按""今注"。"今按"皆转引前代本草及有关文献,以《本草拾遗》居多;"今注"则注解药物形性,辨析前人谬误,并注明出处。

该书仅流行于宋代,原书不存,内容可见于《经史证类备急本草》。

2.《嘉祐本草》　是《嘉祐补注神农本草》(又称《补注神农本草》)的简称,21卷。由校正医书局掌禹锡、林亿、张洞等人据《开宝本草》校修而成,书成于北宋嘉祐五年(1060年),次年刊行。

《嘉祐本草》的主要成就:

(1)采拾遗逸,扩充新药:该书新增药物99种,共收载药物1082种。新增药物中,据历代文献"新补"82种;诸书未载,民间习用的药物,经太医院审定后增补17种,称为"新定"。

(2)遵循旧例,补充新知:该书沿袭《新修本草》和《开宝本草》的体例,"立例无所刊削"。并制定了凡例15则,严谨明晰。

(3)广收文献,垂范后世:《嘉祐本草》引用文献50余种,并设"补注所引书传",扼要介绍这些文献的名称、卷数、成书年代、作者、内容特色、流传等,还注意搜罗经史百家所载药物资料,成为后世研究本草的重要参考资料。陈衍《宝庆本草折衷》和李时珍《本草纲目》等书,均仿效这一做法。

该书已佚失,其内容保存于《重修政和经史证类备用本草》中。

3.《本草图经》　又称《图经本草》或《嘉祐图经本草》。全书20卷,目录1卷。苏颂编撰,于嘉祐六年(1061年)成书,次年镂版刊行。

经历唐末五代的战乱,宋初时唐本药图及图经已亡佚,校正医书局医官掌禹锡、苏颂、张洞等奏请朝廷仿《新修本草》例,别撰《本草图经》,与《嘉祐本草》并行。朝廷准奏并诏令各路、州"应系产药去处,并令识别人仔细辨认根茎苗叶花实,形色大小,并虫鱼鸟兽玉石等堪入药用者,逐件画图,并一一开说著花结实、收采时月、所用功效"。对域外所产药物,则令访问商贾,并取药材样品送校正医书局,绘成药图。这是我国历史上第二次全国规模的药物普查,集中反映了北宋时的用药实际情况。

《本草图经》的主要成就:

(1) 补充民间药图,力图广泛全面:全书收集药物 780 种,新增药物 103 种,在 635 种药名下绘图 933 幅,内容广泛而充实。

(2) 绘图力求准确,内容更加丰富:该书是我国药学史上第一部由朝廷组织编绘的版刻药物图谱,先图后文,分列产地、形态性状、药用部位、采收季节、炮制方法、主治功用、附方等,考释翔实,条理分明。所绘药图形态逼真,一药一图;遇品种不能分辨者,则兼收并存,一药数图,为药物品种考证留下了珍贵的资料。日本学者薮内清指出:"《图经本草》已经远远超越了它作为《补注本草》之补充附图的意义。"

《嘉祐本草》和《本草图经》在北宋刊行,常常不为医家所俱备,陈承在元祐七年(1092年)将二书合刊,补入古今论证及陈氏个人见解,改称《重广补注神农本草图经》。原书已佚,内容存于《重修政和经史证类备用本草》。

(四)《经史证类备急本草》及南宋政府官修本

1. 《经史证类备急本草》简称《证类本草》,南宋唐慎微撰。因其广辑经史百家药物资料,以证其类,故以"经史证类"命名。该书囊括了上自《神农本草经》下至《嘉祐补注神农本草》的医药文献精华,是我国本草学的重要著作。

《证类本草》的主要成就:

(1) 整理补充药物知识:全书 31 卷(一作 32 卷),新增药物 628 种,共收录 1 746 种。并载附方 3 000 余首、方论 1 000 余条,突出了以方证药、医药结合的特点。收入《雷公炮炙论》中药物 288 种及许多食疗药物,以补充相关内容。

(2) 旁征博引大量文献:该书以《嘉祐本草》和《图经本草》为基础,参考大量医药文献,兼采经史、释道文献中药物资料,引用文献达 247 种。各种文献均注明出处,"原文照录",是考察宋以前亡佚医药著作不可多得的工具书。

(3) 编写刊刻体例严谨:该书沿用《嘉祐本草》体例,采用大、小字(引用本草文献的原文用大字,新增注文用小字),黑、白字(《神农本草经》原文为白字,名医所传为墨字),各种引文原著书名用简称,又创立墨盖子(◢■)作为续添内容的标记,墨盖子下采用大字标明文献出处、小字为文献内容,使全书先后有序,引文层级分明,体例严谨,便于识别。

2. 《经史证类备急本草》南宋政府官修本

唐慎微(约 1056—1136 年),字审元,蜀中名医,蜀州晋原(今四川崇州)人。《经史证类备急本草》完成后,唐慎微无力付梓印行。南宋大观二年(1108 年),集贤学士孙觌得到该书,感叹"其书不传,世罕言焉"。因请仁和县尉艾晟校正、增补后刊行,名《经史证类大观本草》。政和六年(1116 年),以《大观本草》为底本,由朝廷医官曹孝忠领衔修校后刊行,名《政和新修经史证类备用本草》。绍兴二十九年(1159 年),王继先等奉诏再校《大观本草》,增补内容,刊为《绍兴校定经史证类备急本草》。民间本草转由官府校刻,构成了《经史证类备急本草》不同的版本系统,也使北宋的官修传统得以延续。

《证类本草》出版不久即传至朝鲜、日本。英国李约瑟博士称赞该书的某些版本,"要比15 世纪和 16 世纪早期欧洲的植物学著作高明得多"。

(五)明政府与《本草品汇精要》

《本草品汇精要》(1505 年),42 卷,明太医院院判刘文泰等奉命编撰。全书共收载药物1 815 种,书中工笔彩绘的 1 358 幅药图,十分精美。药物分为玉石、草、木、果等 10 部,每部分为上、中、下三品。该书沿用《新修本草》朱墨分书体例,并打破以《神农本草经》为中心层层加注的传统格局,每药以功能主治为核心,其他义项以此为中心逐项展开。书成后,因彩图等雕版印刷困难,长期封藏宫内。至清代康熙三十九年(1700 年),清廷命太医院吏目王道纯等重新抄摹,并根据《本草纲目》增补约 480 条内容,续增了 10 卷。

(六)中华人民共和国与《中华本草》

《中华本草》编委会组织编纂,南京中医药大学宋立人任总主编。这是迄今为止篇幅最大,收药最多的一部本草著作。该书精选本(上下册)535 味药物,600 万字,于 1997 年 12 月出版;《中华本草》30 卷本(10 册)在 1999 年 10 月前出版发行,是原卫生部向国庆 50 周年的三大献礼之一。该书民族药卷(藏药卷、蒙药卷、维吾尔药卷、傣药卷 4 册),于 2005 年 12 月出版。

《中华本草》30 卷本总篇幅 2 808.7 万字,分总论、药物、附篇、索引四大部分。总论又分14 个专题,全面而系统地论述了中药各分支学科的学术源流与主要内容。药物部分共载药8 980 种,插图 8 534 幅,依次分矿物药、植物药、动物药三大类。药物条目设正名、异名、释名、品种考证、来源、原植物、栽培要点、采收加工、药材与产销、药材鉴别、化学成分、药理、炮制、药性、功能与主治、应用与配伍、用法用量、使用注意、附方、制剂、现代临床研究、集解、附注、参考文献共 24 项。附编部分编辑了备考药物、本草序例、历代本草要籍解题、历代本草书目。索引部分有中文名称索引,药用植、动、矿物学名索引,化学成分结构式,药理作用索引,药物功能索引,药物主治索引等 8 个索引。

《中华本草》民族药卷体例与全书基本相同,收载藏药 396 味、蒙药 422 味、维吾尔药 423味、傣药 400 味。《中华本草》精选本载药 535 种,共 600 余万字,未列释名和集解项,其余同30 卷本,是其核心组成部分。

二、民间撰修本草著作的突出成就

(一)陶弘景与《本草经集注》

陶弘景(约 452—536 年),字通明,晚号华阳隐居,梁代丹阳秣陵(今南京,一说江苏句容县)人。《神农本草经》问世后,魏晋间由吴普、李当之等新增许多药物,但诸家彼此孤立,错误百出。有鉴于此,陶弘景编撰《本草经集注》加以纠正、汇编。

《本草经集注》主要成就:

1. 药物品种增至 730 种 即《神农本草经》的 365 种和陶弘景《名医别录》所载的 365种药物合并而成。《神农本草经》原文朱书,新加内容墨书,采用双行小注。这种体例影响此后的本草编修、刊刻,在文献学上有很高价值。

2. 首创按药物天然来源分类法 该书按照药物的天然来源,分为玉石、草木、虫兽、果菜、米、食、有名无用等 7 类,除有名无用类外,每一类又分为上、中、下三品。这种分类方法是陶弘景的首创。

3. 注重产地、功用、炮制等内容 每药之下,陶弘景列有药物正名、别名、产地、采集时间、性味、良毒、功效主治等项,附注药物"七情"内容于后。这类内容多为实地观察所得,翔实可靠。如"防风"条:"今第一出彭城、兰陵……次出襄阳,义阳县界亦可用。"陶氏还增设"解百毒及金石等毒例",介绍各种解毒方法,便于临床应用。

4. 首创"诸病通用药"例　陶弘景以病为纲,类列药物,首创"诸病通用药"例,列举了80多种疾病的通用药物。如治风通用的防风、防己、秦艽、独活,治黄疸通用的茵陈、栀子、紫草、白鲜等。

《本草经集注》是对南北朝之前药物学成就的一次全面总结,具有承上启下的重要作用。由于陶弘景所处地域及其思想方法的限制,原书也存在一些不足。如书中多录方士、神仙之言,对北方药物的记载亦明显不足。

(二)陈藏器与《本草拾遗》

《本草拾遗》10卷(713—741年),著者陈藏器,生活于8世纪,生卒年代不详,四明(今浙江宁波)人。该书引用经史百家文献,对《新修本草》进行补充,新增药物692种。陈藏器还提出"十剂"学说,即按照药物功能将药物分为宣、通、补、泄、轻、重、滑、涩、燥、湿10种,丰富了本草基本理论,为后世所称赞。李时珍对其推崇备至,认为"其所著述,博极群书,精核物类,订绳谬误,搜罗幽隐,自本草以来,一人而已"(《本草纲目·历代诸家本草》)。

(三)寇宗奭与《本草衍义》

《本草衍义》原名《本草广义》,20卷。寇宗奭撰于北宋政和六年(1116年)。该书是针对《嘉祐补注神农本草》和《本草图经》的拾遗补阙之作。

为使本草"是非归一,治疗有源,检用之际,晓然无惑",寇宗奭耗时十余年搜求访辑,采拾众善,"并考诸家之说,参之实事,有未尽厥理者,衍之以臻其理;隐避不断者,申之以见其情;文简误脱者,证之以明其义;避讳而易名者,原之以存其名"。该书所论涉及药物产地、形态、采收、鉴别、炮制、制剂、性味、功效、主治、禁忌等。寇氏结合个人临床经验,辨析药物功效,指导临床用药;并对吴茱萸与山茱萸、秦椒与蜀椒、枫香与乳香等作了鉴别。

该书记载了地磁偏角现象,将矿物药制炼中的升华法用之于精制砒霜(As_2O_3,三氧化二砷),并纠正了一些动植物记载的错误。李时珍评述该书:"参考事实,核其情理,援引辨证,发明良多,东垣、丹溪诸公亦尊信之。"元代朱震亨曾著《本草衍义补遗》一卷,对该书续有补充。

(四)张元素与《珍珠囊》《汤液本草》

金元时期是药性理论创新的活跃时期,张元素首倡升降浮沉、归经引经说,李杲提出"药类法象"说,王好古全面总结了易水学派药性理论的成就。

归经、引经报使说,出自张元素《珍珠囊》(1186年),该书载113种药物的性味、主治、归经及宜忌,分述君臣佐使、通经、临证用药及炮制等,是一部指导临证用药的专著。

李杲继承张元素的用药理论,并提出药类法象说。此说是根据药物的形、色、味、体、质、所生之地、所成之时等自然属性来分析药物的性能及疗效,指导临床用药的理论。

元代王好古《汤液本草》(1298年)秉承张元素、李杲的观点,并加以系统总结。王好古认为不同的炮制、配伍或煎服方法、制剂类型可以改变药物的"象";药物的不同部位直接影响升降浮沉,药物产地、采收时令直接影响药材的质量。该书以药物的自然属性为纲,以气味阴阳属性为核心,对常用的242种药物气味、阴阳、良毒、归经、功效、主治、用法、畏恶、炮制等作了详尽论述。其所引述上自《内经》《难经》,下迄朱肱、成无己等40余家药论,其中采录张元素、李杲的论述最多。

笔记栏

（五）李时珍与《本草纲目》

李时珍(1518—1593 年),字东璧,晚年号濒湖山人,蕲州(今湖北蕲春县)人。其祖父为铃医,父亲李言闻为当地名医。李时珍自幼习儒,14 岁曾中秀才,后 3 次乡试不第,于是在 23 岁时弃举子业,随父行医,尽得家传。他有感于本草书中错讹颇多,误人太深,于是立志修纂一部新的本草学著作,34 岁时(1552 年),开始着手本草书的编撰。此后 27 年里,他渔猎群书,搜罗百氏,参阅 800 余种文献。"凡子史经传,声韵农圃,医卜星象,乐府诸家,稍有得处,辄著数言"。同时十分注重实地观察研究,亲赴湖北、湖南、广东、河南、河北、安徽、江苏、江西等地,走访、勘查、验证,虚心向药农、野老、樵夫、猎人、渔民请教。三易其稿,终于万历六年(1578 年)编撰成《本草纲目》52 卷。另有《濒湖脉学》(1564 年)、《奇经八脉考》(1572 年)等行世。

主要成就:

1. 集明以前本草学之大成　李时珍以《经史证类备急本草》为蓝本,参考八百余家文献,并结合实地考察,精心编纂而成。全书记载了 1 892 种药物,在《经史证类备急本草》的基础上新增 374 种药物,并纠正了以往本草学中的许多错误。书中以药类方,载方万余首,附药图 1 000 余幅。《本草纲目》结构宏大,内容丰富,是对 16 世纪以前本草学成就全面系统的总结,并对后世本草学产生了深远影响。

2. 创立先进的药物分类方法　李时珍创立了"从微至巨""从贱至贵"的分类方法,按照自然属性将药物分为水、火、土、金石、草、谷、菜、果、木、服器、虫、鳞、介、禽、兽、人 16 部,以此为纲,下属 60 类目,纲举目张,这是当时世界上最先进的药物分类法,比瑞典植物学家林奈的生物分类法早将近 200 年。

3. 科学地论述药物知识　该书设立校正、释名、集解、正误、修治、气味、主治、发明、附录、附方等条目,对每味药物进行详细的考证和阐述,对药物的历史、形态、效能等叙述甚详。特别是发明一项,集中了李时珍的临证经验和实地考察结果,其中有许多新发现、新经验、新见解,尤为可贵。

4. 丰富了世界科学知识宝库　《本草纲目》不仅是一部药物学书籍,它还是一部中国古代自然科学知识的百科全书式巨著。书中收载了植物学、动物学、矿物学、物理学、天文学、气象学、农艺学等领域的丰富知识,后世许多科学家都从《本草纲目》中得到启发。书中还第一次提出"脑为元神之府"的观点,认识到脑在人的精神思维及神经调节等方面的重要作用。

5. 保存了大量的古代医药文献　《本草纲目》辑录了大量 16 世纪以前的医药文献,部分文献已经亡佚,其内容幸被《本草纲目》收载,为后世保留了难得的古代文献资料。

自万历二十一年(1593 年)刊刻行世后,《本草纲目》屡经再版,世代相传,对祖国医药学产生了深远的影响。《本草纲目》很早就流传到朝鲜、日本、越南等国,先后被全译或节译成日、朝、拉丁、英、法、德等多种文字,在亚洲、欧洲产生了巨大影响,李时珍也成为国际公认的杰出科学家。英国李约瑟博士认为:"毫无疑问,明代最伟大的科学成就,就是李时珍那部登峰造极的《本草纲目》。"

（六）赵学敏与《本草纲目拾遗》

作者赵学敏(约 1719—1805 年),字恕轩,号依吉,钱塘(今杭州)人。该书成书于乾隆三十年(1765 年),共 10 卷,载药 921 种,其中 716 种为正品,205 种为附品,皆《本草纲目》未载,或言之不详、不确的药物。

该书编写体例仿《本草纲目》,删去"人部",分"金石部"为"金部"和"石部",增加了"藤

笔记栏

拓展阅读

部"和"花部"。冬虫夏草、鸦胆子以及来自域外的金鸡纳(金鸡纳皮)、日精草、香草等即该书首次收载。原书订正了《本草纲目》的一些错误,是《本草纲目》之后又一部重要的本草学著作,一直受到海内外学者的重视。

第三节　药物炮制和炼丹术

中药在制剂及使用之前,需要经过各种加工处理,即"炮制""炮炙",或"修治"。药物经炮制后,可以提高药效、降低毒副作用,方便贮存,是中医临床用药的必备工序。"炮""炙"与炼丹术有关,后者经历千年演变,促进了化学的早期发展和中药制剂技术的进步。

一、药物炮制技术的初创与实践

炮制(原称"炮炙")泛指中药加工技术,具有悠久的历史。《五十二病方》中就载有亨(烹)、煮、炙、燔、冶、淬、酒沃、切等药物加工方法,说明西汉时人们已对如何充分发挥药物功效、降低药物毒性有一定认识。武威汉代医简将炮制称为"冶合",载"冶""㕮咀""捣",以及酒渍、醋制等方法。《灵枢·邪客》载有"治半夏",《神农本草经》载酒煮、酒渍、火熬、烧等方法。《伤寒杂病论》记载了㕮咀、去皮、去心、炙、酒洗、水渍、擘等。《肘后救卒方》善用火治,烧制品达24种,如桑白皮烧为灰,干漆熬烟绝等。在"诸药毒救解方"中,载有生姜汁解半夏毒,大豆汁解附子毒,为后世用姜制半夏和用豆腐、黑豆制附子等炮制方法提供了实践基础;常山、牛膝酒渍服等,是为后世酒制常山、牛膝的起源。葛洪对辅料要求严格,如酒炒以糯米甜酒为主,酒蒸以封缸酒,酒洗以白酒;醋制以陈年米醋;蜜炙用橙花蜜汁;米炒用糙米;土炒用灶心土等。陶弘景《本草经集注》中更有醋煮、水渍、蜜蒸、酒洒等多种炮制法的介绍。

二、药物炮制技术的不断完善与发展

唐至明代,药物炮制技术不断完善与发展,主要成就体现在以下医药著作中。

《新修本草》炮制方法除炼、煨、煅、燔、炒、煮、烧、熬、提净外,还有曲、豉、糵、大豆黄卷的制法。书中记述芒硝的提净法"以暖汤淋朴硝取汁,清澄煮之减半,出着木盆中,经宿即成,状如白石英"。即加热溶解再重新结晶的提纯过程。

《备急千金要方·合和》涉及炮制品种达170多种,并增加了水飞、蜜制、酒制、醋制等炮制技术。对钟乳石水飞法有详细记述,"凡钟乳等诸石,以玉槌水研,三日三夜,漂炼,务令极细"。对炮制程度的控制更加严格,如炒制中其火候程度分为微炒、炒令微焦、炒令焦、炒令烟断等,熬制中又分为熬变黄、熬令紫色、熬令烟断、熬焦、熬如脂、熬令香、熬令黄末等,在烧制中分为烧炭、烧灰、烧令赤等,说明炮制技术进一步完善了。

《太平惠民和剂局方》(1151年)设专章讨论炮制。开篇就提出"合和"的重要性,"论炮炙三品药石类例"中收录180余种药品,反映了北宋炮制技术的水平。宋代炼丹术衰落,相关炮炙技术转以医疗为目的,切近实用。

《本草蒙筌》(1565年),陈嘉谟编撰。在总论中,"制造资水火"首次将炮制法分为"水制""火制""水火共制"三法,沿用至今。该书介绍汤、膏、散、丸、渍酒5种剂型的制作法,论述了药物的计量方式、不同剂型的炮制要求等。该书记载180余种药物炮制方法及作用,后

世炮制多以为据。该书"百药煎"法,实质就是制备没食子酸,比瑞典药学家舍勒制备没食子酸早200年。书中关于药物的贮藏经验诚属宝贵,有很高的应用价值。

三、药物炮制专著的出现

(一)《雷公炮炙论》

南北朝雷敩撰写的《雷公炮炙论》是第一部中药炮制专著。其成书年代众说不一。有学者认为,该书非成于一人一时之手,系初成于隋,后经多人增删而成。

《雷公炮炙论》原书3卷,书中载药300种,分别介绍药物修事、鉴别、修治和切制、文武火候的掌握、醪醅辅料的取舍和加工炮制方法,以及中药饮片的贮藏、炮制作用及禁忌等基本知识。原书中系统地归纳了包括炮、炙、煨、炒、炼、水飞等常用的"炮制十七法",实用性强,被后世奉为中药炮制的准则。明代李中梓《雷公炮炙药性赋》、缪希雍《炮炙大法》等著名的中药炮制专著,都是在整理《雷公炮炙论》的基础上,汇集一些民间经验而成。

原书早佚,部分佚文由《经史证类备急本草》各版本收录。1932年民国张骥首次辑成《雷公炮炙论》3卷,辑得佚文180余条。

(二)《补遗雷公炮制便览》

《补遗雷公炮制便览》(1591年),明代手抄彩绘本草著作,撰绘人不详。原书14卷,现存13卷,完整药条906种,彩图1 128幅。分金石、草、木、人、兽、禽、虫鱼、果、米谷、菜10部。正文多引自《证类本草》,包括药名、味、性、良毒、功效主治、出产、形态、别名等;注文多引"雷公云"条文。其图色彩艳丽,工笔重彩,图形生动,为彩绘本草之精品。绘图者精心构思,重现当时的炮制药物场景、工具、人物等,是非常珍贵的本草文献。

(三)《炮炙大法》

成书于明天启二年(1622年),不分卷。作者缪希雍(约1556—1627年),字仲淳,号慕台,原籍常熟,后迁居金坛。该书药物分为14部,以简明扼要的文字叙述了400余种药物的炮制方法、炮制用料和炮制后药物的性质变化等,兼及药物产地、采药时节、药物鉴别以及药物配伍应用时的相须、相畏关系、服药次序、服药禁忌等。在雷敩17种炮制法基础上,该书增补了新的炮制内容,并详述方剂中药物的调配方法与注意事项,对学习和研究药物炮制有较高的应用价值。

清代张睿《修事指南》全面总结前人炮制经验,标志着本草炮制传统理论和技术体系的完成。

(四)药物炮制的现代发展

中华人民共和国成立后,继承以往炮制经验,并搜集整理了老药工的炮制经验,制定出"中药炮制通则",出版了《中药饮片炮制规范》和《中药炮制经验集成》。中医研究院(现中国中医科学院)中药研究所等单位摘录汉代至清代167部中医药古籍中有关炮制的内容,辑成《历代中药炮制资料辑要》。王孝涛在此基础上出版了《历代中药炮制法汇典》。随着科学技术的快速发展,目前已广泛应用化学、实验药理学、微生物学、免疫学、生物化学、物理学等科学技术,对中药炮制的原理、方法、工艺等方面开展研究,中药炮制已有显著的进步。

四、服石、炼丹与近代化学

服食是中国古代追求长生不老的方术之一,是指从自然产物中选取被认为具有长生不老作用的药物内服。服石是服食的一种,即服用自然矿石。自然金石和人工炼制的"金丹大药"曾被认为是作用最强、效果最可靠的长生药。服食活动催生了炼丹术,进而推动了药物炮制法和制药技术的进步。

(一)养生观念下的服石流弊

春秋战国时期,已有服石活动的记载。此后,秦皇汉武追求长生,使秦汉时期"食金饮珠""餐玉"的服石活动逐渐盛行。魏晋时期"服散"之风益炽,其始作俑者是三国魏时的何晏。当时最流行的是"五石散",即将石钟乳、硫黄、白石英、紫石英、赤石脂五种矿物药研成粉末,作散剂服用。魏晋时衍生出"五石更生散"和"五石护命散",简称"五石散"。服用"五石散"后身体烦热,必须"寒衣、寒饮、寒食、寒卧、极寒益善",故又称"寒食散"。服石后毒性发作而引起的疾病叫作"石发"或"散发",严重时可见"舌缩入喉""痈疮陷背""脊肉烂溃",以至殒命。晋代皇甫谧就曾因服石而发重病。隋代《诸病源候论·解散病诸候》中有"寒食散发候",专论 26 种石发病候。《隋书·经籍志》医方项下载有寒食散论、解寒食散论、寒食散对疗、解寒食散方等,反映当时服石造成的病害已相当普遍。服石之风盛行 300 多年,其危害逐渐被认识后,至唐代中期始衰。

(二)道教炼丹术与近代制药化学的关系

炼丹术,又称外丹黄白术,或金丹术,简称"外丹"。它约起源于战国时期,秦汉以后开始发展。东汉魏伯阳的《周易参同契》是现存最早的炼丹理论著作。魏晋南北朝时期炼丹术已较为盛行,唐代炼丹时所用原料日渐丰富,外丹炼制发展至高峰期。两宋之后,道家提倡修炼内丹而排斥外丹,至明末炼丹术逐步衰落。

晋唐时期最著名的炼丹代表人物有葛洪、陶弘景和孙思邈。

东晋道教思想家葛洪,是炼丹史上著名的代表人物之一。他跟随郑隐和鲍玄学习炼丹术,后在广东罗浮山炼丹多年,直至终老。《抱朴子·内篇》中"金丹""仙药""黄白"诸篇,记载了多种已失传的炼丹著作、药物和方法。如"丹砂烧之成水银,积变又还成丹砂"的记载即反映了丹砂(硫化汞)的化学变化。

南北朝时期的陶弘景著有《合丹法式》《集金丹黄白要方》《太清玉石丹药要集》等,曾用黄金、朱砂、曾青、雄黄等药物合炼"飞丹"。陶弘景曾记载:"先时有人得一种物,其色理与朴硝大同小异,朏朏如握盐雪不冰。强烧之,紫青烟起,仍成灰,不停沸,如朴硝,云是真消石也。""紫青烟起",是鉴别钾盐的焰色反应,表明此物的主要成分为硝酸钾,这也是化学史上十分生动的记录。

孙思邈亦精于炼丹术,在其《太清丹经要诀》《备急千金要方》《千金翼方》中均有炼丹记载。他发明了硫黄伏火法,被认为是我国较早的火药配方。他是较早指出服丹弊端的医家。

炼丹术作为追求长生不老的方术最终走向了失败,客观上却促进了制药技术的发展。丹药内服有害,外用于疮疡却有独特疗效,如红升丹、白降丹,目前仍是中医外科的常用药品。通过大量实践,古代炼丹家较早掌握了含汞、铅矿物的氧化还原反应方法,所使用的升华、蒸馏等技术,经阿拉伯传到欧洲,成为近代化学的滥觞。正如英国科学史专家李约瑟所言:"整个化学的最重要的根源之一(即使不是唯一重要的根源)是地地道道从中国传出去的"。

第四节　入门性本草的产生及影响

明清时期,随着学医人数的增加,入门性的本草书籍应运而生。这些著作篇幅短小,内容精练,便于诵习,也切合临床实用,从而推动了本草学的普及。

一、便于诵读的歌赋体本草的问世

(一)《药性赋》

《药性赋》不署撰写人姓名,于元明之际开始流传。该书原出《珍珠囊药性赋》(又名《雷公药性赋》《珍珠囊补遗药性赋》《珍珠囊指掌补遗药性赋》),内容较多,《药性赋》实为其总赋。《药性赋》流传版本较多,内容亦有出入,自晚清至今常见《药性赋》多为按药性之寒、热、温、平分述的4篇歌赋,后附"十八反歌""十九畏歌""六陈歌""妊娠用药禁忌歌"等。文体对仗工整,注重韵律,便于记诵。但文字过于粗略,存在一些缺陷。

(二)《药性歌》与《药性歌括》

《药性歌》《药性歌括》为明龚廷贤所作。

《万病回春》(1587年)卷一载《药性歌》,以四言歌括形式阐述240种药物的功效;1615年著《寿世保元》时将其扩充为《药性歌括》,后世称《云林歌括》,介绍四百种常用中药的性味、功能、主治,并在注释中注明炮制法和配伍禁忌等。内容简要,朗朗上口,便于记诵,是明代影响较大的歌赋体本草著作。

二、切合临床实用的本草著作的涌现

(一)《本草集要》

《本草集要》(1492年)8卷,明代王纶编撰,是明代实用性本草的代表。

《本草集要》上部1卷为总论,论本草大意、汤药丸散剂型、方剂配伍分量、用药之法等。中部5卷,载药545种,"取本草及东垣丹溪诸书,参互考订,删其繁芜,节其要略"。下部2卷,按药物功效分为治气、治血及妇人、小儿等12门。每门之下分证论治,如治痰门细分为治热痰虚痰药、治湿痰行痰药、治寒痰风痰药、消蚀痰积药4类。这种按药物功效分类的方法,对于临床用药颇具指导意义;又其所载均为临床常用药,以符集要便览之意,因而备受欢迎。

(二)《本草蒙筌》

《本草蒙筌》(1565年),明代陈嘉谟撰,12卷,为本草启蒙读物。该书载药448种,附录388种,分草、木、谷、菜、果、石、兽、禽、虫鱼、人10部。每药分述性味、阴阳升降、良毒、反忌、归经、形态、炮制、功效、用药配伍方法等,附图559幅;并在药物条文与药图之间加按语,讨论辨证用药,辨析前人得失,契合"蒙筌"之意,是一部重要的普及性本草。部分内容以韵语写成。李时珍称该书:"……颇有发明。便于初学,名曰蒙筌,诚称其实"(《本草纲目·历代诸家本草》)。

(三)《本草备要》

《本草备要》(1694年)明末清初汪昂撰,8卷。

该书取材于《本草纲目》和《神农本草经疏》,并增补两书未备,故名。初刊时该书载药402种,后增为479种。首卷为药性总义,阐述药物性味、归经、炮制。卷一至卷八详论草、木、果、谷菜、金石水木、禽兽、鳞介鱼虫、人等8部计478种药物。每药先辨气味形色,次述归经、功用、主治等,并引用各家之论加以阐述,编排合理,查阅方便。后世刊本又增附药图400余幅。其内容深入浅出,便于诵读,刊行后备受世人青睐,是普及性本草代表之作。

（四）《本草述》

《本草述》（1664 年），清代刘若金撰，32 卷。该书载药 600 余种，据《本草纲目》分类次序，辑为 31 部。每药精选各家学说，删去浮词重新编纂而成。该书以阴阳升降与脏腑经络理论解释药性，按语则阐发药物理论，文字简练，且多骈语，读之朗朗上口，颇益后学。该书初刊于 1700 年，杨时泰于 1842 年删节补充之，编撰成《本草述钩元》。

（五）《本草从新》

《本草从新》（1757 年），清代吴仪洛编撰。18 卷，载药 720 余种，与《本草备要》同为简明扼要、切于实用的本草著作。吴仪洛，字遵程，浙江海盐人。生于清代雍正时，曾在天一阁读书，致力于医学著作的著述。曾著医书十种，现存《本草从新》《成方切用》《伤寒分经》。作者对汪昂《本草备要》存在的问题进行修订，保留原书半数内容，半数增改，并补入《本草备要》未收录药物，故曰《本草从新》。是清代众多普及本草中影响较大者。

● （李 剑 李德杏）

复习思考题

1. 试述《本草经集注》的主要成就。
2. 试述李时珍及其《本草纲目》对医药学的伟大贡献。
3. 简述《经史证类备急本草》的主要成就。
4. 试举出入门性本草的 3 种代表著作的书名、成书时代及其作者。

第八章

方剂学的形成与发展

学习目标

1. 掌握方剂学的辉煌成就。
2. 熟悉方剂理论的形成发展过程。
3. 了解方剂学近现代的发展进程。

方剂是中医治疗的主要形式和手段,是在辨病、辨证,确定治法的基础上,根据组方原则和结构,选择适宜药物组合而成的药方和制剂。方剂学的形成与发展经历了漫长的历史过程,随着中医临床上的不断实践而丰富起来。

第一节 方剂学的产生与理论的奠定

一、复方药剂的由来与方剂学的确定

方剂的出现可追溯到原始社会时期。我们的祖先最初只是单味药物治病,如果把单味药看作单方,那么以单方为形式的方剂就已经出现了。随着经验的不断积累,先民们发现将两种或两种以上的药物组成复方加以利用,疗效更好,并可减轻不良反应和毒性。目前,复方最早的出现时间尚难确定,《周礼》中已有关于"和药""和齐"的记载,《史记·扁鹊仓公列传》中记载战国名医扁鹊治虢太子之暴厥,曾用"八减之齐和煮之"。《说文解字》提及"剂,齐也",即药剂,和合、调配不同的药物组成方剂。

据载,春秋时便有人搜集验方,如《孔丛子》曾载:"梁丘据遇𤵜毒三旬而后瘳,朝齐君,会大夫众宾而庆焉……大夫众宾并复献攻疗之方。"这说明当时的士大夫已经有意识地收集验方,以备不时之需,同时以"献方"的形式进行传播。战国至秦汉时期,方剂学有了较大的发展,这一时期的方书专著增多。据《汉书·艺文志》所载"经方十一家",共274卷之多,惜俱已亡佚。《五十二病方》被认为迄今为止发现的最早方书,载方283首,其中有43首是复方剂,载有汗、温、清、消、补治疗五法,处方从选药到剂量根据病情需要灵活变通,记载了当时方剂按疾病分类、方剂组成、制剂、煎服法、禁忌以及方剂所反映的治法、复方配伍、辨证论治等内容,反映了西汉以前我国方剂在临床的运用就已初具规模。另外,马王堆出土的医方帛书还有《养生方》载79方,《杂疗方》载21方,其中复方约30首,但这些方剂尚无方名。现存最早为方剂命名的医书是《黄帝内经》,同时它也是既知最早论述方剂理论的一部著作。

笔记栏

《内经》从具体方剂命名、组成，到方剂君臣佐使配伍原则、临床运用规律，尤其是治法和组方理论，为后来中医方剂学术的发展奠定了理论基础。《神农本草经》是现存最早的中药学著作，其中与方剂相关的内容，如君臣佐使、七情和合、制剂、剂量、服药制度等也有着重要的阐释。如关于服药制度，《神农本草经·序例》载："病在胸膈以上者，先食后服药。病在心腹以下者，先服药而后食。病在四肢、血脉者，宜空腹而在旦。病在骨髓者，宜饱满而在夜。"《治百病方》于 1972 年在甘肃武威旱滩坡一座墓葬里出土，共有 92 枚简牍，手写时间约在东汉早期。共载方 36 首，治疗内、外、妇、儿、五官各科的疾病。《治百病方》所反映的辨证论治思想比较明显，是东汉末年《伤寒杂病论》成熟过程中的重要一环。《伤寒杂病论》的问世是方剂学发展史上的重要里程碑。共载方 269 首。书中提出了较为严密完整的组方原则，并将治疗八法运用于方剂之中，剂型多样，煎服法严格，对方剂学的发展具有深远的影响。

二、方剂配伍原则的探索与确定

方剂学在由单位药治病到多味药组方的发展过程中，医家们逐渐探索出一些符合临证诊疗实践规律性的组方原则，这些原则为提高方剂治病疗效方面提供了重要的保证。

（一）君臣佐使配伍原则的确立

最早探讨并确立"君臣佐使"配伍原则的是《黄帝内经》。《素问·至真要大论》指出"主病之为君，佐君之为臣，应臣之为使"，确立了"君臣佐使"之间的关系。又云："君一臣二，制之小也。君一臣三佐五，制之中也。君一臣三佐九，制之大也。"此论配伍比例决定方剂组成大小。又将方剂配伍组成以"奇偶"来划分，"君一臣二，奇之制也。君二臣四，偶之制也。君二臣三，奇之制也。君二臣六，偶之制也"。这些组方配伍原则的探索与总结，为后世"君臣佐使"配伍原则的实践与发展奠定了基础。

《神农本草经》虽然主要是探讨药物的专著，但是在临证使用药物时须遵循哪些原则方面，也进行了探究，并形成了两种组方模式，在其《序例》里指出："药有君臣佐使，以相宣摄合和。宜用一君二臣三佐五使；又可一君三臣九佐使也。"也就是说，一首方剂为了提高其治病疗效，更大地发挥方中药物的功效，可以按照"一君二臣三佐五使"组方模式进行药物组合，也可以采用"一君三臣九佐使"的组方模式进行组合。这既是对《内经》"君臣佐使"观念和理论的发挥，也是药物组方实践的具体体现。

宋金元时期，医家们对"君臣佐使"组方原则的内涵实质进行了探究。成无己在其《伤寒明理论》中，以君臣佐使原则剖析仲景 20 首方剂，开启了利用这一原则认识前人方剂配伍规律的先河。后世医家对君臣佐使原则在配伍方剂的内涵实质的探究，主要集中在以下三点：①以主治功效的主次来确定；②以药物剂量的大小多少来确定；③以药力大小来确定。如王好古在《汤液本草·东垣先生用药心法》中说："主病者为君，假令治风者，防风为君；治上焦热，黄芩为君；治中焦热，黄连为君；治湿，防己为君；治寒，附子之类为君。兼见何证，以佐使药分治之，此制方之要也。"以药量界定君臣佐使的，又如《脾胃论·君臣佐使法》指出："君药，分量最多，臣药次之，使药又次之。不可令臣过于君，君臣有序，相与宣摄，则可以御邪除病矣。"又以药力强弱界定君臣者，张元素提出"力大者为君"等。

清代吴仪洛指出："主病者，对证之要药也，故谓之君。君者，味数少而分两重，赖之以为主也。佐君者之谓臣，味数稍多，而分两稍轻，所以匡君之不迨也。应臣者谓之使，数可出入，而分两更轻，所以备通行向导之使也。此则君臣佐使之义……"（《成方切用·方制总义》）对历代关于君臣佐使的内涵探究进行了全面的总结。

"君臣佐使"组方原则,从概念提出,到指导运用于临证实践,走出了一条较为主流规范的组方配伍原则,其为方剂学在临证实践中发挥更好更大的治病作用,提供了必要的保证。

(二)灵活用药组方原则的发展

后世医家在遵循《内经》确立的"君臣佐使"组方原则的基础上,又根据临证实际,创立了以药物性味、药量、药物归经、引经报使等为依据的多种灵活的组方原则。这些原则的确立与应用,既体现了中医辨证施治指导思想,又丰富和发展了方剂学配伍组成原则。

1. 药物性味配伍原则的确立与应用 金代医家张元素在《素问·至真要大论》的六气内淫治则的基础上,参合药味组配之理及五运六气之说,确立了风制法、暑制法、湿制法、燥制法、寒制法五类制方法则,为后人所称道。《温病条辨》全书 198 方,其中 153 方讲究性味配伍。

金元医家对《内经》中有关于药物气味厚薄阴阳的论述应用在组方原则上。如刘完素认为,药物气味厚薄不同,药性功用也不同,根据药物性味之不同可以决定制方之奇、偶、大、小、缓、急。《素问病机气宜保命集·本草论》指出:"辛甘发散为阳,酸苦涌泄为阴。故辛散、酸收、甘缓、苦坚、咸软,随五脏之病证,施药性之品位,然后分奇偶大小缓急之制也。"

2. 引药物归经与引经报使说于方剂配伍中 金代医家张元素确立了药物归经和引经报使理论后,"分经随病制方"被运用到组方配伍中。如李杲《脾胃论》中关于羌活胜湿汤的加减,症见腿脚沉重无力者,以酒洗汉防己配伍附子、川乌,乃"以为引用而行经也",即分经随病配伍的具体运用。明末开始出现以药物归经理论为支撑的组方,如《外科正宗》(1617年)玄参解毒汤以玄参为足少阴本经药,咸润归肾经而用为君药,发挥主病和引经两种效能。至清代,已由药物归经引申出方剂归经。如《医方集解》全面提出了方剂归经的见解,指出虎潜丸"此足少阴药也",麻黄汤"此足太阳药也"。汪昂将归经理论扩展成为方剂归经,为后世方剂的分类研究提供了新的思路。

三、方剂分类的出现与丰富

方剂分类方法随着对方剂运用经验的总结及方剂数量急剧增加而不断丰富。历代医家从不同角度拟定了多种分类方法。

(一)病证分类法

首见于《五十二病方》,记载了 52 类病证,包含内、外、妇、儿、五官等科,所载 283 方分列于病证之下。其后,《伤寒杂病论》《肘后救卒方》《外台秘要》《太平圣惠方》《普济方》《证治准绳·类方》《医宗金鉴》等均按照病证分类。此种分类切合临床以病索方。

首列脏腑,下分病证者,亦属病证分类,如《备急千金要方》《小儿药证直诀》《医学纲目》《古今图书集成医部全录》中的"脏腑身形"等。

尚有以病因为纲,分列诸证以类方者,以宋代陈言的《三因极一病证方论》为代表。

(二)组成分类法

以方剂的组成分类可溯源于《黄帝内经》,有按方中药味数量来分大方、中方、小方者;按方中药量的轻重分大、小者;按方中药物数量的奇偶分为奇方、偶方者,如《素问·至真要大论》:"君一臣二,奇之制也。君二臣四,偶之制也。君二臣三,奇之制也。君二臣六,偶之制也……奇之不去则偶之,是谓重方。"金代成无己在《伤寒明理药方论·序》中说:"制方之用,大、小、缓、急、奇、偶、复七方是也。"首次明确提出了"七方"的概念。其实质是以病邪的轻重、病位的上下、病势的缓急、病体的强弱作为制方的依据。

笔记栏

明确以组成分类者,当属明代王良璨的《小青囊》和施沛的《祖剂》最具代表性。《祖剂》(1640年)共载历代名方843首,"首冠《素》《灵》二方,次载伊尹汤液一方以为宗,而后悉以仲景之方为祖,其《局方》二陈、四物、四君子等汤以类附焉"。该书详考方剂源流,启发后人。

(三)治法分类法

以治法分类,亦称功效分类。"十剂",即宣、通、补、泄、轻、重、涩、滑、燥、湿十种,原是对药物的一种分类方法,始于唐代陈藏器的《本草拾遗》。用于方剂分类,最早则首推宋徽宗赵佶著《圣济经》。其于"药有十种"之后加一剂字,如《圣济经·审剂篇》云"故郁而不散为壅,以宣剂以散之"。至金代成无己《伤寒明理论·序》中明确提出了方之"十剂"。"十剂"以后,历代医家续有补充。清代陈念祖《时方歌括》选108首方剂,按宣、通、补、泻、轻、重、燥、湿、涩、滑、寒、热十二剂分类。

明代张介宾将古代军事思想融入中医学领域,创制了"八阵"分类法。其所著《景岳全书》(1640年)选古方1516首,自制新方186首,设"补、和、攻、散、寒、热、固、因"八阵,均按"新方八阵""古方八阵"分类。八阵之外,复列有妇人、小儿、痘疹、外科诸方,以便临证应用。

(四)剂型分类法

明代开始出现了按剂型分类方剂者,如戴思恭《证治要诀类方》、许宏《金镜内台方议》、程玠《松崖医径》等。《证治要诀类方》全书4卷,剂型分为汤、饮、散、丸、丹、膏6种。

(五)综合分类法

随着方剂数量剧增,医家发现单一的分类方法难以很好对方剂梳理分类,因而明代开始出现了将病证、病位、病因、功用、剂型等综合的方剂分类法。如明代刘纯《玉机微义》综合了病证、病位、病因、功用、主治、归经对方剂进行分类。吴旻《扶寿精方》将汇辑的一些验方与成方综合了病证、病位、病因、剂型等进行分类。这些方法为清代汪昂《医方集解》(1682年)所创综合分类法提供了思路。《医方集解》创立了以"因"统方和以"法"类方相结合的综合分类框架,选"正方三百有奇,附方之数过之",分为补养、发表、涌吐、攻里、表里、和解、理气、理血、祛风、祛寒、清暑、利湿、润燥、泻火、除痰、消导、收涩、杀虫、明目、痈疡、经产及救急良方共22剂。这种分类方法,概念比较明确,切合临床与教学的实际需要。所以后来吴仪洛的《成方切用》、张秉成的《成方便谈》等都仿其法而加以增改。这也成为现代方剂学分类的基础。

四、方剂剂型的不断丰富

方剂组成以后,还要根据病情与药物的特点制成一定的型态,称为剂型。方剂的剂型历史悠久,有着宝贵的实践经验和丰富的理论。

马王堆医方书所载方剂的制剂已经较多,据不完全统计约有17种之多。与其同一时期的《黄帝内经》中有汤、丸、散、膏、酒、丹等剂型,并记载了不同剂型应用于不同疾病的治疗。

东汉《伤寒杂病论》记载有煎、丸、散、膏、酒等10余种剂型及制备方法。晋唐医方的剂型在继承前代剂型的基础上发展创新。唐代孙思邈所著《备急千金要方》中使用较多的剂型有汤、散、丸、膏、糊、汁、酒、煎、熨、坐导、烟熏、浴、乳、沐、煮散、澡豆、泥、粥、枕、熏蒸等。《备急千金要方》中不乏新剂型的出现及对老剂型的创新用法,如:煮散由唐代开始盛行,实为汤剂的变型,将药物捣碎成散,煎煮后去滓或不去滓服用的一种剂型,特点是用量少,制备迅速;膏剂的广泛应用以《刘涓子鬼遗方》为最早,《备急千金要方》主要用于外用,制法大部分以油脂直接调制,或用油脂类煎制成膏;酒剂的使用方法多样,有水酒合煮、用酒下丸散、热药酒淬、酒渍等;记载较为丰富的烟熏剂型,有治喘嗽吸入的"治嗽熏法",可熏治病部治疗痔虫蚀齿、耳聋、骨疽、热病蛊毒、痔等,还有燃烟熏空间,预防温病之剂等。

宋代以《太平惠民和剂局方》为代表,普及并推广了以膏、丹、丸、散为主要剂型的中成药,并详细制定了各种剂型的制备程序与方法标准,为方剂剂型的规范化作出了贡献。

明清时期,方剂剂型及其制备随着中药学与方剂学的发展又有了进一步提高。明代《普济方》对膏药、丹剂及药酒列专篇介绍,并详细记录了每一方药的剂型要求和制作工艺。李时珍《本草纲目》所载剂型已有30余种,除注射剂、微囊剂、滴丸等,几乎囊括了现今应用的所有剂型。

随着时代的进一步发展,方剂剂型的种类逐渐增多,新剂型层出不穷。中华人民共和国成立以来,随着制药工业的发展,又研制了许多新的剂型,如片剂、冲剂、注射剂等。

五、方论的出现及其对理论提高的价值

方论,又称"方解",旨在将方剂配伍原理进行理论阐释,从而使经验用方上升为理论用方。方论的发展经历了一个由简到繁的过程,包含方名释义、方剂源流、方义分析、加减应用等。

方论肇始于北宋而确立于金,兴盛于明清。北宋庞安时《伤寒总病论》(1100年)已有关于方论的内容,如对"生姜泻心汤"方义的阐述:"胃中不和,为少阳木气所制,故用二姜之辛味。"其后,朱肱的《类证活人书》、寇宗奭的《本草衍义》中都有方论内容,虽比较简单,实开方论之先河。南宋许叔微《普济本事方》中,已有应用君臣佐使原则剖析方剂的方论阐述,较其前代方论则更进一步。

金代成无己则开启了较为系统的方论研究。《伤寒明理论》中选取张仲景20首常用方剂为研究对象,最早系统的将《内经》制方和药性理论相结合,以阐释方剂的配伍组方关系、功效主治等。故而后世多认为方论研究"自成无己始也"。金元时期的其他医家,如张元素、李杲、朱震亨等在方论方面也多有发挥,进一步推动了方论研究的进步。

明清时期,方论专著逐渐增多。《医方考》(1584年),6卷,是我国古代第一部全面注解方剂的专著。作者为明代医家吴崑(约1552—1620年),号鹤皋,安徽歙县人。全书针对所载540首方剂进行注解,使医者既知方药组成之然,又晓方药配伍之所以然。清代罗美编撰《古今名医方论》(1675年),4卷。针对所载150余首方剂进行注解,是继《医方考》之后又一部全面注解方剂之书。该书后由吴谦在其编纂的《医宗金鉴》中加以增减而成《删补名医方论》,从而扩大了该书的影响。汪昂编撰《医方集解》(1682年),3卷,收载正方380余首,附方488首。作者摒弃传统按病证进行分类的模式,改按方剂功效进行门类划分。方论采录多家之言进行注解,作者自身见解则采用"昂按"方式注明以示区别,力求简明扼要。每方多注明出处,同时也保留了一些古方书已佚而疗效显著的名方,如龙胆泻肝汤、金锁固精丸等。

第二节 经方的传承与发展

经方,其说有三:一是经验方,宋代以前"经方"多指经验方,如班固《汉书·艺文志》载经方十一家,即汉以前的方药著作;二指中医经典《黄帝内经》《伤寒杂病论》的方剂;三则专

拓展阅读

拓展阅读

指张仲景《伤寒杂病论》所载方剂。张仲景《伤寒杂病论》成书后,一是因其组方法度严谨,临床疗效卓著;二是先后经过晋代王叔和整理,北宋校正医书局再次校订,因而得到较好地流传和推广。随着张仲景在中医界"医圣"的地位确立之后,仲景方就被尊为经方。善于用仲景方治疗疾病的医家概称为"经方家"。

一、经方文献的传承

晋唐医家对于仲景医方以继承为主。晋代葛洪《肘后救卒方》中治伤寒、黄疸亦大量引用张仲景医方。题名为梁陶弘景所著的《辅行诀脏腑用药法要》,经考察当为陶氏弟子所作,约成书于南北朝至隋唐年间。该书记载了有关《汤液经法》《伤寒杂病论》的文献资料。从现存的《小品方》辑复本和孙思邈《备急千金要方》《千金翼方》两书中也可以看出对仲景医方的继承关系。陈延之《小品方》中自序有言:"今先记述上古已来旧方",其参考书目中亦载有《张仲景辨伤寒并方》9卷,《张仲景杂方》8卷。两书与《伤寒杂病论》有多种同名同药方和同名异药方。

二、经方的传承与创新

宋代,人们开始尊奉张仲景,对"经方"的传承创新,翕然兴起。据《宋以前医籍考》载,宋代研究仲景医方的著述共计62种,其中影响较大的有朱肱《类证活人书》、庞安时《伤寒总病论》、郭雍《伤寒补亡论》、许叔微《伤寒百证歌》《伤寒发微论》《伤寒九十论》、韩祗和《伤寒微旨论》等。在宋代其他医方书中,引用仲景原方更比比皆是。如《太平惠民和剂局方》中引用小柴胡汤、麻黄汤、小青龙汤、大柴胡汤、防己黄芪汤、五苓散、四逆汤等;《圣济总录》中引用理中丸、五苓散、桂枝汤、通脉四逆汤、猪苓汤、乌梅丸、小柴胡汤等。宋代医家在继承仲景医方的基础上,又有所变通,化裁和创制出众多新方,如钱乙《小儿药证直诀》化裁"八味肾气丸"为"地黄丸",严用和《济生方》又化裁为"加味肾气丸",吴崑《医方考》中又载有"知母黄柏地黄汤"等。另外,早期的方论研究多是从阐释仲景方开始的,从而带动了方剂理论的发展。

明清时期,医学界崇经复古之风时起,对《伤寒论》《金匮要略》的研究达到了又一个高峰,其中以方类证研究对于经方规律以及明清方剂学的发展具有一定的影响。近代百余年来,学用经方而卓有成效者不乏其人,诸如唐宗海、郑寿全、莫枚士、曹家达等,从不同角度推动了经方的研究与发展。

第三节　时方的创立与发展

时方,指仲景以后的医家依据临证辨证论治而创立的方剂。清代陈念祖《时方歌括·小引》指出:"唐宋以后始有通行之时方。"

一、临证各科经验用方的出现

晋唐时期,临床各科的诊治水平得到了较大的提高,方剂来源不断拓宽,方剂数量进一步增加,方书大量问世。这一时期的方剂学发展重经验总结,轻理论阐述,经验用方大量出现,为宋金元之后中医方剂的理论研究奠定了基础。

　　晋唐医家们较为重视博采众方，此时期方书的编撰者既有医家，亦不乏道家、佛家、门阀、文人等。方剂来源及其广泛，包括历代医方、民间单验方、民族医方及域外医方。如唐代孙思邈编撰了集医方书大成的《备急千金要方》《千金翼方》。孙氏指出"当今医者，各承一业，未能综练众方，所以救疾多不全济"。他以毕生之力，搜求古今荟萃名方、验方及少数民族和国外传入的医方。在《千金方》两部著作的"序"中分别提到的医家有扁鹊、张仲景、华佗、阮河南、陈延之、范东阳、张苗、靳绍、胡洽、黄素、葛洪等人，而这些医家的著作多已散佚。《备急千金要方》还收录了许多民间单验方，如"治喉痹方：煮桃皮汁三升服之"，"治痈久不瘥方：马齿苋捣汁，煎以傅之"等。另外，如少数民族的蛮夷酒、匈奴露宿丸，波斯的悖散汤和天竺的耆婆方等也悉数囊括于书中。另外一部包罗万象的方书是唐代王焘编撰的《外台秘要》，对保存唐以前古籍原貌起到了重要作用。王焘长期管理当时的国家图书馆弘文馆，故有机会接触到大量民间难得见的晋唐以来医籍，为编撰本书创造了便利条件。王焘经过整理类编，尽收前代诸位名家之医方。该书收录唐以前古方 50～60 家、新撰方数千百卷，将病证、方治予以摘录，分类编辑，共计 1 104 门，收方 6 000 余首。黄连解毒汤、紫雪等名方即出自该书。

　　随着临床各科的诊治水平提升，临证过程中各科新方也随之诞生。如孙思邈依据其对中风理论的新认识而创立的大、小续命汤。《备急千金要方》中还载有许多孙氏创立的新方，如千金苇茎汤、犀角地黄汤、独活寄生汤、温胆汤、甘草汤等，至今仍有很大应用价值。骨伤科方面，唐代蔺道人的《仙授理伤续断秘方》载方 50 首。书中创立了攻下逐瘀的系列方剂，如原书治外伤瘀血作痛，后被宋代《太平惠民和剂局方》用于妇人诸疾的代表性方剂四物汤。《刘涓子鬼遗方》收方 140 首，其中卷二共列诊疗刀箭所伤及跌打损伤的处方 31 首，如治金疮止血散方、治被打腹中瘀血蒲黄散方等。除内服汤药之外，《刘涓子鬼遗方》还配合使用外洗、外敷软膏、膏药等外治法。妇科方面，一些综合性医方书中都收集了极其丰富的妇产科方药。《小品方》中"疗羸人欲去胎方""疗妇人得温病欲去腹中胎方"可以说是较早的堕胎方。《备急千金要方》专设"妇人方"3 卷，收载方剂达 550 首。《外台秘要》也列有"妇人方"2 卷，温经丸、川芎汤等得以传世。

　　魏晋以来，国家长期分裂，战乱不息，社会动荡。因此，两晋南北朝时期的临床制方选药多注重实用，提倡用药简捷。如葛洪的《肘后救卒方》突出急救之用，所集之方，力求"单行径易，约而有验；篱陌之间，顾盼皆药；众急之病，无不毕备；家有此方，可不用医"。又如陈延之的《小品方》，所收医方以验方、单方为主，凸显了中医简、便、廉、验的特色。

二、各类特色新方的创制

　　宋金元时期是方剂学全面发展的重要时期。宋代医家编撰方书风气盛行，或整理家藏秘方，或收集民间秘方、验方，一批著名的方书刊行于世。其中著名的有《太平圣惠方》《太平惠民和剂局方》《苏沈良方》《普济本事方》《鸡峰普济方》《易简方》《济生方》《三因极一病证方论》《小儿药证直诀》等，不胜枚举，记载了大量的验方、新方。如《苏沈良方》记载的至宝丹、沉麝丸等名方，又如《太平惠民和剂局方》中记载了二陈汤、四君子汤、逍遥散、八正散、藿香正气散、牛黄清心丸、十全大补汤等名方。为方剂学的发展提供了丰富的资料来源，发挥了重要的承前启后的作用。

　　金元时期，医学界的学术气氛活跃创新，随着医学争鸣盛况的出现，医家在理论指导下师古不泥古，出现了创立新方的高潮。中国医学史上著名的"金元四大家"，医学理论皆渊源于《黄帝内经》并有所发展,临证勇于创新,尤其在治法和制方用药方面,独树一帜,自成风格,推动了方剂学的创新发展。如刘完素倡导"火热论"并确立了以"寒凉泻火法"为主的治疗原则。在具体的遣方制药中,刘氏以首创辛凉解表法和表里双解法著称于世,创制了诸如防风通圣散、双解散、六一散、三一承气汤为代表的著名方剂,为后世温病学说的形成和发展作出了积极贡献。攻下派代表人物张从正则极大地拓展了汗、吐、下三法的临床运用,自创方剂虽药性峻猛,却配伍巧妙,独具特色。李杲系统深入地阐述了中医脾胃学说,以《内经》"劳者温之,损者益之"的原则为指导,创用甘温除热、益气升阳之法,自创补中益气汤、清暑益气汤、升阳散火汤、升阳除湿汤等至今仍常为使用的名方。朱震亨创造性地提出了"阳有余阴不足论"和"相火论"等新的医学理论,治疗上大力倡导滋阴降火法,其创制的大补阴丸成为滋阴降火名方而流传至今。其论治杂病主要责之于气、血、痰、郁,对于郁证的治疗提出了"凡郁皆在中焦",据此创制了越鞠丸、六郁汤等名方,对后世影响深远。

三、方剂学术的继承与创新

随着方剂学理论研究的不断提升,明清时期中医临床由经验用方向理论制方发展。

临证各科在继承和总结前代医学的基础上有了进一步发展,医家对疾病和机体认识亦不断加深,产生了新的治疗思路,一些特色新方应运而生。明代医家张介宾强调阴阳互根,在《景岳全书·新方八略引》中指出"善补阳者,必于阴中求阳,则阳得阴助而生化无穷;善补阴者,必于阳中求阴,则阴得阳升而泉源不竭",从而创立了以左归饮、左归丸为代表的"育阴涵阳剂"及右归饮、右归丸为代表的"培阴育阳剂"。明清两代是疫病学与温病学的形成、发展阶段。明末医家吴有性撰著《温疫论》(1642年)。书中明确指出温疫与伤寒有着霄壤之别,发前人所未发,补古人之不及。吴氏创制的达原饮、三甲散诸方,启迪后人,丰富了临床方剂学的内容。清代大医家叶桂创立了卫气营血辨证,治卫分用辛凉透表方,治气分用清热养阴方,治血分用凉血化瘀方,于卫气营血诸方,虽无方名,却章法清晰明了。吴瑭采辑历代名贤者述,取精用宏,结合自己的临床治验和心得体会,于嘉庆三年(1798年)撰成《温病条辨》。吴氏对三焦治法别具慧心,提出治上焦如羽、治中焦如衡、治下焦如权的学术观点,并确定温病的治疗原则为清络、清营、育阴。他创立的一系列方剂诸如桑菊饮、银翘散、羚翘解毒丸;还记载了"凉开三宝"之一的安宫牛黄丸,至今仍是临床的常用方剂。清代医家王清任创立了活血逐瘀系列方剂,如补阳还五汤、血府逐瘀汤、少腹逐瘀汤、膈下逐瘀汤、通窍活血汤等,都是传世名方,对后世临床产生了极大影响。

明代王肯堂的《证治准绳·疡医》(1602—1608年)载方多达1 170余首,外科常用名方荆防败毒散、仙方活命饮、八珍汤、国老膏、神功散等,均收集于此书中,集外科方剂学之大成。明代陈实功《外科正宗》(1617年)被称之为外科"正宗派",所载外科病证120余种皆有方剂治疗。消风散为陈氏所创的另外一首祛风剂,具有疏风养血、清热除湿之功,以疏风透表药为主配以养血活血、滋阴润燥之品,体现了"治风先治血,血行风自灭"制方之意。清代王维德首次以阴阳辨治痈疽证,创制了温补通滞治疗阴疽的著名专方阳和汤,为治疗阴疽开辟了新思路。另外尚有犀黄丸、小金丹等方剂流传至今。明代妇产科专方中流传最广者当属生化汤。此方最早见于《景岳全书》引会稽钱氏世传治妇人方。原方由当归五钱、川芎二钱、炙甘草五分、焦姜三分、桃仁十粒、熟地三钱组成。原方主证中云:"凡妇人无论胎前产后,皆宜此药。"但方后加减使用中,仍以治疗产后病为主。生化汤收到众多医家青睐,尤以明末清初傅山运用最有心得。傅山《傅青主女科》（1827年）中记述和收录了许多治疗妇科疾患的经验方及民间单方、秘方。傅氏创制的完带汤、易黄汤、清经散、两地汤、固本止崩汤等也是著名的妇科用方。儿科方面，明代万全对儿科方剂发展作出的贡献显著，其创制的万氏牛黄清心丸、紫金锭等方剂影响深远。清代郑宏纲的《重楼玉钥》被誉为中医喉科学术发展史上的一座里程碑，其创制的养阴清肺汤被赞为"治白喉之圣药"。此外，郑氏采用外吹末药与口噙药物两种方式对喉症进行外治。其中外吹末药方面，共载有20余种末药。如赤麟散、冰硼散仍是当今中医治疗咽喉病的重要外用方药。

第四节　方剂学近现代化的发展

中国近代，随着西方科学文化思想的到来，近代中医"中西医汇通"和"中医科学化"思潮对于方剂学的发展产生了重要的影响。1949年中华人民共和国成立后，中医药事业迎来了高速发展的新时期，方剂学的发展也进入了新局面。

一、方剂学的新发展

（一）方书的整理编撰及验方汇编

近代医方书的刊刻和出版达到了历史上的高峰。近百年来，不少医家长期致力于整理编纂古今方书，取得了较为突出的成就，较早者有文晟辑《医方十种汇编》。此后出现了多种大部头的总结性方书，如曹绳彦的《古今名医万方类编》、吴克潜的《古今医方集成》、蔡陆仙的《中国医药汇海·方剂部》等。

这一时期，单、验方类方书的编写也取得较多成果。鲍相璈的《验方新编》（1846年）是一部颇具特色、流传很广的著作。鲍氏为穷乡僻壤、贫者、行旅着想，广泛收集各科验方，以价廉、易得、有效为原则，力求方药稳妥，其中尚有不少外治法。

近代医家也编写了一些汇集中西医的验方著作，如丁福保编撰的《中西医方会通》（1910年）、顾鸣盛的《中西合撰良方大全》（1910年）、陈继武的《中西验方新编》（1916年）等，在方剂学方面的中西汇通进行了初步尝试。

中华人民共和国成立以后，一大批古代的重要方书，如《肘后救卒方》《小品方》《千金方》《外台秘要》《太平惠民和剂局方》《圣济总录》《普济方》等经过辑复、校刊、影印。重新编辑的古今医方、验方、方书辞典等工具书亦大量涌现。《中医方剂大辞典》具有代表性，全书分11册，收录自秦汉至1986年间1 800余种古今医学文献中的历代方剂96 592首，汇集了古今方剂学研究成果，内容浩瀚，考订严谨，填补了自明初《普济方》问世以来缺少大型方书的空白，达到了较高的水平。

（二）方剂学理论研究

这一时期方剂学研究由博返约，向理论研究深化。费伯雄撰《医方论》（1865年），书中不分门类，据《医方集解》所载方剂，删去原书中各方的主治与注文，依次逐方予以评述，强调临证用方当辨证论治、灵活用药。近代蒋文芳撰《时方论》，书中依据治疗八法编次，重在阐述方理，列87方（例案），方论紧密结合，论述简明透彻。

受西医学传入的影响，方剂学科在方剂分类、组方思想、方论等方面也发生了变革。近代出现了按照西医的疾病分科进行方剂分类的方法，如丁福保的《中西医方会通》分为呼吸器病、消化器病、神经系病等,于每类疾病下分列各个病名,病下列方剂。中西药合用的实践早在清代初期已有端倪。张锡纯(1860—1933年),近代杰出的临床实验家,创制了诸多中西合用方剂,其关于中西药并用的主张和临床实践为中西医汇通开辟了一条新的思路。有些医家则尝试运用西医的知识开展方论研究,如陆渊雷《伤寒今释》运用西医药理学阐发仲景方剂。蔡陆仙《中国医药汇海·方剂部》载小青龙汤方解:"太阳表证,而主证见咳喘,病灶在枝(支)气管,乃急性之枝(支)气管炎,炎性多渗出物,故曰心下有水气,心下实指呼吸器。麻黄排水毒定喘咳,细辛辛散,五味酸敛,一开一阖以镇咳,干姜温肺,桂枝佐麻黄以刺激汗腺,协干姜以温运肺脏。"

中华人民共和国成立后,方剂学理论研究不断深入,现代药理实验方法及多学科交叉融合促进了方剂学理论研究的变革与迅猛发展,方剂学的现代化研究取得了丰硕的成果。如陈奇主编的《中成药与名方药理及临床应用》、邓文龙主编的《中医方剂的药理与应用》、谢鸣主编的《中医方剂现代研究》等方剂学现代研究成果性著作不断涌现。

(三)大量新方的创制

近代中国疫病流行较为严重,常见有霍乱、鼠疫、烂喉痧、白喉、疟疾等,危害严重,社会现实迫切需要中医勇于突破、敢于创新。如19世纪20年代,霍乱病由西方经海路传至中国,王士雄创制蚕矢汤、燃照汤、连朴饮等治疗霍乱,张锡纯以卫生防疫宝丹治疗霍乱吐泻转筋、下利腹痛等亦取得了较好疗效。丁甘仁遵循温病卫气营血的辨证原则,对"烂喉痧"进行新的诊治探求,提出先汗法、次清法、或下法的治疗学思想,自拟解肌透痧汤等方治疗烂喉痧。

在"中西医汇通"思想的指导下,医家开始尝试中西药并用创制新方。最具有代表性的如张锡纯《医学衷中参西录》载"阿司匹林加石膏汤"用于治疗高热、关节肿痛。张寿颐《疡科纲要》(1917年)中所载"锌氧油膏""樟丹油膏""水杨油膏",既用西药"锌氧粉"、水杨酸等,亦用中药东丹、梅冰之属。此类方剂,验之临床,亦多行之有效,独具特色。

(四)新剂型的出现

这一时期,传统剂型的改进,方剂剂型创新,成绩显著。吴尚先(1806—1886年),字师机,所撰《理瀹骈文》为外治法专著,创用内病外治法,颇有成效,将传统用药途径扩大到经皮、经黏膜等,丰富了外治方剂的内容。随着近代西医新剂型的传入,一些传统剂型如膏剂、药露剂等都较以往有所发展,中药复方注射剂、胶囊剂、片剂、颗粒剂等新剂型也应运而生。

二、方剂学学科的建立与发展

近代中医教育,方剂学学科初步建设,一些中医学校相继开设了方剂学或处方学课程。1933年,中央国医馆首次采用近代自然科学学科分类方法,将处方学列入基础学科范畴之内。1939年重庆国民政府教育部公布了五年全日制《中医专科学校暂行课目时数分配表》,专门设有方剂学课程。方剂学在学校里成为一门独立的学科,也被列为民国时期中医考试的必试科目之一。我国最早的方剂学教材是卢朋于1927年编撰的《方剂学讲义》。中华人民共和国成立后,方剂学步入大学课堂,成为中医骨干学科之一、本科教育必修科目。在国家对中医药事业的大力支持下,方剂学成为中医二级重点学科,师资队伍建设日益扩大。70年代之后,随着硕士学位点和博士学位点的设立,方剂学领域研究培养造就了一大批专业人才,学术研究达到了崭新的高度。

(庞杰 支政)

复习思考题

1. 如何理解《黄帝内经》为中医方剂理论的形成与发展提供了理论指导？
2. 简述《肘后救卒方》的医学贡献。
3. 简论《备急千金要方》《千金翼方》在方剂学上的贡献。
4. 《太平惠民和剂局方》的颁行对医学产生的影响是什么？

PPT 课件

第九章

中医养生学的形成与发展

学习目标

1. 掌握不同历史时期养生学的主要代表著作、著名养生学家及其主要思想,以及不同时期养生实践行为的发展情况。

2. 熟悉不同历史时期养生学的发展特点、发展规律及主要成就。

3. 了解中国养生学的发展脉络。

养生,又称摄生。养生一词,最早出现在《庄子·内篇》中,指通过各种方法颐养生命、增强体质、预防疾病,从而达到延年益寿的一种医事活动。中国传统养生文化与中华民族的历史文明进程同行,从萌芽、形成、发展到完善,经历了几千年漫长的岁月。

第一节　各家养生思想的形成与特色

一、《周易》养生思想

《周易》是中国哲学思想的源头之一,我国古代经典的哲学理论巨著,被尊为"五经"之首。《周易》以阴阳、八卦、六十四卦来表达宇宙自然变化的本质和规律,阐述了人与自然、人与社会之间的关系。

《周易》养生思想的核心是重视天人相应的整体观念,充分认识自然界的变化规律,做到"人与自然和谐相处"及"人与社会和谐相处"。其哲学的基本原理是"一阴一阳之谓道"。主张养生就是要顺乎自然,尊重自然,把握住阴阳此消彼长的规律,追求阴阳平衡。

《周易》作为中国哲学思想和传统文化的源头,对后世养生学具有根本性和启发性的重要影响,是中医养生学乃至整个中医学"天人相应"整体观的哲学基础。

二、道家养生思想

道家思想产生于春秋战国时期,以老子和庄子为主要代表,又称为老庄思想。

老子强调顺应自然,主张人的生命活动要顺应自然界的变化规律;他提倡清静无为,认为修道的人要反省自己的言行,剔除错误的杂念;老子提出重人贵生的观点,提倡把养护和延续生命作为人生最重要的任务和最大目标;老子主张形神统一,强调生命是形与神的有机统一体。

庄子认为,养生首先要顺应自然,不要过分地追求身外之物;其次要忘却情感,解脱生老病死的苦乐;还要做到不为物累,不因贪图外物而损害自己;此外,庄子还提倡动静结合,认为清静无为可养神长寿。但同时也要做到运动养形,《庄子·刻意》提出:"吐故纳新,熊经鸟伸,为寿而已矣。"通过导引来达到健身强体。

道家养生思想在后世的流传中,经历各种演变,始终以探索长生之术为目的,强调身体与精神并重。道家养生学在发展中逐渐形成行气、胎息、房中、炼丹等养生方法和理论体系。其中,炼丹术在宋以前以炼制外服丹药为主,宋以后,逐渐发展为修炼内丹,成为医学气功的先声。

玄学是以老庄思想解释儒家经典的哲学思想,是一种魏晋南北朝时期的特定哲学思潮。代表人物为嵇康(224—263年),字叔夜,谯郡铚县人,曹魏时期著名的思想家、音乐家、文学家。嵇康著有《养生论》和《答难养生论》。提出,养生要在思想上做到清静虚无,行为上做到恬然自适,不能急于求成,要坚持到底,正如嵇康《养生论》中所述的"以躁竞之心,涉希静之涂,意速而事迟,望近而应远,故莫能相终"。嵇康的养生理论中还提出:"忘欢而后乐足,遗生而后身存。"真正的愉悦是丢掉物质享受带来的刺激,摆脱生命的欲望才会获得身体的长寿。

三、儒家养生思想

儒家养生思想主要表现在以"中庸"为准则而阐发的无太过、无不及、求中和;以仁爱为核心的修身养性、调摄精神、培养高尚道德情操,即"仁者寿";重视生活起居、饮食调和,如"食不语寝不言""八不食"等。

孔子提出"仁者寿""大德必得其寿"等观点。孔子认为有仁爱之心、道德修养高尚的人会长寿,长寿之人要修养内心。在饮食起居方面,孔子提出"食不厌精,脍不厌细"的饮食养生观点,主张养成良好的饮食习惯。针对不同年龄的人孔子还提出相应的养生方法,即"君子有三戒:少之时,血气未定,戒之在色。及其壮也,血气方刚,戒之在斗。及其老也,血气既衰,戒之在得"(《论语·季氏》)。

宋代儒家掀起知医善养之风。如宋代著名文人苏轼,提出"安"与"和"的养生观,认为一个人达到了"安"的境界,外界的一切物欲、名利等就会觉得轻如鸿毛。一个人达到"和"的境界,就会适应外界事物的变化,会感到心顺意畅,不会被物欲所扰。对待功名的态度是"可取则取,不可取则取则忘"。两宋文人不仅著书立说为后人留下了丰富的养生思想,也为后人留下了静坐、炼气、节食等一系列行之有效的养生方法。比如用涂香、佩香、食香、焚香等方法祛疫避瘟、培正念、降躁火。在日常生活中,还通过琴棋书画诗来调养情志,慰藉心灵,从而达到延年益寿的目的。

四、杂家养生思想

先秦时期吕不韦召集门客编撰的《吕氏春秋》是杂家的代表著作之一。《吕氏春秋》成书于战国末年,该书以道家思想为主体,兼收诸子百家的学说遗论,是一部博采众家学说的著作,记载了较为系统的养生思想。

书中提出,养生要效法自然。人与天地自然一体,只有顺应自然的规律,做到法天顺时,才能颐养天年。《吕氏春秋》中还提出"知本去害"的养生观点。自然界的气化生出阴与阳、寒和暑、燥与湿,四时的更改,万物的变化,既会给人带来益处,同时也会对人产生危害。自然界中的甘酸苦辛咸,五味过度会损害人的形体;喜怒忧恐哀,五种情志过度会损害人的神气;异常的寒热湿风雨雾等自然气象,则会伤害人的精气。要想获得长寿,就要从饮食、情志以及外邪等角度知其本、去其害,正如《孟春纪·本生》篇所言:"利于性则取之,害于性则舍之。"

此外,《吕氏春秋》中还提出反对禁欲和纵欲,主张适欲顺性。书中还具体描述了养生法天顺时的具体做法和相应的养生措施。

第二节　中医养生实践的形成和积累

人类在长期的生活实践中,积累了丰富的养生保健方法。

一、导引术

导引术,一种通过呼吸运动,肢体运动,意念活动相结合的养生健身运动,也是一种古老健身方法,其来源于原始的舞蹈活动。最早记载原始导引术的文献是《吕氏春秋》。《吕氏春秋·古乐》中记载:"昔阴康氏之始,阴多,滞伏而湛积,水道壅塞,不行其原,民气郁阏而滞著,筋骨瑟缩不达,故作舞以宣导之。"这种通过形体运动来调节身体机能的宣导之舞,被认为是导引术的肇始。

(一)早期导引术的兴起与实践

先秦时期,导引术作为一种医疗手段被正式载入医学典籍。《素问·异法方宜论》中记载:"中央者,其地平以湿,天地所以生万物也众。其民杂食而不劳,故其病多痿厥寒热。其治宜导引按跷,故导引按跷者,亦从中央出也。"主张通过导引、按摩的方式来治疗肌肉痿软无力的"痿证"。

西汉马王堆汉墓出土的《导引图》,描绘了44个术式,每个术式都有活动某部分肢体、缓解某一种病症的作用,说明西汉早期,导引术祛病除疾的功能性进一步加强。湖北省江陵县张家山二四七号汉墓出土的《引书》是迄今所发现的简书导引典籍中最古老的一部。它由113枚竹简组成,共3 235字,内容包含四季养生、导引术式以及病因治法三个部分,是对汉初导引术的一次梳理和总结。

东汉时期,华佗根据当时流行的导引术式,结合自己的医疗经验,模仿虎、鹿、熊、猿、鸟五种动物的形态特征和运动特点,创编了一套简便易行的仿生导引术"五禽之戏",导引术在民间得以广泛流行。

(二)导引术的内涵日益丰富

东晋葛洪将导引术运用到了生活和医疗之中,他在《抱朴子·杂应》中记载了九个导引术式的名称。虽然没有介绍具体的操作方法,但为后人研究导引术留下了珍贵的史料。

南朝陶弘景发明"长息法",这是一种通过特定口形和发音进行锻炼的呼吸方法,是调节脏腑功能的保健措施。陶弘景在《养性延命录·导引按摩篇》中还以文字的形式对华佗五禽戏进行全面介绍,为后世研究五禽戏留下珍贵的史料。

隋代巢元方的《诸病源候论》记载的治疗方法以"养生方导引法"为主,涵盖了内科、外科、妇产科、五官科、皮肤科等,开启了以练养结合的方式治疗疾病的大门,这是将导引术融入临床实践的典范。

唐代孙思邈创"黄帝内视法""迎气法""调气法""胎息法"等呼吸吐纳术。此外,孙思邈在陶弘景长息法的基础上,加入了对练习时间的选择,将其发展为"十二调气法",使其可操作性和治疗的针对性更强。

（三）导引术理论及其方法的不断发展

北宋著名道士、易学家陈抟著《先天图》《无极图》《指玄篇》(约 872—989 年间),编创陈希夷十二月坐功。这套坐式功法以一年中的二十四节气为纲,按照每个节气自然界阴阳之气的特点和人体经络气血运行的情况,进行与之相对应的导引锻炼,将坐式导引发展至新的高度。

北宋司仪郎蒲虔贯结合自身实践体会,编创"小劳术",是宋代导引术发展的重要内容。

宋代曾慥撰《道枢·众妙篇》(1136 年),最早记载了"立式八段锦"。"八段锦"这一名称最早出现在晋代葛洪的《神仙传》中,至北宋末年已非常流行。八段锦在发展过程中衍生出"文""武"两大类。"立式八段锦"就是其中的武八段,它以形体运动为主,辅以咽津、行气之法,对后世影响深远。

（四）导引术理论和技法得到确定

明清时期导引养生著作极为丰富,导引术在理论和技法方面进入定型化的阶段。

1. 五禽戏得到改进　明代医家周履靖撰《夷门广牍·赤凤髓》(1597 年),收录了"五禽图",使五禽戏首次以图像的形式得以呈现。明罗洪先的《万寿仙书》(1832 年)中,也对五禽戏进行了记载,被誉为"明本五禽戏"。"明本五禽戏"的术式动作更加简单化,在肢体运动的基础上加入了呼吸调节和意念调节,加强了锻炼效果,对动物的模仿从对"形似"的追求上升到对"神似"的追求。

2. 八段锦逐渐定型　明代高濂的《遵生八笺》(1591 年)是最早记载八段锦中"文八段"的著作。高濂不但记录了"文八段"的歌诀,还以图文并茂的形式结合图像,对每个术式进行详细的注解,"文八段"由此基本定型。"武八段"在宋代基础上进一步改进,于清代光绪年间基本定型。

3. 太极拳术的产生　明末清初,太极拳产生,它由明末清初陈王廷上承太极阴阳之理,吸取道家《黄庭经》中的导引吐纳术,结合众家拳法编创而成,外导肢体,内引气机,动静结合,为导引术的发展注入了新的力量。

二、食养

先民们在生活实践中逐渐形成"食养"思想,其中一些食养方法被历代医家传承与发扬。

（一）早期食养经验的积累

先秦时期,人们已将中药五味理论应用到食养的实践中。《周礼·天官冢宰》记载:"食医掌和王之六食、六饮、六膳、百馐、百酱、八珍之齐……以五味、五谷、五药,养其病。"西周已设置专门的营养医生来指导六饮、六膳、百馐、百酱等多方面的饮食问题,同时还结合时令,指导安排四季的饮食,管理配膳,提出饮食之宜忌与养生等。

秦汉之际,食养实践不断积累,《神农本草经》高度重视养生,服药多以长生不老为目的,尤其推崇服食矿物药。书中记载了 114 种有"耐老""增年"功效的药物。

先秦两汉时期,医家对于药食配伍功效的认识已经十分深刻,并可以将其准确运用到临床。据统计,先秦两汉简帛养生类医方中涉及药物 50 余种,包括补气方、补阴方、补阳方、阴阳双补方、延年益寿方、轻身养颜方以及房中保健方。马王堆出土的《五十二病方》中载药

200多种,其中谷、果、禽、兽、鱼等当时的一些日常食物占全书的四分之一。张仲景在《伤寒杂病论》中记载了"甘麦大枣汤""当归生姜羊肉汤""猪肤汤""百合鸡子黄汤"等十分有效的食疗方剂。

（二）食养内涵的丰富与专著的出现

南朝陶弘景在《本草经集注》中记载具有延年强身作用的药物有200多种,具有补益作用的160种。陶弘景在《神农本草经》的基础上,将果、菜、谷等食物从草药中分离出来单独列出,从食疗角度进行记载,成为后世食疗本草著作的范本。

唐代药典《新修本草》中,记载有强身延寿作用的药物235种,有健脾养胃、补肾益肝等作用的药物分别有109和116种,体现了中药对脏腑的保养调理以及对人生长发育、寿命延长的重要性。唐代孙思邈的《千金方》是集唐以前"食养""食疗"之大成的著作,奠定了食疗食养学的基础,在食疗养生史上有承前启后的作用。

唐代孟诜著《食疗本草》(713—741年)。书中收载200余条食疗方法,尤其收载了较多的动物脏器食疗方法和菌类食品的食疗作用,有些一直沿用至今。唐代昝殷著《食医心鉴》(约847—859年)也是一本食疗专著,该书主要侧重各种疾病的食物疗法,受到唐人喜粥饮食习惯的影响,书中重点论述了粥疗法。

这一时期,食物本草逐渐从药物本草中分离出来,"食养""食疗"向着更加专业化的角度发展,随着食疗专著的出现,食疗开始成为养生学中的重要组成部分。

（三）食养实践进一步发展

宋金元时期是历史上各民族文化相互融合的重要时期。饮食养生在吸收了少数民族饮食文化的基础上,更加多样化发展。

元代宫廷饮膳太医忽思慧撰《饮膳正要》(1330年),以传统养生观为根基,结合蒙古饮食习惯,同时借鉴中外食疗学的诸多成就,以未病先防、重视饮膳、调养脾胃为原则,阐述了饮食养生的理论与方法。

经历了晋唐时期炼丹术的发展后,宋金元时期,人们逐渐认识到金石药物的毒副作用,在养生中减少服用金石药物,开始侧重本草食疗的养生方法。宋代唐慎微著《经史证类备急本草》中记载数百种延缓老化的药物和单方,还列举了多则因服这些药方而长寿的实例。宋代官修方书《太平圣惠方》《圣济总录》《太平惠民和剂局方》中也记载了许多养生的验方、偏方,以及摄生保健的内容。

宋代士人注重精神享受,尤其在饮食上崇尚真味,形成士人饮食文化的氛围与特点。林洪所著《山家清供》(成书年代不详)是宋代饮食笔记的代表作,蕴含着丰富的食疗内容。《山家清供》以食养为主,不仅色香味全,还注重形式的唯美,是宋代一部独具特色的食疗文献。

（四）食养成为生活中的常态

明代重视济荒食材的收集。朱橚的《救荒本草》(1406年)记载诸多可食用的本草,书中将民间可供食用的救荒草木按实物绘图,分别记述了这些植物的名称、产地、形态、性味、有毒无毒、食用部位和加工烹调方法,是古代反映药食两用本草的代表性著作。明代散曲家王磐著《野菜谱》(约1506—1521年),记载野菜60种,简述食用野菜的形态、用法,作为救灾之用。此外,还有周履靖的《茹草编》(1597年),鲍山的《野菜博录》(1622年)等。

明代本草巨著《本草纲目》中记载有"耐老""增年"功效的药物约250种,"轻身""益

笔记栏

寿""延年"的医方约600首,同时强调了服用中药养生时的禁忌及注意事项。明代还出现了多种不同的食物本草著作,最具代表性的是姚可成的《食物本草》(约1644年),该书是我国现存内容最为丰富的食疗专著。全书收载药食两用之品1 689条。

清代记载食材的著作较为丰富。如温病学家王士雄的《随息居饮食谱》,从中医学角度对食材的性味、特性、用途等作了详解,体现了未病先防等原则。该书分水饮、谷类、调和、蔬食、果食、毛羽、鳞介七类,共330余种,丰富了饮食疗法的内容。

三、起居

起居是重要的养生方法之一。主要包括精神调摄、衣着调摄、睡眠调摄和沐浴调养等。

(一)精神调摄

魏晋时期,战乱频繁,瘟疫流行,引发了人们对生命的关注和思考。人们期望返归自然,在怡情山水中让心灵得到休憩。通过发展兴趣爱好来调节情志,如围棋、投壶、游玩、登高等休闲养生活动空前发展起来。同时,岁时节日文化活动逐渐增多,岁时节令养生也开始兴起。

宋金元时期,陈言七情学说的提出进一步推动了情志养生的发展。这一时期有许多关于人体情志养生的探讨,提醒人们重视日常生活中应避免情志过激。如:大喜、大怒、大忧、大恐、大哀等,注重调养心性。

明清时期,精神养生内容更加丰富,琴棋书画、花草鱼鸟、山川逸游、焚香操琴、笔墨纸砚、文物鉴赏等心性涵养之法,无所不包、无所不及。清代医家程国彭在《保生四要》(1732年)中提出惜精神,"养神者,应少言语,戒喜怒,轻名利,戒慎怒",只有无忠无愤,心肝宁静,才符合养生的要求。

(二)衣着调摄

古代养生强调衣着调摄,对衣服、冠带、茵褥、鞋履的材料与方式如何适应养生的需要,有诸多相关论述。如南宋周守忠的《养生类纂》(1220年)中记载:"先寒而衣,先热而解。"主张穿衣应遵循季节冷暖的变化规律,在季节变换的时候,温差变化大,不宜马上减少衣服,应逐渐加减衣物。同时书中还提及:"凡衣服、巾、帉、枕、镜,不宜与人同之。"注重衣物的洁净,不能交叉使用。

(三)睡眠调摄

古人非常重视睡眠调养。如南宋蒲虔贯在《保生要录》(成书年代不详)中提到"凡卧,自立春后至立秋前,欲东其首,立秋后至立春前,欲西其首"。南宋周守忠的《养生类纂》认为"凡眠先卧心,后卧眼,一夜当作五度反覆,常随更转"。提出睡觉前先要保持心情的平静,摒除一切杂念。为了保证睡眠质量,这一时期,出现多种不同的药枕,包括菊花枕、磁石枕、麝香枕、决明子枕等,具有祛病、延年,有助于睡眠的功效。

(四)沐浴调摄

殷商时期,人们就已经认识到个人卫生的重要性,至唐宋时期,沐浴更为普及,官宦之家、豪门望族皆有浴室。宋代已有公共浴室,以及揩背之人。宋代开始大力提倡沐浴养生。医学古籍中也记载了大量药浴疗法。北宋翰林医官院王怀隐所著《太平圣惠方》中共收载熏洗方剂163首,多为经过长期实践,行之有效的药浴方剂,可分为淋洗法、沐浴法、熨洗法、膏敷法、摩浴法等以防治疾病。

第三节　传统养生学的式微与复兴

近代以来,在西方科技文化的冲击下,包括养生学在内的中医药文化从根本上遭到质疑与否定。受西方文化的影响,饮食养生文化逐渐吸纳西方营养学知识,并逐渐融合。传统的导引术被西方体育文化取代,转化为大众体育文化运动并广泛传播。

中华人民共和国成立之初,医疗卫生状况极为落后,经过长期努力,中国医药卫生事业进入新的快速发展时期。随着生活水平的提高,养生事业重新得到重视,迎来了发展的新机遇。

一、近代养生理念的变化

近代西学东渐的文化境域中,西式文化对中国传统养生学造成一定冲击,导致传统养生学发生改变。

(一)"养生"概念的变化

自古以来,中国传统养生都是以"保养生命,使之绵长"为目的,关注个人身体的保养。鸦片战争以后,随着中国民族危机的加深,国内的仁人志士认识到国人身体素质提高与疾病预防的重要性。养生保健不再是个人的卫生问题,而是整个社会的卫生问题。卫生与国家命运息息相关,是关乎国家命运的群体事情。

19世纪,西方医学开始由经验医学向实验医学发生实质性的转变,公共卫生和社会医学的一些问题开始引起人们的重视。疾病的来源并不仅仅是源于个人不讲卫生,更是由于不卫生的社会环境所造成,西方医学更关注群体卫生。随着西方医学传入,中国传统的养生观念开始潜移默化地融入近代西方学的"卫生"观念中,从注重个人健康的传统养生,转化成注重社会群体健康的近代卫生体系中。

我国传统的养生思想中更注重精神的修养,以养性养心为目的。西方近代卫生学更注重有形身体的健康,以身体为中心,追求身体素质的提高。与此同时,随着近代医学救国论的兴起,公共卫生成为国人医学救国的主流先声,进而提出"在体格上强壮起来"的观点。认为中华民族要复兴,应当先讲究卫生,健全自己的体格。

(二)体育文化的兴起

西方体育文化作为一种西式文化传入中国,西方实用主义和自然主义的体育观对中国传统运动养生产生重要影响,中国的运动养生出现了体育化倾向。

最早传入中国的体育运动是西式的军操,后来逐渐发展为各种体育运动,包括赛马、赛船、足球、篮球、网球、田径等项目先后传入中国。西方体育作为一种西式的生活方式逐渐被中国人了解。传统体育养生开始借鉴西方科学健身知识,有意识地用西方体育科学知识阐释其功法原理,甚至开始用西方体育化程式改造传统导引术。1915年,王怀琪把八段锦改编为八段锦体操。当时的《教育杂志》中图文并茂地将八段锦体操推荐给高等小学和中学作为教材。民国初年,北京大学的蒋维乔结合中国传统养生术创编"静坐术",该功法剔除了传统体育养生术中掺杂的神秘怪异的附会,力图用近代科学知识阐释其练功原理和行功方法。1923年起,北洋政府正式启用"壬戌学制",将"体操课"改为"体育课",主张体育是一种生活方式,正式开展体育教育。

随着国际体育竞赛成为国家民族间竞争的象征,体育报道成为激发民族意识的有力工具,舆论也鼓励大众进行体育锻炼、增强身体力量,中国传统体育与西方体育文化相互借鉴,逐渐形成中国特有的体育运动强身的方法。

(三)营养学知识传入

19世纪,随着西方营养学科的建立,近代西方营养学知识传入中国。

英国医生合信(Benjamin Hobson)著《博物新编》(1855年),书中介绍了56种化学元素,为中国近代营养学的诞生作出了重要铺垫。英国人傅兰雅和中国人栾学谦合译了《化学卫生论》(1850年),该书被认为是西方近代营养科学传入中国的肇始。傅兰雅还与徐寿等人主编了我国近代科学启蒙刊物《格致汇编》(1876年),书中明确指出人体的一切消化过程均为化学反应,对近代中国的营养学起到了启蒙引导的作用。

丁福保最早将日本翻译的西方营养学知识翻译成中文传播,他相继编译了《生理卫生教科书》(1905年)、《实验卫生学讲本》(1909年)、《食物新本草》(1909年)、《身体之肥瘦法》(1910年)、《家庭新本草》(1929年)等多种书籍,对推动西方营养学知识发挥了重要的宣传作用。

郑贞文是中国20世纪前期著名的科学家、编译家和教育家,他编译的《营养化学》(1924年)揭示了近代营养科学的存在和价值。正是在他的这篇著作中,第一次将nutrition译成汉语"营养",将nutriment(s)译成汉语"营养素",这一翻译在当时属首创。同时,他也是向国人系统介绍维生素知识的第一人。

吴宪是中国近代著名生物化学家,他在蛋白质变性学说方面作出了世界性的历史贡献。他在进行中国本土化营养学研究过程中,首次将生物化学引进中国,是中国近代营养学的奠基人和生物化学的启蒙者。吴宪著《营养概论》(1928年),标志着中国近代营养学科学体系的正式成型。

营养学传入中国后,中国传统饮食养生开始从科学的角度分析营养成分,促进了饮食养生向科学化发展。

二、新时期养生热潮的兴起

1949年中华人民共和国成立以后,随着医药事业的全面发展,各种养生保健科研机构陆续建立起来,全民养生保健教育逐渐得到普及,养生学成为专门的学科得到深入发展。

(一)养生学科的建设与发展

改革开放后,中医药事业发展迎来了前所未有的创新发展机遇,随着一系列扶持发展中医药政策法律的出台和实施,有力地推动了中医药事业以及养生保健事业的进步和发展。

20世纪80年代中期以后,随着人民生活水平的提高和对养生需求的增长,一些养生方面的专著相继问世,如《中国药膳学》(1985年)、《抗衰老中药学》(1987年)、《中国食疗学》(1989年)、《实用中医保健学》(1995年)、《中医健身术》(2005年)、《医道寿养精编》(2009年)、《养生寿老集》(2012年)等,从健身、养老、名医、食疗等不同的角度论述了养生的理论、方法及实践,同时,将养生保健与康复医学结合在一起,有力地推动了养生康复临床水平的提高。

为了促进中医养生学的发展,1983年3月卫生部批准筹建"中医康复医学研究会",并于1984年12月在石家庄召开了全国性的首届康复医学学术讨论会,同时成立了3个专业委员会,即康复医学教育、康复医学工程、中医和中西医结合专业委员会。为了满足社会对中医养生康复人才的需求,国家教育委员会和国家中医药管理局于1989年首先批准原南京中医学院、北京中医学院设立中医养生康复学专业,并开始招生,组织编写了中医养生康复学系列教材——《中医养生学》(1991 年)、《中医饮食营养学》(1992 年)、《中医养生康复学概论》(1992 年)、《中医康复学》(2009 年)、《中医老年病学》(2009 年)等,以供教学之需,现已有数届毕业生服务于社会。

中医养生、康复学经过数千年的发展逐渐形成为一门新兴学科,并开始按照学科建设的要求深入发展。各地纷纷建立养生保健科研机构,如老年研究室、各类康复机构、中医养生研究室等,以全面研究和传播养生保健以及中药养生的理论和方法,有效指导人们的健康保健活动。近年来,随着现代实验研究的深入,已将养生中药的研究从传统的理论研究和临床应用扩大到现代科学实验研究,为养生中药的现代应用提供科学依据。

(二)全民健康养生体系形成

随着中国社会经济的发展和卫生服务水平的提高,人民健康状况不断改善,中华传统养生思想和方法的广泛应用在提高国民健康素养方面发挥了重要作用。中国人均寿命由 20世纪 30 年代的 35 岁、50 年代的 51 岁、80 年代的 68 岁,发展到目前的 76 岁。同时,伴随老龄化时代的到来,心脑血管、肿瘤等严重危害人民健康的重大疾病的发病率、病死率仍居高不下。政府先后出台实施《国务院关于促进健康服务业发展的若干意见》《中医药健康服务发展规划(2015—2020 年)》,为中医药在健康服务产业发展方面绘就了美好蓝图,并提供了广阔的发展空间。2019 年 7 月,国务院正式公布《关于实施健康中国行动的意见》,标志着以"健康中国战略"为顶层设计,以《"健康中国 2030"规划纲要》为行动纲领,以"健康中国行动"为推进抓手的大国国民健康保护体系全面形成。

近年来,随着健康养生热潮的兴起,人们对中医健康养生的重视程度越来越高,中医健康养生成为大家关注的焦点。养生学的发展应在系统梳理历代中华传统养生理念的精华,融会儒、释、道、医各家养生思想和方法,在"治未病"思想的指导下,通过未病先防、既病防变、病后防复的多级防控,以期为惠及民生的健康服务事业作出更大的贡献。作为新兴的产业,养生行业有着强大的生命力,它涉及食品、药物、生活用品、旅游产业等生活多个领域。尽管目前我国的中医养生保健发展也存在诸多问题,例如相关法规不健全,不少领域缺乏规范和监管等,影响了中医养生保健的健康发展。但是,国家在中医养生行业规范化发展方面不断调整政策,在政府的主导下逐渐形成行业规范和标准。中医养生保健行业未来会构成一个完整合理的产业体系,成为我国经济发展新的增长点,其产业内部也会更细化更专业,逐渐深入人心,使中医养生大放异彩。

● (甄雪燕　张文平)

复习思考题

1. 概述《黄帝内经》养生理论的主要内容。
2. 概述四时养生的专著及其主要内容。
3. 概述老年养生的代表作及主要养生思想。

第十章

伤寒学温病学的形成与发展

🖐 **学习目标**

1. 掌握伤寒学和温病学的形成和发展过程。
2. 熟悉伤寒学的学派争鸣及人痘接种术、梅毒病和麻风病的防治历史。
3. 了解伤寒学发展源流及中医药在现代传染病防控治疗史。

第一节 伤寒学的形成与发展

一、伤寒病病名概念认识的发展

"伤寒"病名最早见于《黄帝内经》。《素问·热论》说:"今夫热病者,皆伤寒之类也。"其后,《难经》《伤寒论》等中医经典著作中,皆出现了"伤寒"这一病名,张仲景《伤寒论》更是以"伤寒"为名,为最早研究伤寒之专著。何谓伤寒?如何认识伤寒这一病名?《内经》《难经》《伤寒论》诸书观点都有所差异,因而引发了中医学术史上对伤寒病病名概念认识的争论,形成了"广义伤寒说""狭义伤寒说""伤寒即热病说"等不同的观点。

(一)广义、狭义伤寒说的发展

广义的伤寒病病名,是一切外感病的总称,《难经·五十八难》说:"伤寒有几?其脉有变不?然:伤寒有五,有中风,有伤寒,有湿温,有热病,有温病,其所苦各不同。"

张仲景《伤寒论》所论广义伤寒泛指一切外感病证,清代医家陆懋修在其文集《伤寒有五论》一篇中说:"凡病之为风、为寒、为温、为热,为湿温者,古皆谓之伤寒。……更无人知温热之病本隶于《伤寒论》中,而温热之方并不在《伤寒论》外者。"认为《伤寒论》所论为广义伤寒,涵盖温病的内容在内。实际是从概念上扩大了《伤寒论》在临证治疗外感病证方面的应用范畴。书中有伤寒、中风、风温、温病等条文,说明《伤寒论》所探讨的伤寒病范畴确实包括了温病的部分,不能把伤寒与温病两者割裂开来看待。

狭义伤寒特指感受寒邪而引起的寒性外感病专名。张仲景《伤寒论》中也包括狭义伤寒的概念,王叔和《伤寒例》引古医书《阴阳大论》:"冬时严寒,万类深藏,君子固密,则不伤于寒,触冒之者,乃名伤寒耳。其伤于四时之气,皆能为病,以伤寒为毒者,以其最成杀厉之气也。"以上显然乃专指狭义伤寒。

明清温病学派医家持狭义伤寒之说,其中以清初名医叶桂为代表。《温热论》开篇第一条即提出:"辨营卫气血虽与伤寒同,若论治法,则与伤寒大异也。"温病学派医家把《伤寒论》所论伤寒病限定为狭义伤寒范畴,这样一来,便使温病学的研究得以脱离《伤寒论》研究的桎梏,走上与伤寒学研究并驾齐驱的道路。

（二）伤寒即热病说的提出

伤寒即热病,最早见于《素问·热论》"今夫热病者,皆伤寒之类也"条文。其后,唐代医家孙思邈所著《备急千金要方》曾引《小品方》说:"伤寒是雅士之辞,天行温疫是田舍间号耳。"将伤寒归于温疫热病范畴。

金代名医刘完素依据《内经》所言指出:"夫热病者,皆伤寒之类也。《内经》既直言热病者,言一身为病之热气也。"认为"伤寒"是指热病,"以至仲景直言伤寒者,言外伤之寒邪也,以分风、寒、暑、湿之所伤,主疗不同,故只言伤寒,而不通言热病也"。"伤寒"与"热病"名不同而实同,打破了以往"伤寒"是外感寒邪之病的认识。

二、伤寒病辨证体系的形成与发展

《伤寒论》确立了伤寒六经辨证体系,其方证条文也具体运用了六经辨证。然何谓六经辨证?《伤寒论》六经的实质是什么? 成为后世学者争论的焦点。

（一）六经经络说

北宋医家朱肱提出《伤寒论》三阴三阳即足之六经,即足太阳膀胱经、足阳明胃经、足少阳胆经、足太阴脾经、足少阴肾经、足厥阴肝经。并用此六条经络的循行及生理特点来解释伤寒三阴三阳病证的发生、传变与转归机理。后称伤寒三阴三阳病为"六经病""六经病机""六经辨证"。朱肱不仅用"经络说"解释单个症状发生的机理,也以之解释由多个症状组成的证候的机理。朱氏"经络说"力图阐明伤寒病证的定位问题。

（二）伤寒八纲说

南宋医家许叔微所著《伤寒百证歌》着重于八纲辨证的发挥,在八纲之中尤为重视阴阳二纲,只有辨明阴阳,才能进一步分析表里、寒热、虚实。许叔微指出:"伤寒最要辨表里虚实为先,有表实,有表虚,有里实,有里虚,有表里俱实,有表里俱虚,先辨此六者,然后用药,无不差矣。"并明确总结了表里证及寒热虚实证的辨治要点。为后世创立八纲辨证奠定了坚实的学术基础。

（三）六经气化说

清初医家张志聪从三阴三阳六经气化来认识伤寒。他强调三阴三阳病,多为六经气化为病,虽未排除经络病变的存在,但亦非仅为经络本身的病变,同样也不应不明经气。三阴三阳之气,虽有内外分布之异,但彼此上下相贯,表里相通,离合转化,阴中有阳,阳中有阴。因此,张志聪强调:"三阴三阳有出有入,有合有离,不知阴阳之经常变易,不可与论伤寒矣。"清代中期医家陈念祖推崇张志聪、张锡驹的"六经气化说",强调三阴三阳病,即六经气化为病,而非经络本身之病变。

（四）六经地面说

六经地面说为清代医家柯琴提出。

柯琴以地理作譬喻,划分六经地面。其所谓六经地面,除根据经络循行外,主要是以伤寒六经病证牵涉的范围来确定。伤寒六经是"地面",经络是"道路"。这种朴素的譬喻说明:"道路"是"地面"中的"道路",可以通达各处,但范围小,"地面"则是一大片。六经就是包括了整个人体的六块大"地面",即六个大病位。柯琴六经地面说的实质,是力求把伤寒六经病证的发生与演变,落实到具体的"地形"上,即人体形质结构上。

三、伤寒学方药研究的发展

张仲景《伤寒论》被誉为"方书之祖",全书收录医方113首,被后世视为"经方"。《伤寒论》医方研究,历代皆有发展,取得了不少成果。

（一）方证研究的形成与发展

从方证的角度研究《伤寒论》医方肇端于唐代名医孙思邈。为了厘清思路,明晓条文,用好《伤寒论》,孙思邈采取的是"方证同条、比类相附"的方法,即"以方类证"。孙思邈《千金翼方》卷第九与卷第十收录编次了《伤寒论》原文,其编次方法是将《伤寒论》的条文归属到相关的医方之下,以方为纲,以条文为目。通过方下罗列条文,来体现该方适用病证的病因病机,此为以方类证。孙思邈开方证研究《伤寒论》之先河,对后世医家影响很大,如清代医家柯琴所著《伤寒论注》亦将《伤寒论》原文依六经方证,分立篇目,重加编次而成。

（二）三纲鼎立说的形成与发展

唐代孙思邈在《千金翼方》中还提出了《伤寒论》治法大意:"不过三种:一则桂枝,二则麻黄,三则青龙,此之三方,凡疗伤寒,不出之也。"对后世影响深远。三纲鼎立说则为清初医家喻昌在前代《伤寒论》学术研究基础上提出,学术渊源于王叔和、孙思邈、方有执诸家。喻昌认为,张仲景《伤寒论》历经千余年,"大纲混于节目之中,无可寻绎,只觉其书之残缺难读"。因此,他把《伤寒论》397条条文次序全部打乱,重新编次,分为若干类。以冬月伤寒为四时外感的大纲,太阳经证为伤寒六经的大纲,风伤卫、寒伤营、风寒两伤营卫为太阳经的大纲,此即三纲鼎立之说。

宋以后,研究《伤寒论》方的医家大量涌现。后世将善于使用仲景方治疗疾病的医家概称为"经方家"。其余皆为"时方",促进了"经方学派"的兴起。

四、伤寒学研究的学派争鸣

自明代方有执倡言错简重订论,开启了明清伤寒学派医家的学术争鸣,在伤寒学派内部形成了不同的派系,从而促进了伤寒学派的发展,影响较大的有错简重订派、维护旧派、辨证论治派。

（一）错简重订派的兴起

错简重订派认为世传本《伤寒论》有错简,明代方有执首先提出考订重辑《伤寒论》的主张,削去《伤寒例》,合《辨脉》《平脉》改置书末,对六经证治诸篇大加改订。清初医家喻昌赞同方有执错简重订的观点,驳斥王叔和所整理的《伤寒论》本子,批评成无己的《注解伤寒论》,而著《尚论张仲景伤寒论重编三百九十七法》。主张错简重订的医家还有张璐、吴仪洛、吴谦、程应旄、章楠、周扬俊、黄元御等人。错简重订派医家思想活跃,不囿于旧说,有一定创新精神,为伤寒研究注入了新风。

（二）维护旧论派的争鸣

维护旧论派是指主张维护世传《伤寒论》旧本内容的完整性和权威性的众多医家。同讥讽王叔和、批评成无己的错简重订派医家相反。对王叔和编次《伤寒论》与成无己首注《伤寒论》持基本肯定和褒扬的态度。认为王叔和编次仍为长沙之旧,不必改弦更张;而成无己的注释,不仅未曲解仲景之说,其引经析奥,实为诸家所不胜。主张仿照治经学的章句法进行注释。维护旧论派的代表医家有张遂辰、张志聪、张锡驹、陈念祖等。

（三）辨证论治派的成就

明清伤寒学派医家中,部分医家着眼于对《伤寒论》辨证论治规律进行探讨与发挥,他们对错简重订和维护旧论的观点均持反对意见,认为应当在发扬仲景心法方面下功夫,形成了伤寒学派中的辨证论治派。辨证论治派又可分为以方类证、以法类证、分经审证三派。以方类证派源于唐代孙思邈的方证同条、比类相附,以柯琴、徐大椿《伤寒论类方》为代表。以法类证派医家以清代钱潢著《伤寒论证治发明溯源集》、尤怡著《伤寒贯珠集》为代表。分经审证派以清代医家陈念祖、包诚为代表。

明清时代的错简重订、维护旧论、辨证论治三大伤寒学派推动了伤寒学术研究的发展,反映了伤寒学派的学术争鸣。

第二节　温病学的发展

中医学所讲的温病学是多种外感急性热病的总称,包括传染性和非传染性两大类。历代医家通过长期的实践观察和研究,发现温病在病因、病机和临床表现等方面具有共同的特点和独特的规律,逐步总结出一套完整的理论体系和诊治方法,从而形成了温病学。

一、温病学形成与发展

（一）寒温理论并存

对于温病的认识,可追溯至先秦两汉时期。"温病"一词,首见于《素问·六元正纪大论》中"民疠温病"。《素问·生气通天论》有"冬伤于寒,春必病温"的论断。《素问·评热病论》曰:"有病温者,汗出辄复热,而脉躁疾,不为汗衰,狂言不能食。"这些论述表明,先秦两汉时期已认识到存在一类性质属"温"的外感热病。其后,《难经·五十八难》明确提出温病名称,并对后世温病分类的思想有所启发。而张仲景对温病有较为明确的论述。《伤寒论》第6条中指出:"太阳病,发热而渴,不恶寒者,为温病。"同时创用清热诸方,如《金匮要略》中用白虎加人参汤治疗太阳中暍证等,为后世温病治疗学的发展奠定了一定基础。

晋唐时期,医学著作中有关温病的讨论更多。晋代王叔和以《内经》论述为基础,于温病、暑病之外,更提出了温疟、风温、温毒、温疫等病名。葛洪《肘后救卒方》列有"治伤寒时气温病方"专篇,记载了不少有关温病、疫病的内容,然仍沿用仲景之说,将伤寒、时行、温疫"总名伤寒"。葛洪第一次明确提出"疠气"为温病的病因:"其年岁中有疠气,兼挟鬼毒相注,名为温病。"较秦汉时期的病因说有了明显的进步。尤其强调了"疫病温毒"的传染性,并指出此类疾病患者死亡之后仍有感发。隋代巢元方主编的《诸病源候论》,列举温病诸候凡三十四论、疫疠病诸候凡三论,以及疟病、黄病等病候,对温病认识的广度和深度超过了前代。该书就温病病因提出了"乖戾之气"的概念,明确揭示温病具有"转相染易"的发病特点,对后世温病学说的形成与发展影响深远。唐代的《千金方》《外台秘要》更收录了相当数量的温病防治方法,为后世温病治疗学所吸收或借鉴。如《备急千金要方》中记载的犀角地黄汤,至今仍是温病治疗中凉血散血的代表方剂。

战国至隋唐,有关温病的记载散见于各代医著中,对温病的认识也在积累中日益丰富,但尚未脱离伤寒的范畴,治疗用药仍以辛温为主。这一时期通常被称为温病学发展的萌芽阶段,寒温理论并存。

(二)温病学的独立与发展

1.温病学的独立　宋金元时期,医家对温病的认识趋于深化。宋代庞安时认为伤寒和温病的病因不同,"寒毒"是广义伤寒的病因,而天行温病则由"异气"引起。并提出伤寒与温病治法大异。鉴于温病和伤寒的病因和治法均不相同,庞安时主张把温病和伤寒区分开来,这是对温病学的一大发展,开后世寒温分治之先声。

郭雍《伤寒补亡论》称:"冬伤于寒,至春发者,谓之温病;冬不伤寒,而春自感风寒温气而病者,亦谓之温。"为后世温病学中新感、伏邪说之导源。金代刘完素倡"六气皆从火化"之说,提出"六经传受,自浅至深,皆是热证"的观点,力主以寒凉清热之法治疗外感热病,这是温病学发展史上一重要转折。刘完素治疗外感热病所创之双解散、防风通圣散、六一散等后世均称名方。刘完素亦被誉为温病学说的奠基人之一。

首先提出温病应从伤寒体系中分化出来的医学家为元末明初的王履。王履(约1332—1391年),字安道,号畸叟,又号抱独山人,昆山(今江苏昆山)人。王履在其著作《医经溯洄集》中系统地从概念、发病机制和治疗原则上把温病和伤寒明确予以区别。首先为温病正名,指出"夫惟世以温病混称伤寒……以用温热之药。若此者,因名乱实,而戕人之生,名其可不正乎?"明确指出"温病不得混称伤寒……绝不可以伤寒六经诸方通治"。认为温病的病机多为里热郁表所致,与伤寒的发病机制迥然不同。伤寒初起,寒邪在表,闭束皮毛,故见发热恶寒,口不渴,脉必浮紧;温病为怫热自内外达,郁闭于腠理,故见发热而渴、不恶寒,脉多在肌肉之分而不甚浮,且右手反盛于左手。伤寒在表,非辛甘温之剂不足以散之,故当用麻黄汤、桂枝汤;温病之表,乃为里热邪外达,故非辛凉或苦寒或酸苦之剂不足以解之,当用双解散、防风通圣散等。首次明确、系统地把伤寒和温病进行了严格的区分,是温病学开始从伤寒学体系中分离的重要标志。

宋金元时期,温病学在概念、治法、方药等方面均取得重大发展,许多医学家立新论、创新法、创新方,使温病学逐渐从外感伤寒中分化出来,为日后温病学体系的形成打下了基础。由此开始,温病学进入独立发展时期。

2.温病学体系的形成　温病体系的形成,是在宋金元数百年对温病的理论思考和临床实践,经过明清医家的总结和提炼,凝结成新的理论成果。明清众多医家从基础理论、诊断和治疗方法等方面,对温病学展开了广泛深入的研究,建立了温病学的辨证论治体系。如明末吴有性,清代叶桂、吴瑭、薛雪、王士雄等人,分别从不同角度,为温病学说的发展和成熟,作出了杰出贡献,他们是温病学派的代表医家。

吴有性(约1580—1660年)字又可,江苏吴县人。吴氏是一位民间医生,生活于晚明战乱大疫之年,他在疫区通过亲身观察和诊病施药,结合大量的实践经验,在继承前人温病论述的基础上,提出了新的卓见,于崇祯十五年(1642年)撰成《温疫论》,为后世温病学说的发展和系统化奠定了基础。

《温疫论》对温病学的主要贡献:

(1)创立戾气之说:作者强调指出:"温疫之为病,非风、非寒、非暑、非湿,乃天地间别有一种异气所感。"戾气有杂气、疫气、异气、疠气等别称,含义虽略有差异,然均为自然界客观存在的一类特殊致病因素,与前人所谓六气、时气、伏气、瘴气等有质的区别。此说脱出了传统"六气病因说"的窠臼。

（2）创造性地阐述了疫病的发病特点、感染途径和传染规律：提出"戾气"通过口鼻侵犯人体，突破了前人"外邪伤人皆从皮毛而入"的观点；他还指出，温疫有强烈的传染性，不同种类的戾气会选择性地侵犯某些生物种群或人的特定器官，造成特异性疾病；同时指出人类的疫情和禽兽的瘟疫由不同戾气所引起，致病各有特异，"然牛病而羊不病，鸡病而鸭不病，人病而禽兽不病，究其所伤不同，因其气各异也"，"有是气则有是病"；还认为，疫病侵袭人体，与正气盛衰、病邪毒力强弱有关。他还敏锐地观察到很多外科疾患也由戾气所致："疔疮、发背、痈疽、丹毒与夫发斑、痘疹之类……实非火也，亦杂气之所为耳"。

（3）创立了一些独特的治疗温疫的原则：如他的重要论述有"客邪贵乎早逐"，主张温疫早期应用下法，必要时可反复应用。温疫初起，不用解表，亦不用双解，而采用"开达膜原"之法，自创名方达原饮，为后世医家所重。他关于"伤寒初起，以发表为主；时疫初起，以疏利为主"的观点，也别开生面。吴有性甚至设想，若能了解戾气的实质，从而发现反制此气的特殊物质，就有可能找到"一病一药"的特效方法。戾气是物质性的，其导致的疾病同样可用物质的药物治愈。他说："气即是物，物即是气。知气可以制物，则知物之可以制气矣……能知以物制气，一病只有一药之到病已。"这一认识得到后世医家的认可。

吴有性《温疫论》在细菌及其他致病微生物被人类发现之前约200年，对疫病的主要特点作了细致的分析和描述，突破性地提出了温疫治法不同于伤寒，对邪气的性质、入侵的途径、侵犯的部位、传染力的强弱、传变的方式、具体的治法等都有明确的阐述，对"温""瘟""热""疫"四字的考证，也给后世很大启发。《四库全书总目提要》称此书撰成后，"瘟疫一证，始有绳墨之可守，亦可谓有功于世矣"。《温疫论》的问世，标志着温病学说的形成。同时，《温疫论》也有其局限性，如书中把温病等同于瘟疫难免不妥。温病范围广，包括了多种感染性疾病及多种传染病，但并非所有的温病都具有传染性，只有传染性强烈者才称为瘟疫，瘟疫当包括在温病的范围之内。

叶桂（1667—1746年）字天士，号香岩，江苏吴县人，出身于世医之家。他不囿家学，在10年时间内，博采众长，曾先后师从17位名医，最终成为一代医学大家。顾景文、华岫云等名医均出自他的门下，吴瑭、王士雄、章楠等名家亦私淑于叶氏。叶氏终生忙于诊务，无暇著书，晚年由学生顾景文据其口授，整理成《温热论》。另有《临证指南医案》《叶天士医案》等，也是由其学生、门徒整理编撰而成。叶桂治学严谨，对仲景学说主张"师古而不泥古"，在六经辨证模型基础上，结合具体临床实践，认真分析研究温病的传染途径、发病部位及其特点，提出了独特的卫气营血辨证纲领。叶桂的创新之举及其丰富的学术思想和经验，使其成为温病学派的奠基人之一。

《温热论》是温病学发展史上的力作，其主要成就有：

（1）阐明了温病的发生、发展规律及其与伤寒的区别：叶氏指出："温邪上受，首先犯肺，逆传心包。肺主气属卫，心主血属营"。明确了温病的病因是温热之邪，而不是风寒之邪。其感受途径是口鼻清窍，而不是由表入里，循六经而传变，这种"温邪上受"说与吴有性"邪从口鼻而入"的观点一脉相承。温病传变规律，其顺传以卫、气、营、血为序，直陷心包直接入营为逆传。叶氏对温病病因、感邪途径、发病部位和传变趋势作了简要概述，把温病与伤寒截然区分开来。

（2）创立卫气营血辨证论治纲领：叶氏提出"大凡看法，卫之后方言气，营之后方言血"的新理论,指明了温病的传变规律,根据病变浅深轻重划分"卫、气、营、血"四个阶段。由此确立了温病辨证论治的总纲和治疗大法:"在卫汗之可也,到气才可清气,入营犹可透热转气……入血就恐耗血动血,直须凉血散血。"在这一施治纲领指导下,建立起相应的诊治要点和用药法则。

(3) 发展了温病的诊断和治疗方法:叶氏在察舌、验齿、辨斑疹、白㾦等方面作了大量阐发,见解独到,成就突出,多为前人所未论及。他抓住温病的一些特殊表现,更容易准确地把握疾病的发展阶段及变化特征,具有较高的实用价值,有效地指导了温热病的辨证治疗。在温病不同阶段,叶氏确立了不同类型的治疗原则:邪在卫分,主张在表宜用辛凉轻剂;进入血分,强调凉血与散血并举;对于湿热,主张清热与祛湿兼顾,分消其势,如此则病势易解。他如"通阳不在温,而在利小便","救阴不在血,而在津与汗"等治疗原则,亦属别开蹊径。

吴瑭(1758—1836 年),字鞠通,江苏淮阴人。19 岁时,因父病家贫,遂弃举子业,边在京师做佣工,边发奋刻苦攻医。4 年后其侄因温病死于误治,始注重温病。吴氏勤奋好学,精研《内经》《难经》《伤寒杂病论》等典籍,他崇尚仲景,近则师承叶桂,又学习刘完素、王履、吴有性、喻昌等诸家论述。他一生经历多次温热病大流行,亲眼看见大规模的死亡,有刻骨铭心之痛。他采辑历代名贤著述,取精用宏,结合自己的临床治验和心得体会,于嘉庆三年(1798 年)撰成《温病条辨》。吴氏将温病分为九种:风温、温热、温疫、温毒、暑温、湿温、秋燥、冬温、温疟,温疫乃其中之一,具有强烈传染性,由此确定了温病学说的研究范围。书中以心肺、脾胃、肝肾划分上、中、下三焦,对温病传变规律进行了新的概括。吴氏认为,使用三焦理论,既可体现温病由上而下相传的要点,又可对疾病由浅入深定位,便于把握和预测。吴氏对三焦治法别具慧心,提出治上焦如羽、治中焦如衡、治下焦如权的学术观点,并确定温病的治疗原则为清络、清营、育阴。他在温病不同阶段使用的处方亦颇具匠心:在卫用银翘散、桑菊饮;入气服白虎汤、承气汤;在营施清营汤、清宫汤;入血则饮犀角地黄汤。他创立的一系列方剂诸如桑菊饮、银翘散、羚翘解毒丸等,至今仍是临床的常用方剂。他创建的三焦辨证体系,把温病传变与脏腑病机联系起来,补充和完善了叶桂的卫气营血辨证。两者的辨证方法,一纵一横,相得益彰,为温病学说的理、法、方、药系统化作出了突出贡献。

薛雪(1681—1770 年),字生白,号一瓢,江苏吴县人。薛氏出身于书香世家,自幼习诗文,工画兰,善拳勇,多才多艺,有多种诗文笔记传世。他特立独行,淡泊名利,两征鸿博均不就。又精于医学,慧眼卓识,尤擅长湿热病的研究和治疗,在当时享有很高的声望。撰《湿热条辨》(撰写年代不详),此书为湿热病专著,针对湿热病的病因、病位、病机、病证、传变、证候分型及治法方药,条分缕析,进行了全面阐述,补充了叶桂未论及的湿热病辨治内容,从临床和理论两方面把湿热病研究推向了一个新的阶段。原书分 35 条辨析湿热病的病因病机,提出了辨证论治要领,阐述了湿热病的各种临床表现、变化特点及诊治法则。他指出,湿热之邪从口鼻而入,多由阳明、太阴两经表里相传;湿热病的轻重与脾胃功能的盛衰密切相关。薛氏卓有成效的探讨,加深了人们对湿热病的认识,也极大地促进了温病学的发展与成熟。

王士雄(1808—1867 年),字孟英,号半痴山人,浙江海宁人。他出生于医学世家,曾祖父为名医王学权。王氏少年时即潜心习医,手不释卷,其书斋曰"潜斋"。他勤于实践,临证屡起沉疴。王氏著述颇丰,著有《霍乱论》和《温热经纬》等。《霍乱论》对霍乱的病因、病机、辨证、防治等问题进行了系统论述,指出时疫霍乱多由饮水恶浊所致,故应采取疏通河道、广凿井泉等卫生预防措施。《温热经纬》成书于咸丰二年(1852年),此书集温病学说之大成,"以轩岐仲景之文为经,叶薛诸家之辨为纬",博采《内经》《伤寒论》、叶桂、薛雪、余霖、陈平伯等有关温病的论述,以按语方式表达自己的观点。他对暑邪的认识颇有独到之处,对伏气温病也有深入认识,将温病分成新感和伏邪两类,强调两者的不同。原书资料丰富,汇编了有关温病学说的论述,是诊治温病的重要临床参考书。

叶桂、薛雪、吴瑭、王士雄,被后世称为温病四大家。除此之外,清代尚有许多医家对温病学的发展作出了贡献。例如喻昌《尚论篇》提出瘟疫以三焦病变定位,辟秽解毒为主治疗的三焦分治原则,并对燥邪为病的病机和治疗作了较深入的论述,将《内经》"秋伤于湿",修订为"秋伤于燥",创制了治疗燥热伤肺证的清燥救肺汤。戴天章《广温疫论》、杨璿《伤寒瘟疫条辨》、余霖《疫疹一得》等,都对温疫的病因、病机、诊断方法和辨证论治作出了补充和发展,并创制许多行之有效的方剂。陈平伯《外感温病篇》、柳宝诒《温热逢源》、雷丰《时病论》、俞肇源《通俗伤寒论》等亦从不同方面丰富了温病学的内容。

温病学说是明清医家根据时代特点,实事求是,勇于创新的伟大成果,它与伤寒学说互为补充,使得中医学对外感热病的理论、诊断与防治向着更为完善的方向发展。

(三)温病学的发展和提高

辛亥革命到1949年中华人民共和国成立前,温病学和中医其他学科一样,经历了一段艰难曲折的发展道路,但此时仍有很多医家坚持中医,不断探索温病学的发展。其中作出较大贡献的有:何廉臣善治外感热病,著《重订广温热论》,将温疫学说与叶桂为代表的温热学说相融合,理论深透详明,尤其对伏气温病见解独特。张锡纯治疗温病颇有心得,善于组方创新,味少而力专,力图沟通中西医学,撰写《医学衷中参西录》,书中载有许多自拟的治疗温病的方剂和案例,对温病学贡献颇多。吴锡璜撰写《中西温热串解》《八大传染病讲义》,其治温病注意阐明机理,重视诊断,用药注意辨证,对继承和整理温病学说起到一定作用。此外,丁甘仁《喉痧证治概要》《孟河丁氏医案》,对喉科,尤其是烂喉痧的治疗独具心得。

这一时期,为了中医事业的生存和发展,中医界创办中医学校和中医学刊物之风兴起,并将温病学作为主干课程,列入中医教育,促进了温病学的发展。

中华人民共和国成立后,温病学的理论和经验得以不断发展和提高。

多年来广泛开展温病理论的研究,利用现代科学对温病学理论进行研究,例如对舌诊的研究,对致病微生物与温邪之间的联系以及卫气营血病机的实质研究,促进了温病理论的发展。并运用温病学的理论和经验防治急性传染性疾病、急性感染性疾病及危害人民健康的常见病、多发病,取得一定疗效。1954—1956年,我国部分地区流行性乙型脑炎流行,石家庄中医界运用温病学理论和方法进行治疗,取得显著疗效,其经验迅速推广全国。2003年,中医药在抗击严重急性呼吸综合征中作出突出贡献。大量的临证实践证明,温病学的理论和经验,在防治传染病、急性感染性疾病方面具有独特疗效。

中医高等院校成立以来,温病学被列为高等中医教育的必修课、主干课。设置温病学教研室,编写了多版本多层次的《温病学》教材,使温病学的系统性、规范性和科学性不断提高。1978年以来,部分中医院校先后招收温病学硕士和博士研究生,使学科教育水平向更高层次发展。

二、人痘接种术的发明与天花病的预防

　　天花是一种烈性传染病,在历史上给人类造成了巨大伤亡(图 10-1)。公元 3 世纪,天花因战争而传入中国,葛洪《肘后救卒方》称之为"虏疮"。明清时我国的人痘接种法成为对其预防的最有效措施。中国何时开始种痘,其说不一。朱纯嘏《痘疹定论》(1713 年)提出宋真宗时峨眉山人为丞相王旦之子种痘成功,但较为确凿的资料是雍正五年(1727 年)俞茂鲲的《痘科金镜赋集解》,记载明代隆庆年间宁国府太平县有"种花者",并

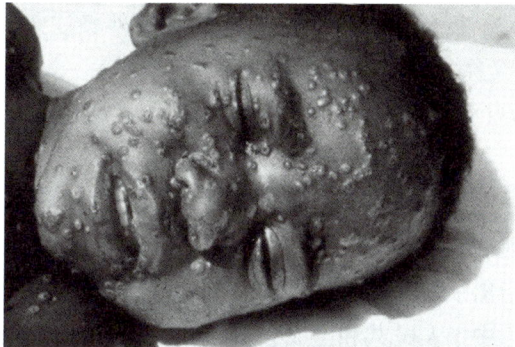

图 10-1　天花病患者图

有张琰《种痘新书》(1741 年)的旁证支持。也有学者认为,中国人痘接种术的发明最晚在明代隆庆年间(1567—1572 年)。

　　人痘接种术也受到清代统治者的重视,据康熙皇帝亲撰的《庭训格言》中记载:"国初,人多畏出痘,至朕得种痘方,诸子女及尔等子女,皆以种痘得无恙。今边外四十九旗及喀尔喀诸蕃,俱命种痘,凡所种皆得善愈。尝记,初种痘时,年老人尚以为怪,朕坚意为之,遂全此千万人之生者,岂偶然耶。"据说康熙为预防天花曾极力推广人痘接种术,还特地派人到江西寻访有专业痘疹兼种痘技术的医师朱纯嘏(1634—1718 年),并召之进京入宫,为皇室子孙及皇亲国戚大臣子女接种人痘,后朱氏因此而被授予太医院御医,并受康熙之命,赴边外为满蒙王公大臣子孙种人痘,都取得了很好的效果。康熙的做法,使之前猖狂流行的天花得到了有效的控制和预防。

　　乾隆年间的《医宗金鉴》也有《幼科种痘心法要旨》1 卷,可见清代种痘术在全国范围内得到普及推广。据《痘疹定论》记载,朱纯瑕、张璐的《张氏医通》及《医宗金鉴》记载的人痘接种法共有四种:①痘衣法;②痘浆法;③旱苗法;④水苗法。痘浆法、旱苗法、水苗法从应用途径而言称之为鼻苗法,从痘浆或痘痂的处理方法上讲又称为"生苗法",这种方法出现症状较重,有一定的危险性。后来医者把患儿痘痂研粉称为种苗,递相传种,精加选炼,从此毒性减轻,更加安全,谓之"熟苗"。经过选择培养的苗种又称为"丹苗",据载,当时成功率可达 95% 以上。

　　人痘接种术的预防效果,很快引起世界其他国家的注意与仿效。顺治九年(1652 年),此接种术由戴曼公传至日本。康熙二十七年(1688 年),俄罗斯派人到中国学习痘医。康熙六十年(1721 年),人痘接种术传入英国,接着又传至欧洲大陆,尔后又传到美洲。乾隆五十五年(1790 年),人痘接种术传入朝鲜。18 世纪末,在中国人痘术的基础上,英国人琴纳发明了牛痘术,并将其推广到欧洲乃至全世界,为人类消灭天花作出了巨大贡献。

　　人痘接种术是我国的伟大创造,有着重要的历史意义,它不仅是牛痘发明前预防天花的有效方法,更重要的是它成为人工免疫法的先驱。18 世纪,法国的大思想家伏尔泰在其名著《哲学通信》中高度评价了人痘接种术,他热情洋溢地写道:"我听说一百年来中国人就有

这种习惯,这是被认为全世界最聪明、最讲礼貌的一个民族的伟大先例和榜样。"人痘接种术无疑是世界医学史上最辉煌的篇章之一。

三、梅毒病的防治

梅毒大约于 15 世纪或稍前从国外经广东传入我国,最初称为"广疮"。因其外观似杨梅,又称"杨梅疮""杨梅结毒""花柳病"等。最早的梅毒病专著是陈司成的《霉疮秘录》(1632 年)。本书认识到此病主要由性接触传染,还有直接传染、间接传染和遗传。书中记述了不同阶段的临床症状,提出了采用丹砂、雄黄等含砷的药品进行治疗,是世界医学史上最早应用砷剂治疗梅毒的记载。书中还同时述及梅毒的预防方法。《外科正宗》也对梅毒的病因病机、临床表现和治疗进行了详细的阐述。《疡科心得集》《医宗金鉴·外科心法要诀》则指出汞剂治疗会引毒内陷,日后危害深重。

中华人民共和国成立后,采取了一些防治梅毒的举措。1959 年,我国基本消灭了梅毒。近些年来,由于性病死灰复燃,梅毒又有发现。

四、麻风病的防治

麻风病,古称"疠""疠""疠风""大风"。我国关于麻风的记载至少可追溯到 3 000 多年前。麻风一词首次出现于宋代王怀隐《太平圣惠方》。隋代巢元方所著《诸病源候论》对麻风的病因和症状作了详细描述:"大风病皆从风湿冷得之……八方之风皆能为邪,邪客于经络久而不去,与血气相干则使荣卫不和,淫邪散溢,故面色败,皮肤伤,鼻柱坏,须眉落。"在"诸癞候"一节中,详述了麻风的各种临床表现,"初觉皮肤麻木不仁或淫淫苦痒如虫行……眉睫坠落,鼻柱崩倒,肢节坠落"。

唐代孙思邈在《备急千金要方》提出了麻风病的病因和症状,且不畏被传染的风险,对麻风病患者精心收治,所体现出的高尚医德,难能可贵。元代朱震亨对麻风的病因病机、症状作了论述。

南宋时产自南洋诸国的大枫子油已输入我国,用于麻风的治疗。在福建、广东一带广用的"白玉蟾治麻风方"其主要成分即大枫子油,而且医生们也知道须经数年服用大枫子油方能见效,这与临床实际情况相符。

最早的麻风病专著是沈之问撰著的《解围元薮》(1550 年),此书经其祖孙三代相继努力而成。书中着重论述麻风的传染性与预防方法,记载了较丰富的防治方药。如介绍大枫子治疗麻风病,纠正了以往认为多服大枫子将致失明的误解。

明代薛己的《疠疡机要》(1529 年)也是较早论述麻风病的专著,书中论述麻风的本证、变证、兼证、类证的证治与方药,并有验案介绍。清代肖晓亭《疯门全书》(1796 年)除全面阐述麻风病的证治要诀,特别指出本病是一种严重的传染病,并强调预防的重要性。

中华人民共和国成立后,高度重视麻风病防治工作,国家开始有组织、有计划、大规模地开展麻风防治工作。从中央到地方,组成了万余人的防治、科研队伍,建立了千余所麻风院、村、所、站,制定和及时调整了防治方针。麻风病在绝大部分省份基本消灭。

五、中医药在现代传染病防控诊治的成就

中华人民共和国成立后,高度重视麻风病防治工作,国家开始有组织、有计划、大规模地开展麻风防治工作。从中央到地方,组成了万余人的防治、科研队伍,建立了千余所麻风院、

村、所、站,制定和及时调整了防治方针。麻风病在绝大部分省份基本消灭。除了以上几种温病之外,中医药在流行性乙型脑炎、疟疾、血吸虫病、手足口病、严重急性呼吸综合征、新型冠状病毒肺炎、流行性感冒等现代传染病防控方面,均取得一定的成就。

（一）流行性乙型脑炎的防治

流行性乙型脑炎(简称乙脑),是由乙脑病毒经蚊子传播而引起的一种人畜共患疾病,在人或动物间传播。乙脑属于中医"温病"中"暑温"的范畴。根据发病节气、以发热为主症且具有强烈传染性的特点,其传变符合温病学卫气营血的传变规律。

乙脑在我国流行已有较长的历史。1939 年,我国医学界首次分离出乙脑病毒。1950 年有 12 个省市报告乙脑,1959 年已达 25 个省、自治区、直辖市。1954 年,河北省石家庄发生乙脑大流行,中医界在温病学理论指导下用中药治疗,34 名乙脑患者无 1 例死亡。原卫生部非常重视,先后两次派出专家考察团到石家庄进行实地考察。1955 年 9 月,原卫生部确认中医治疗乙脑的显著疗效,推行全国。同年夏,北京市再次出现乙脑疫情,运用温病学理论进行治疗,取得显著疗效,再次用事实证明中医治疗乙脑疗效的可靠性。1966 年、1967 年、1971 年再次出现流行高峰,1973 年后乙脑发病率逐渐下降。

中西医结合治疗乙脑的重要实践打破了传统观念的束缚,实现了乙脑救治方法的突破和创新,促进了中医学的继承和发展,为世界医学的发展作出了贡献。

（二）疟疾的防治

疟疾是经按蚊叮咬或输入带疟原虫者的血液而感染疟原虫所引起的虫媒传染病。疟疾曾是一种严重危害人类生命健康的世界性流行病。

疟疾历史悠久,在殷商时代也已出现对疟疾的记载,甲骨文中已有"疟"字。东汉许慎《说文解字》:"瘧,热寒休作"。"疟疾"作为病名首见于《黄帝内经》。《素问·疟论》曰:"疟之始发也,先起于毫毛,伸欠乃作,寒栗鼓颔,腰脊俱痛,寒去则内外皆热,头痛如破,渴欲冷饮"。对疟疾的临床表现描述颇为详细。历代医家在临证实践中积累了多种治疗疟疾的方药。《神农本草经》有记载治疗疟疾的药方,书中记载:"常山味苦寒,主治伤寒、寒热、热发温疟……"。东汉葛洪《肘后救卒方》总结出多种治疗疟疾的药方。"治寒热诸疟方"中首次提到用青蒿治疗疟疾,"青蒿一握,以水二升渍,绞取汁,尽服之"。唐代王焘《外台秘要》记载多种治疟药方,其中"温疟方五首"记载了常山治疗疟疾。明代李时珍《本草纲目》记载多个治疗疟疾的药物,如青蒿、律草、苍耳子等。张介宾《景岳全书》用烟草预防疟疾。清代,产自南美洲的"金鸡纳霜"传入中国。康熙皇帝患疟疾,外治不愈,传教士献上"金鸡纳药",治愈康熙皇帝的疟疾。后来,从金鸡纳中提取有效成分制成的奎宁用于疟疾的治疗。民国时期,由于人体产生了耐药性,奎宁的抗疟作用大大降低,而在二战期间研究的化学合成药物氯喹也开始产生耐药性。

中华人民共和国成立后,全国积极开展疟疾的防治工作,发病率显著下降。20 世纪 70 年代,屠呦呦带领团队从青蒿中分离出青蒿素,随后开发出一系列抗疟药物,成为当今世界的抗疟主流药物,为人类健康事业作出了重大贡献。2015 年屠呦呦获得诺贝尔生理学或医学奖。

2021 年 6 月 30 日,世界卫生组织(WHO)宣布,中国获得消除疟疾认证。"中国由此成为全球第 40 个获得该认证的国家,同时也是西太平洋地区 30 多年来第一个消除疟疾的国家。"世界卫生组织在其网站上给予了高度的评价:中国疟疾感染病例由 20 世纪 40 年代的

3 000万减少至零,这是一项了不起的壮举。与此同时,世界卫生组织还将中国多年来探索总结出来的疟疾报告、调查和处置的"1-3-7"工作模式(即1天内进行病例报告,3天内完成病例复核和流调,7天内开展疫点调查和处置),正式写入世卫组织的技术文件并向全球推广。

(三)血吸虫病的防治

血吸虫病在我国流行已有2 000多年的历史。本病属中医"臌胀""水蛊""蛊胀"、"水毒""积聚"范畴。历代医著对本病多有描述。隋代巢元方《诸病源候论》有记载,"江南有射工毒虫,夏时在水中,人行水上及以水洗浴,或因大雨潦时,仍逐水便流入人家。或遇道上牛马等迹内即停住。初得此病如伤寒,或似中毒"。《医宗必读》指出:"鼓胀者,中空无物,腹皮绷急,多病于气也;蛊胀者中实有物,腹形充大,非虫即血也"。说明我国古代医家对血吸虫病的病因、流行季节和传播途径已经有了深刻认识。

血吸虫病是人畜共患病,在我国主要流行于长江两岸及长江以南地区。中华人民共和国成立前,血吸虫病严重危害广大人民群众的身体健康。新中国成立初期流行范围波及12个省、自治区、直辖市的348个县(市、区)。1950年,毛泽东发出"一定要消灭血吸虫病"的号召。1955年11月在上海召开了第一次全国防治血吸虫病工作会议,确定了"加强领导,全面规划,依靠互助合作,组织中西医力量,积极防治,七年消灭"的血吸虫病防治工作方针。党和政府坚持预防为主、中西医结合、因地制宜、综合治理、科学防治,并采取了多种有效措施,如积极治疗病人病畜、改水改厕、灭螺防螺等综合措施。中医学认为血吸虫病由虫毒侵袭、虫结于血中所致。急性期多为肺肠或肝胆受累,治法以驱虫为主,兼清解湿热疫毒。慢性期多为肝脾受损、积聚痞块,有兼证者,先治兼症,后治主症。辨证施治过程中以杀虫、解蛊毒为其根本。同时,从全国献出的1 000余药方中甄选出部分验方加以推广。血吸虫病的流行得到控制,血吸虫病防治工作取得了显著成就。此外,中医药在血吸虫肝病的防治上也积累了丰富的经验。

(四)手足口病的防治

手足口病是全球性传染病,世界大部分地区均有此病流行的报道。1957年新西兰首次报道,1958年分离出柯萨奇病毒,1959年提出HFMD命名。手足口病属中医"温病""湿毒""时疫""口疮"等范畴,具有一定的流行性、传染性。

我国自20世纪80年代开始出现该病的相关报道,发病率呈逐年增加,每年都有相关暴发性流行的相关报道。全国各个地区都有发病,且以沿海地区高发,也常有死亡病例报道。西医学认为该病主要由病毒引起,包括Cox A16病毒和EV 71病毒。

随着对中医药认识的不断深入,中医药治疗小儿手足口病积累了丰富的经验,根据不同的中医证型给予中医药。目前,一般将手足口病分为普通型(脾肺湿热证)治以清热解毒、化湿透邪为主,重型(湿热动风证)治以解毒化湿、息风定惊为主,危重型(厥、脱证)治以解毒开窍、益气固脱、回阳救逆为主,恢复期(气阴不足、余邪未尽)治以益气养阴,化湿通络为主。此外,尚有单方验方、中成药、中医外治等行之有效的方法。

(五)严重急性呼吸综合征的防治

严重急性呼吸综合征(SARS),曾称传染性非典型肺炎。以高热、咳嗽、气喘为主要临床表现,属于中医温病范畴。其传染性强,易引起流行,则可称为"瘟疫"。2002年冬到2003年春,SARS病毒肆虐全球。

严重急性呼吸综合征的发病符合中医"戾气"的致病特点,90%以上的人都是通过接触了患者而被传染,其传播途径主要是通过呼吸道,即口鼻而入。对严重急性呼吸综合征的预防,一是强调重视正气在防止病原入侵中所起的重要作用,二是避免与病原接触。中医认为,SARS病程中毒邪贯穿本病始终,热毒、瘀毒、湿毒是其病机关键。病情的不同阶段,表现有异,治法不同。早期清热解毒,化湿透邪;中期利湿解毒,益气化瘀;后期益气健脾生津。此外,大多数SARS病例苔腻,因此,应重视"湿邪"的重要性。

2003年,以邓铁涛为首的中医团队,先后收治50例SARS病人,坚持中医辨证论治,无1例死亡,未发现特别后遗症,引起全世界注目,获得世界卫生组织的肯定。中医药在抗击严重急性呼吸综合征中作出了突出贡献,

（六）新型冠状病毒肺炎的防治

2019年12月,湖北省武汉市陆续发现了多例新型冠状病毒肺炎(Corona Virus Disease 2019,COVID-19),简称"新冠肺炎"。新型冠状病毒肺炎在中医属于"疫疬"范畴。因感受疫戾之气,掺杂以武汉特有之"湿"邪为患。具有较强的流行性、传染性,属于中医疫疬之邪的瘟疫范畴。在本病的防治和康复过程中,中医在多个环节发挥了独特作用。主要表现在未病先防,切断传染途径;预防性用药;辨证施治;病程缩短;重症患者大量减少和病后康复等方面。目前已筛选出金花清感颗粒、连花清瘟胶囊、血必净注射液和清肺排毒汤、化湿败毒方、宣肺败毒方等有明显疗效的"三药三方"。为新冠肺炎的防治作出了突出贡献,也再次证明了中医药在疫病防治中的重要性。

（七）流行性感冒的防治

流行性感冒简称流感,是由流感病毒引起的一种急性呼吸道传染病。病因是甲、乙、丙三种流感病毒。中医认为本病为感受疫疬之邪所致,根据其发病季节及临床特点将其归属于"风温""冬温""春温""暑病""秋燥"范畴。当其在一定范围内流行时,又称为"时行感冒"。

现代所称之流行性感冒,大抵属于中医外感病、时行感冒的范畴。中医药防治流行性感冒具有一定的优势,疗效较好。在目前还没有研究出治疗流行性感冒的特效药之前,中草药仍不失为防治流感的有效药物,其研究虽取得一些成绩,但缺乏系统性,还有待进一步深入研究。

🫀 思政元素

防治疫病，勇于创新

中医学在伤寒温病学方面取得的成就具体表现在中医药在防治疫病(传染病)方面,如创立戾气之说,创建温病卫气营血辨证论治纲领和三焦辨证体系。除此之外,中医药在天花、疟疾、流行性乙型脑炎、血吸虫病、手足口病、严重急性呼吸综合征、新型冠状病毒肺炎、流行性感冒等传染病防控方面,均取得一定成就。尤其是人痘接种术在预防天花、青蒿素治疗疟疾等方面,为中国人民乃至世界人民的健康事业作出了巨大贡献。并可以结合当下中医药在防治新型冠状病毒肺炎疫情中所起的作用,树立学生对中医药的信心,建立文化自信。也充分说明"传承精华、守正创新"的重要性。

●（汪　剑　温建恩　陈丽云）

复习思考题

1. 广义伤寒与狭义伤寒的概念。
2. 简述明清伤寒学研究中所形成的三大学派。
3. 简述六经经络说的主要内容。
4. 简述温病学体系的形成及发展。
5. "戾气"学说的主要观点是什么?
6. 人痘接种术的科学价值有哪些?

第十一章

内伤杂病学的形成与发展

11章PPT

PPT 课件

📝 **学习目标**

1. 掌握内伤杂病学理论及辨证论治法的形成与发展过程。
2. 熟悉内伤杂病学历史发展过程中著名医家的学术思想及临证经验。
3. 了解先秦文献对内伤杂病有关病名、病因、病机、诊治知识的记载。

中医内伤杂病学是中医内科学的重要组成部分,随着历史的不断发展,内伤杂病学不断进步与发展,形成自己特有的发展历史。

第一节　先秦文献对内伤杂病的记载

一、病名的记载

先秦时期,最早记载内伤杂病相关内容的文献为甲骨卜辞。其中涉及疾病名称约有40多种,这些疾病的命名,较为笼统,而且大部分是记载了人体疾病发生的部位,这种笼统的命名,表明此时内伤杂病"疾病"这一概念开始出现,但对疾病的认识较为原始,只有少数疾病开始为当时的人们所认识与了解。如甲骨文"蛊"字,表明了蛊这种疾病,是腹中有虫,还有"疾胸""疾腹"等。

西周时期对疾病的认识有了较大的进步,在现在的早期文化典籍如《周礼》《诗经》《山海经》《左传》中,就有较多内伤杂病病名的记载。

《周礼·医师》中记载有疟疾、瘅疽等内伤杂病病名。《诗经》中则记载了更多的内伤杂病病名,如瘁(虚劳)、闵(伤痛)、噎(气息不利)、疢(心忧虑病)等。《山海经》中也记载了狂、瘅、腹痛、腹病、衕(洞下不止)、痴疾、寓(气喘)、呕、厥、眯(梦魇)等内伤杂病的病名。

《左传》也记载了不少内伤杂病病名,如赢、瘵蠱、心荡、骈胁、蛊疾、心疾、瘠、蛊、露、心疾、欬、腹心之疾、心腹之疾等。如《左传·庄公四年》记载,楚武王准备伐随,发现了自己的病症,并将自己"心荡"的病症告知了夫人邓曼,邓曼推论说"王禄尽矣,盈而荡,天之道也"。最后,楚武王"卒于樠木之下"。

二、病因的认识

殷墟出土的甲骨卜辞对病因的认识基本以天神所降、祖先作祟,或蛊惑为害为主,反映了早期的思想文化特色。其中比较突出的内伤杂病病因,如甲骨文中"蛊"字,从字形上就表明了"蛊"病的病因是由于饮食中有虫而食入腹中的。

《左传》之中记载的内伤杂病的病因更为进步,已经有了初步的内伤杂病病因病机理论萌芽。如其记载"土薄水浅,其恶易觏",说明当时的人们已经认识到不同的水质和居住环境会直接影响人体健康,水质不好可以导致多种疾病。而《左传·昭公元年》中记载医和为晋侯诊疾时,为晋侯所患疾病进行解释说明的内容,表明当时的人们已经认识到阴、阳、风、雨、晦、明六种气可以产生疾病,其所论的阴气太过得寒疾,阳气太过得热疾,雨气太过得腹疾,晦气太过得惑疾,明气太过得心疾等都是比较正确的病因理论。其中对"蛊"这一病证的病因论述最为详细,医和解释晋侯之病是"疾如蛊,非鬼非食,惑以丧志"。赵孟问医和"何谓蛊",医和又回答说:"淫溺惑乱之所生也。于文,皿虫为蛊,谷之飞亦为蛊。在《周易》,女惑男,风落山谓之蛊。"

三、诊治的记载

内伤杂病的诊治方面,先秦典籍中也有较为丰富的记载。《周礼·天官冢宰》中记载了西周时期的疾医(相当于内科医生)"掌养万民之疾病","以五味、五谷、五药养其病,以五气、五声、五色视其死生。两之以九窍之变,参之以九脏之动"。说明当时治病已能运用五味(醯、酒、饴、姜、盐)、五谷(麻、黍、稷、麦、菽)、五药(草、木、虫、石、谷)治疗内伤杂病。

《山海经》中记载了一些内伤杂病的治疗方法和药物。《山海经·西山经》:"(崦嵫之山)其上多丹木,其叶如穀,其实大如瓜,赤符而黑理,食之已瘅,可以御火。"《山海经·中山经》:"(鼓镫之山)……有草焉,名曰荣草,其叶如柳,其本如鸡卵,食之已风。"《山海经·北山经》:"(梁渠之山)……有鸟焉,其状如夸父,四翼,一目,犬尾,名曰嚣,其音如鹊,食之已腹痛,可以止衕(洞下)。"《山海经》中的这些鸟兽草木类药物虽难以考证,但其记载却反映了早期内伤杂病的治疗思想。

《史记·扁鹊仓公列传》中记载春秋名医扁鹊救治虢国太子的"尸厥"之病,治疗手段也十分丰富,"扁鹊乃使弟子子阳砺针砥石,以取外三阳五会。有间,太子苏。乃使子豹为五分之熨,以八减之齐和煮之,以更熨两胁下。太子起坐。更适阴阳,但服汤二旬而复故"。扁鹊治疗这一内伤杂病,综合运用了针灸、药熨、汤剂等治疗手段,说明当时内伤杂病的治疗方法已经非常丰富。

第二节　内伤杂病理论的形成与发展

中医学对于内伤杂病理论的认识,主要表现在内伤杂病病因病机理论之上。由于先秦时期中医理论体系并未形成,内伤杂病的病因病机认识始终处于萌芽状态,直至秦汉,随着《内经》《难经》《神农本草经》《伤寒杂病论》等著作的出现,中医药学理论体系初步形成,内伤杂病的病因病机理论也同时初步形成,并开始随着医学的进步,不断地发展进步。

一、病因病机理论的初步形成

秦汉时期,《内经》《难经》《伤寒杂病论》中都含有大量有关内伤杂病学病因病机内容的论述,这些论述,表明了内伤杂病学的病因病机理论已经初步形成。

（一）《黄帝内经》中的内伤杂病病因病机理论

《黄帝内经》简称《内经》。《内经》对内伤杂病病因病机的论述主要有以下几个方面：

1. 运用阴阳五行学说阐述病因病机 《内经》运用阴阳学说论述内伤杂病的病因病机。《素问·阴阳应象大论》中有："阴胜则阳病，阳胜则阴病。阳胜则热，阴胜则寒。重寒则热，重热则寒。"指出了阴阳偏盛是疾病发生的主要原因，鲜明地显示出人体寒证与热证的病机是"阴盛、阳盛"或"重热、重寒"。

运用五行学说论述内伤杂病病因病机在《内经》中也同样普遍应用，《素问·五运行大论》中有"气有余，则制己所胜而侮所不胜；其不及，则己所不胜，侮而乘之，己所胜轻而侮之"的论述，用以阐释在人体内五脏中某脏有余就会克制所胜之脏或者侮其所不胜之脏使之发病；某脏之气不足，则会被所不胜之脏相乘或被所胜之脏相侮而使本脏发病。

2. 运用自然、社会以及心理因素阐述病因病机

（1）运用自然因素阐述病因病机：《素问·异法方宜论》指出："西方者，金玉之域，沙石之处，天地之所收引也，其民陵居而多风，水土刚强，其民不衣而褐荐，其民华食而脂肥，故邪不能伤其形体，其病生于内，其治宜毒药，故毒药者，亦从西方来。"说明内伤之病，可由地区气候的不同、地理环境和生活习惯而发生。

（2）运用社会因素阐述病因病机：《素问·疏五过论》论及脱营、失精之病，有："帝曰：凡未诊病者，必问尝贵后贱，虽不中邪，病从内生，名曰脱营。尝富后贫，名曰失精，五气留连，病有所并。"这种对"脱营""失精"的论述，均是因长期的社会心理失衡而导致的心身疾病，体现为初期形体证候不显著，而表现出慢性全身性消耗性的改变，预后不佳。

（3）运用心理因素阐述病因病机：《灵枢·本神》："心怵惕思虑则伤神，神伤则恐惧自失……恐惧而不解则伤精，精伤则骨酸痿厥，精时自下。"《灵枢·癫狂》："狂始生，先自悲也，喜忘苦怒善恐者，得之忧饥"；"狂言、惊、善笑、好歌乐、妄行不休者，得之大恐"；"狂者多食，善见鬼神，善笑而不发于外者，得之有所大喜"。这些论述均体现出《内经》已经开始广泛地运用心理因素来阐述内伤杂病病因病机。

3. 重视内伤杂病脏腑经络病因病机理论 《内经》认为，人体五脏六腑，各司其职的同时，彼此之间在生理上互相联系，发病时上互相影响。以心与肾的关系为例，心属火；肾属水，若心火不能下降于肾，肾水不能上济于心，就会出现心悸、心烦、腰膝酸软等证候表现，被称为"心肾不交""水火失济"。

《内经》认为机体在生病状态下，经络是外邪从皮毛腠理内传五脏六腑的路径。《素问·皮部论》："邪客于皮，则腠理开，开则邪入客于络脉，络脉满则注于经脉，经脉满则入舍于腑脏也。"《灵枢·经脉》："肝足厥阴之脉……挟胃，属肝络胆……复从肝别贯膈，上注肺"，因此才会出现肝病犯胃、肝病犯肺的情况。

总之，《内经》丰富的内伤杂病病因病机的理论，标志着秦汉时期内伤杂病病因病机的理论的初步形成。

（二）《难经》中的内伤杂病病因病机理论

《黄帝八十一难经》，简称《八十一难》或《难经》。《难经》在《内经》的基础之上，对内伤杂病的病因病机理论进行了进一步的论述，主要表现在以下几个方面：

1. 提出新的病因病机说 《四十九难》"正经自病"中指出："有正经自病，有五邪所伤，何以别之？然：经言忧愁思虑则伤心，形寒饮冷则伤肺；恚怒气逆，上而不下则伤肝；饮食劳

倦则伤脾;久坐湿地,强力入水则伤肾。是正经之自病也。"这种病因说,已经包含了外邪因素以及情志因素和饮食劳倦之不内外因素在内,可以说是后世内、外、不内外病因说的理论前提。

而"五邪所伤"的论述则初步论述了中风、伤暑、饮食劳倦、伤寒、中湿五种致病因素伤及五脏所致内伤病的证候病机。如论"中湿"喜"汗出不止",《四十九难》说:"肾主液,入肝为泣,入心为汗,入脾为涎,入肺为涕,自入为唾。故知肾邪入心,为汗出不可止也。"说明肾主液,湿入心为汗,心主喜,所以"肾邪入心喜汗出不可止"为其病机。这种病机理论虽然较为简单,但至少已经开始进行疾病机理方面的探索,正是病机理论初步形成的标志。

2. 以阴阳、虚实、寒温、脏腑论病机　《四十八难》记载:"有病之虚实……。病之虚实者,出者为虚,入者为实;言者为虚,不言者为实;缓者为虚,急者为实。"《五十一难》说:"腑者阳也,阳病欲得寒,又欲见人;脏者阴也,阴病欲得温,又欲闭户独处,恶闻人声。故以别知脏腑之病也。"这种对内伤病虚实、寒温、脏腑的区分在一定程度上为脏腑辨证的发展提供了基本思路。

3. 着重论述专病病因病机及证候　如论积聚,《五十五难》记载:"故积者,五脏所生;聚者,六腑所成也。积者,阴气也……聚者,阳气也。"从阴阳、脏腑对积聚的病因病机进行论述。

总体来看,《难经》对《黄帝内经》的内伤杂病病因病机理论作了进一步深入而具体的阐释,与《黄帝内经》一起为中医内伤杂病学病因病机理论的形成与发展奠定了坚实基础。

(三)《金匮要略》对内伤杂病病因病机理论的贡献

汉代张机(字仲景)于东汉末年著《伤寒杂病论》16 卷。其中《金匮要略》对内伤杂病病因病机发展有较大贡献。主要表现在以下方面:

1. 提出了"外邪循经入脏腑"的致病说　《金匮要略·脏腑经络先后病脉证》中有:"经络受邪,入脏腑,为内所因也。"这种论述,明确了外邪循经络入脏腑,伤及脏腑所致内伤杂病的致病理论,《金匮要略》的脏腑杂病多以此来阐述病因病机,如《金匮要略·腹满寒疝宿食病脉证治》种论腹满,就有"中寒,其人下利,以里虚也,欲嚏不能,此人肚中寒(一云痛)"的论述,指出腹满腹痛是因里虚,然后寒邪入内,导致下利腹痛。这种"外邪循经入脏腑"的内伤杂病致病说,是对《黄帝内经》"邪之所凑,其气必虚"以及《难经》"五邪所伤"致内伤杂病的进一步理论总结,秦汉隋唐时期的内伤杂病,多遵从这种致病说。

2. 初步形成脏腑经络病机理论　《金匮要略》中内伤杂病病机理论,已经初步形成了以阴阳、寒热、虚实为基础的理论体系。如《胸痹心痛短气病脉证治》对胸痹的论述:"夫脉当取太过不及,阳微阴弦,即胸痹而痛,所以然者,责其极虚也。今阳虚知在上焦,所以胸痹心痛者,以其阴弦故也。"就是以"阳虚在上"的阴阳、虚实来论述胸痹病机。又如《腹满寒疝宿食病脉证治》论腹满:"病者腹满,按之不痛为虚,痛者为实,可下之。舌黄未下者,下之黄自去。腹满时减,复如故,此为寒,当与温药。"论述了腹满的虚证、实证以及腹满者有寒则"腹满时减,复如故"。则是运用了虚实、寒热的理论来进行病机证候的分析。

3. 初步概括了证候类型　《金匮要略》已经对内伤杂病的证候类型进行了初步的概括总结,在《脏腑经络先后病脉证》中有:"问曰:阳病十八何谓也? 师曰:头痛、项、腰、脊、臂、脚掣痛。阴病十八,何谓也? 师曰:咳、上气、喘、哕、咽、肠鸣、胀满、心痛、拘急。五脏病各有十八,合为九十病;人又有六微,微有十八病,合为一百八病。"这一论述,基本上形成了阳病十八、阴病十八、五脏有九十病、六微有一百八病等内伤杂病的证候分型。

二、病因病机与证候的统一与规范

《诸病源候论》，又称《巢氏病源》。该书是政府组织对疾病病因证候的总结与规范，其中内伤杂病的病因病机与证候也随之得以总结和规范。《诸病源候论》对内伤杂病病因病机与证候的总结规范主要表现在以下几个方面：

（一）记载并描述了各种内伤杂病的病候

《诸病源候论》较为全面的记载了内伤杂病的各种疾病与证候，对其证候进行了的总结。包括风病、虚劳、消渴、伤寒、天花等近 40 种病。每种病候进一步细分，如虚劳病分为 75 候，有虚劳羸瘦候、虚劳不能食候、虚劳痰饮候、虚劳四肢逆冷候、虚劳手足烦疼候等。又如痢病分为 40 候，有水谷痢候、久水谷痢候、赤白痢候、久赤白痢候、赤痢候等。从以上分类可以看出，该书对内伤杂病病候的记述可谓范围广博、覆盖全面。

（二）对内伤杂病病因病机的认识较为正确

《诸病源候论》对疾病病因病机的论述是在前人理论基础上的创新与发展，所论较为正确，提出了许多新的见解，颇具科学性。

如论消渴候的病因病机指出："必数食甘美而多肥，肥者令人内热，甘者令人中满，故其气上溢，转消渴。"论五噎候，明确提出噎病虽有多种但总由"阴阳不和，三焦隔绝，津液不行，忧恚嗔怒所生"，这是较为正确的论述。

总之，《诸病源候论》对病因的认识在很多方面突破了前人的旧说，有不少独到的见解，丰富了中医学理论。

继巢元方之后，唐代孙思邈在《内经》《伤寒杂病论》基础之上对内伤杂病的病机又有所深入。孙思邈的《备急千金要方》重视脏腑自身的虚实。如《备急千金要方·序例·处方》中有"《药对》曰：夫众病积聚，皆起于虚，虚生百病"。《备急千金要方·诊候》中有"五脏未虚，六腑未竭，血脉未乱，精神未散，服药必活"等论述，皆将脏腑之虚作为外邪入侵的而形成内伤杂病的重要条件。

三、病因病机学的进一步发展与完善

宋金元时期内伤杂病病因病机学得到很大的充实和发展，尤为突出的是对内伤杂病的病因认识开始从外邪自经络入于脏腑而逐渐转向非外邪所致的内因及不内外因。

宋代陈言（字无择）撰《三因极一病证方论》（简称《三因方》），书中强调"凡治病，先须识因"，指出："七情，人之常性，动之则先自脏腑郁发，外形于肢体，为内所因。"这种因"七情自脏腑郁发"而引发的内伤杂病的病因说成为宋金元时期内伤杂病病因学的主要思想。

金元时期，中医学术展开争鸣，一些著名医家多以这种"七情内伤"为内伤杂病的主要病因，从而进一步探讨内伤杂病的病因病机理论。医家们提出了各自的内伤杂病新学术思想，其中以刘完素、张从正、李杲、朱震亨最为著名，对后世影响较大。

刘完素对内伤杂病的认识主要从"火热"立论。他在陈言《三因极一病证方论》"七情内伤"的基础上，提出了"五志化火"的内伤杂病学术思想。认为"若志过度则劳，劳则伤本脏，凡五志所伤皆热也"。又进一步指出，"火热"致内伤的机理是"阳气怫郁"而不通。指出"怫郁"是"如火炼物，热极相合，而不能相离，故热郁则闭塞而不通畅也"。这种"热郁则闭塞而不通畅"会产生多种病证，"悉由热气怫郁，玄府闭密而致，气液、血脉、荣卫、精神，不能升降出入故也"。故此，刘完素认为，内伤杂病的病机多与火热有关，形成了火热论的内伤杂病病机说。

张从正论病首重邪气。他认为："病之一物,非人身素有之,或自外而入,或自内而生。"这种"邪自内生"的思想,则成为张从正内伤杂病的主要病因说。在内伤杂病病机上,张从正强调内伤杂病的阴阳表里虚实,《儒门事亲·卷二》指出:"夫五者,五脏;六者,六腑也,腑者,表也。病在里者,属阴分……病在表者,属阳分",并进一步概括,"人身不过表里,气血不过虚实。表实者里必虚,里实者表必虚,经实者络必虚,络实者,经必虚,病之常也"。这种对内伤杂病阴阳表里虚实病机的阐述,为后世的八纲辨证以及气血津液的辨证治疗内伤杂病提供了一定的理论依据。

李杲受《内经》与张元素学术思想的影响,深入探讨脾胃生理功能,使脾胃学说自成体系,提出了"内伤脾胃,百病由生"之说。他认为"夫饮食不节则胃病……形体劳役则脾病",进而出现"脾胃之气既伤,而元气亦不能充,而诸病之所由生也"。提出了脾胃内伤的主要病机是元气不足,在此基础上,还会因为情志因素的影响,加重元气耗损,他说:"因喜怒忧恐,损耗元气,资助心火。火与元气不两立,火胜则乘其土位,此所以病也。"李杲以脾胃立论,阐发内伤独创新义,自成一家,发展了内伤杂病的病机学说,给后世的学术发展带来了巨大的影响,故有"内伤法东垣"之说。

朱震亨对内伤杂病病机的论述,着重于人体的阴阳升降。他在《格致余论》中说:"故能使心肺之阳降,肾肝之阴升,而成天地交之泰,是为无病之人。今也七情内伤,六淫外侵,饮食不节,房劳致虚,脾土之阴受伤,转输之官失职,胃虽受谷不能运化,故阳自升阴自降,而成天地不交之否。"认为"阳升阴降"是内伤杂病的根本原因,无病之人应该是"心肺之阳降,肾肝之阴升"的"阳降阴升"。这种病机理论,与李杲的"火与元气不两立,火胜则乘其土位"颇有相合之处。

四、病因病机学的全面总结

明清时期,中医内伤杂病学得到了进一步的发展,出现了温补学派。温补学派的主要代表为明代的薛己、张介宾等。

薛己著述甚多,其《内科摘要》一书,是我国医学史上第一本以内科命名的书籍。他论内伤杂病学术病机注重脾胃虚损,重视肾中水火与脾胃的关系。《内科摘要·饮食劳倦亏损元气等症》提出:"大凡足三阴虚,多因饮食劳役,以致肾不能生肝,肝不能生火,而害脾土,不能滋化,但补脾土,则金旺水生,木得平而自相生矣。"明确提出了肝、脾、肾足三阴俱虚,但以脾胃为主的内伤杂病病机理论。

张介宾对内伤杂病病机的论述,着重于人体真阴、真阳。在其著《景岳全书·杂证谟》中指出:"然则真阳败者真脏见,真阴败者亦真脏见,凡脉证之见真脏者,俱为危败之兆。"指出了内伤杂病真阴、真阳衰败俱是危重之证,同时他认为多种内伤杂病皆是真阴、真阳不足所致,如"所以凡病腰痛者,多由真阴之不足"。又如怔忡有"命门水亏,真阴不足而怔忡不已者……命门火亏,真阳不足而怔忡者"。

明代王肯堂的《证治准绳·杂病》(1602—1608年)论述黄疸、咯血、便血、腹泻、眩晕等各种内科杂病。其中对癫、狂、痫三病的鉴别有较高的学术价值。他指出:"癫病……多因抑郁不遂,佗傺无聊而成。精神恍惚,言语错乱,喜怒不常,有狂之意,不如狂之甚。狂者暴病,癫则久病也。"痫病"仆时口中作声,将醒时吐涎沫,醒后又复发,有连日发者,有一日三五发者"。这些对癫、狂、痫的比较与总结认识,为后世临证治疗提供了切实有效的理论依据。

明末秦景明的《症因脉治》(1641年)评价前人证因误治及证因各别治法的不同,依次叙述各病。如其所论内伤呃逆,提出内伤呃逆之症为"外无表邪入里,身无寒头痛,惟见呃声发作,或三四声而即止,或呃数声之外,或连续而不已者",内伤呃逆之因则为"或因中气不足,或因胃气损伤,水谷入胃,难以运化,或膏粱积热,胃火上冲,或胃寒冷饮,水寒上逆;或脾胃不和,脏腑为病,或怒动肝火,肝气怫逆,或肝肾阴亏,阴火上冲"等诸多因素,对内伤呃逆证进行了较为全面的总结。

清代李用粹的《证治汇补》(1687年)对每个证候的定义和病因都从理论上进行分析综合。书中推重朱震亨关于气、血、痰、郁的论述,并以此为基础加以发挥。如《证治汇补·内因门·气症》中有:"气与痰、火,同出异名,三者凑合,重则卒暴眩仆,轻则胀痛痞塞。故治气者,不治其火则气不降,不治其痰则气不行,故清痰降火,为治气之关节也。"的论述,就是他在朱震亨的"气生痰"的基础上,提出了"气与痰、火,同出异名"的理论。

清代王清任内伤杂病学的学术思想已经开始融合西方医学的某些思想,为近代的中西医汇通提供了某些思想基础。如他在《医林改错·口眼歪斜辨》提出:"人左半身经络,上头面,从右行,右半身经络,上头面,从左行,有左右交叉之义。"与西医的运动神经交叉学说相契合的假说。内伤杂病方面主张气滞血瘀观念,并依此创立了多种活血化瘀方剂。

清代后期,内伤杂病病因证候得以进一步发展。如费伯雄《医醇媵义》(1863年)对中风、肝病、虚劳、咳嗽、痰饮等慢性疾病的病因病机进行进一步的总结。他认为中风由正虚而受外风侵袭所致,"正气一虚,外风乘间伺隙,由表入里"。他把劳病分为五脏劳及七情劳,并对其病因病机进行了总结,如《医醇媵义·劳伤》"思虑太过则心劳,言语太多则肺劳,怒郁日久则肝劳,饥饱行役则脾劳,酒色无度则肾劳"等,可以说对清以前的内伤杂病病因病机进行了全面的概括与总结。

第三节　内伤杂病临证施治经验的发展与繁荣

在数千年的中医学发展过程中,内伤杂病学不断地发展进步,积累了丰富的临床诊疗经验,历朝历代,名医辈出,这些名医的一些内伤杂病治疗经验即便在21世纪的今天,仍然在临床实践中具有较高的实用价值,成为内伤杂病学的宝贵财富。

汉代在内伤杂病诊疗上具有代表性的医家是张仲景。张仲景的内伤杂病诊疗经验,主要收录于《金匮要略》中,该书初步确立了内伤杂病的脏腑经络辨证,并记录了大量切实有效的内伤杂病诊疗经验。如治痰饮病,他提出痰饮病"有痰饮、悬饮、溢饮、支饮",治疗则应遵从"病痰饮者,当以温药和之"的总体法则,"心下有痰饮,胸胁支满,目眩,苓桂术甘汤主之","病溢饮者,当发其汗,大青龙汤主之,小青龙汤亦主之"。这些经验在今天临床中仍可有效遵循使用。其他如用"百合地黄汤"治疗"百合病,不经吐、下、发汗,病形如初者",用"桂枝龙骨牡蛎汤"治疗"夫失精家……男子失精,女子梦交",用"小建中汤"治疗"虚劳里急,诸不足",用"八味肾气丸"治疗"虚劳腰疼,少腹拘急,小便不利者"的肾虚证等,记载了治疗内伤杂病疗效可靠,切合临床实际的常用方剂,至今仍广为应用。

唐代在内伤杂病诊疗上具有代表性的医家是孙思邈。孙思邈的《备急千金要方·胆虚实》中所载的温胆汤,主要"治大病后虚烦不得眠,此胆寒故也"。温胆汤可以称作壮胆第一方,只要是病人由于过度惊吓的,就可以用温胆汤,当今社会许多由精神因素造成的情绪不稳定,对外界刺激较敏感,出现一系列症状,用之确有实效。又如独活寄生汤,《备急千金要方》中记载,主要治疗"腰背痛者,皆是肾气虚弱,卧冷湿当风所得也。……或腰痛挛脚重痹,宜急服此方"。后世一直广为应用,直至今天,某些临床医家治疗风寒湿痹之腰腿痛仍然以其为首选之剂。书中还记载了用谷白皮治疗脚气病,以鲤鱼加白术熬汤治疗水肿等。

刘完素对内伤杂病的诊治善用寒凉。由于他认为内伤杂病,主要是由于"阳气怫郁",故治疗上,他认为:"一切怫热郁结者……如石膏、滑石、甘草、葱、豉之类寒药,皆能开发郁结。以其本热,故得寒则散也。"认为寒凉之药能"开发郁结""以令汗出",可治包括内伤杂病在内的一切怫热郁结之病,故此其所传之学有"寒凉派"之称。

李杲治疗内伤热中证之法,主要有甘温除热和升阳散火两种。代表方药,即补中益气汤和升阳散火汤。补中益气汤治气高而喘,身热而烦,其脉洪大而头痛,或渴不止,皮肤不任风寒而生寒热。升阳散火汤治男子、妇人四肢发困热,肌热,肋骨间热,表热如火燎于肌肤,扪之烙手。

张从正在内伤杂病的治疗上,以攻邪为主。张从正在《儒门事亲·卷二》中提出"夫五者,五脏也。脏者,里也。……病在里者,属阴分,宜以苦寒之药,涌之、泄之"的攻邪之法,具体应用则需要"风痰宿食,在膈或上脘,可涌而出之。寒湿固冷,热客下焦,在下之病,可泄而出之"。因张从正私淑刘完素,所以他应用涌、泄之法攻邪时,多使用寒凉之药,如《儒门事亲·卷二》"里病而表不病者,可专以寒药攻其里"。张从正应用涌、泄治之法攻邪治疗内伤杂病的同时,并没有废弃补法,他提出:"大抵有余者损之,不足者补之,是则补之义也。阳有余而阴不足,则当损阳而补阴;阴有余而阳不足,则当损阴而补阳。热则芒硝、大黄,损阳而补阴也;寒则干姜、附子,损阴而补阳也。岂可以热药而云补乎哉? 而寒药亦有补之义也。"故"不补之中有真补存焉",能达到以攻为补,邪去正安的治疗目的。

朱震亨治疗内伤杂病,多治火、气、血、痰、郁。他首重滋阴降火创制了大补阴丸等著名方剂。对痰证,朱震亨提出:"善治痰者,不治痰而治气,气顺则一身之津液亦随气而顺矣。"以二陈汤为治痰基本方,认为其能"一身之痰都管治,如要下行加引下药,在上加引上药"。对郁证,朱震亨认为郁证有六,气郁、湿郁、热郁、痰郁、血郁、食郁。六者既可单独为病,也往往相因致病,但总以气机为主要关键。故制越鞠丸统治诸郁证,主用香附、苍术、抚芎等药,认为:"苍术、抚芎总解诸郁,随证加入诸药"而治之。这些内伤杂病临证经验广泛被明清医家所应用,以至于有"杂病用丹溪"之说。

明代医家张介宾在临床实践中,善用人参、熟地、附子、大黄四味药物,认为四药分别能益气、补阴、温阳、泻火。他在《景岳全书·本草正·附子》中提到说:"夫人参、熟地、附子、大黄实乃药中之四维,病而至于可畏,势非庸庸所济者,非此四物不可。"四者之中,他最喜用熟地。认为"阴虚而神散者,非熟地之守不足以聚之;阴虚而火升者,非熟地之重不足以降之;阴虚而躁动者,非熟地之静不足以镇之,阴虚而刚急者,非熟地之甘不足以缓之"。因此有"张熟地"之称。

清代医家王清任在治疗上强调瘀血之症,与气行有着一定的关系。他的临证处方大致可分为活血通瘀和益气温阳两大类。通窍活血汤治头面四肢周身血管血瘀之症,血府逐瘀汤治胸中血腑血瘀之症,膈下逐瘀汤治肚腹血瘀之证。此外,如气虚而血瘀,治以益气为主,用补阳还五汤;气虚阳虚者,用急救回阳汤。

近代民国时期,内科综合性著作编撰愈多,内伤杂病诊疗经验亦趋丰富。影响较大的首推费伯雄《医醇賸义》(1863年)。他认为:"毒药治病去其五,良药治病去其七,亦即和法也,缓治也。天下无神奇之法，只有平淡之法，平淡之极，乃为神奇。"主张以平淡之剂治疗疾病，并自制益气补肺汤、滋阴补髓汤等。近代著名内伤杂病诊疗名家还有费绳甫、张乃修、陆仲安、施今墨等，多为人们所称誉。

●（王宏利　汪　剑）

复习思考题

1. 试论述秦汉时期内伤杂病病因病机的发展概况。
2. 试论述内伤杂病脏腑辨证的形成与发展过程。
3. 试论述金元时期刘张李朱四家的内伤杂病病因病机理论。

PPT 课件

◇◇◇ 第十二章 ◇◇◇

外科学与骨伤学的形成与发展

学习目标

1. 掌握外科学与骨伤学发展的历史成就与历史规律。
2. 熟悉外科学与骨伤学成就对后世的影响。

第一节　外科学的形成与发展

一、病名的出现与丰富

据先秦史料记载,当时已有疽、瘘、疥、痈、痔等外科病名。周代的宫廷设有"疡医",就是外科和伤科医生。马王堆汉墓出土的《五十二病方》、甘肃武威汉墓出土的《治百病方》《黄帝内经》《伤寒杂病论》等书中都有关于外科疾病的记载,这些内容对后世临床外科的影响很大。

天花是一种烈性传染病,在历史上给人类造成了巨大伤亡。公元3世纪,天花因战争而传入中国,葛洪《肘后救卒方》(约3世纪)首次准确而详细地描述了天花症状,将其命名为"虏疮",葛洪总结了该病的典型症状,第一次提出了治疗方药。隋代巢元方等的《诸病源候论》(610年)"时气发斑候"说:"夫热病在表,已发汗未解,或吐、下后,热毒气不散,烦躁谬言语,此为表虚里实,热气燥于外,故身体发斑如锦文。""时气疱疮候"言:"夫表虚里实,热毒内盛,则多发疱疮。重者周匝遍身,其状如火疮。若根赤头白者,则毒轻;若色紫黑,则毒重。其疮形如豌豆,亦名豌豆疮。"上文是中国医学史上鉴别时气发斑(麻疹)和时气疱疮(天花)的最早文字资料。明清时我国人痘接种法成为对其预防的最有效措施。《肘后救卒方》对麻风病症状的描述也很具体,书中记载当时已对麻风病人实施隔离。

晋唐时期,外科有较为突出的发展,出现了现存最早的外科学专著——《刘涓子鬼遗方》(499年),该书主要论述痈疽、金疮、疥癣、疮疖、瘰疬等疾病。南北朝陈延之《小品方》(4世纪初)分附骨疽为急、缓两种。唐代孙思邈《备急千金要方》(652年)阐明附骨疽的易发部位为大关节,小儿易著脊背。《诸病源候论·消渴病诸候》载有消渴患者易患痈疽;孙思邈《备急千金要方》也有:"消渴之人,愈与未愈,常须思虑有大痈……当预备痈药以防之。"对糖尿病并发症已较为重视。

《诸病源候论·瘿病诸候·反花疮候》写道:"初生如饭粒,其头破则血出,便生恶肉,渐大有根,脓汁出,肉反散如花状,因名反花疮。"对恶性肿瘤局部症状描述颇为详细、准确。

东轩居士《卫济宝书》(1170年)最早记载了"癌"字,但并非恶性肿物,而是深部脓肿。该书还载有对乳癌的观察,40岁以上妇女易患且不易治,"腐漏者3年而死",基本符合实际。陈实功《外科正宗》(1617年)观察到乳癌肿块有"痛则无解,日后肿如堆栗,或如覆碗,紫色气秽,渐渐溃烂,深者如岩穴,凸者若泛莲,疼痛连心,出血则臭"等特点。薛己《外科发挥》(1528年)观察到肿块局部早期的皮肤下陷,并以此作为乳癌诊断标准。这与现代医学认为乳癌侵及库柏氏韧带使之收缩,致使肿块处皮肤往往明显有凹陷的结论相吻合。王肯堂《证治准绳·疡医》(1602—1608年)首次报道了男性乳腺癌,比西德的Berns早了近3个世纪。

二、病因病机的形成与完善

《刘涓子鬼遗方》依据《灵枢·痈疽》分析痈疽病机为"热盛,热盛则肉腐为脓"。《备急千金要方》认识到痈疽发生与消渴(糖尿病)有关。《诸病源候论·疝病诸候》"认为寒疝病因"寒气盛也""遇寒即发"。《小品方》指出长安、襄阳地区多发瘿病,《诸病源候论·瘿瘤等病诸候》认为此病当与长期居住在"诸山水黑土中出泉流"处有关,山区多见的瘿病,是由于"饮沙水"而酿成,可见对瘿病已认识到其发病与水土失宜有关。《诸病源候论》对某些皮肤病病因的认识已显示出相当的科学水平,如"在头生疮,有虫,白痂甚痒",是指发癣;"湿疥者,小疮皮薄,常有汁出,并皆有虫,人往往以针头挑得,状如水内瘑虫",指的是疥疮;并认识到漆疮与过敏体质有关,"漆疮候"指出:"人有禀性畏漆,但见漆便中其毒……亦有性自耐者,终日烧煮,竟不为害也。"

对于破伤风,《诸病源候论》"金疮中风痉候"认为与金创感染有关;在妇人,"产后中风痉候"认为与产褥感染有关;对新生儿脐风,"中风痉候"则认为乃小儿解脱,脐疮未合,为风所伤,以致发痉。表明在破伤风杆菌发现以前数百年,我国古代医家已认识到破伤风是伤口受外来致病因子侵袭后发生的,而且认识到小儿脐风和成人破伤风是同一种病,在一千多年前已有这样比较准确的认识是难能可贵的。

宋代陈自明将痈疽病因分三因、别五脏,十分重视发病部位与内脏的关系,认为疮疡乃内伤七情、外感六淫、房劳、饮食、丹药致邪毒与经络气血壅结而成。金代刘完素将其火热论观点运用到外科中,指出:"痛痒、疮疡、痈疽、疡疹、瘤气、结核,怫郁甚者,皆热。""人之疮肿,因内热外虚所生也。""疮疡皆为火热,而反腐出脓水者"是"热极"的结果。李杲承《黄帝内经》所说"高粱之变,足生大丁"思想,提出嗜食膏粱厚味、酒浆肥腻,积久太过乃是引发大疔的重要原因,与李氏所倡"脾胃论"不无关联。朱震亨在"阳常有余,阴常不足"的思想指导下,提出了"痈疽只是热胜血"的观点。元代齐德之指出外科疮肿"皆由阴阳不和,血气凝滞"所致。

明清时期,外科感染病因探讨出现四种新观点。其一,吴有性首次把戾气与外科感染联系起来,在《温疫论》(1642年)中创造性指出:"如疔疮、发背、痈疽、肿毒、气毒流注、流火、丹毒,与夫发斑、痘疹之类,以为痛痒疮疡皆属心火……实非火也,亦杂气(即戾气)之所为耳。"这一认识是一次划时代的进步。其二,特别重视人体正气对发病影响,如王维德指出脏腑元阳虚弱与阴疽的发生有关,外邪入侵发痈疽也须有体虚或外邪导致荣卫虚弱作为前提。如麻风病病因,认为"劳伤气血,腠理不密"及"内耗真气"是发病重要因素。麻风病传染与否,也与正气强弱和个体差异有关。其三,把七情、六淫、膏粱厚味、劳伤、房欲作为外证起因,以五脏六腑乖变为病机。其四,认为发病原因与发病部位有一定联系。如清代高秉钧《疡科心得集》(1805年)主张疡科之证,在上部者,俱属风温、风热;在中部者,多属气郁、火郁;在下部者,俱属湿火、湿热。

三、诊断方法的初创与确立

《刘涓子鬼遗方》载有痈疽的鉴别诊断尤其是痈疽的辨脓法,极具特色,如书中说:"痈大坚者,未有脓;半坚薄,半有脓;当上薄者,都有脓,便可破之。"这一宝贵经验,至今仍是有益启示。《外科理例》(1531年)云:"按之牢硬未有脓,按之半软半硬已成脓,大软方是脓成。"肿块已软为脓已成。《备急千金要方》发明"验透膈法"诊断胸壁脓肿是否透膜引致脓胸:用竹内膜或薄纸封住患处,令病人作深呼吸,纸不动则未透膜,如纸随呼吸而动说明已透膜,此法简便实用。《卫济宝书》则在唐代孙思邈"验透膈法"的基础上,作了精密观察和透彻论述,体现了较高的诊断水平。

对痈疽,陈自明《外科精要》(1263年)注重辨表里,认为"腑气浮,行于表,故痈肿浮高为易治;脏血沉,寒主里,故痈肿内陷为难治""疽初发一粒如麻豆,发热肿高,热痛色赤,此为外发。势虽炽盛,治得其法,可以保生。若初时不发热,体倦怠,患处如故,数日不肿痛,五内已坏"。同时还注重辨阴阳浅深缓急,"凡痈疽其脉浮数洪紧,肿作痛,身热烦渴,饮食如常,此六腑不和,毒发于外而为痈。其势虽急,投以凉剂,多保全生。其脉沉细伏紧,初发甚微,或无疮头,身不热而内躁,体重烦疼,情绪不乐,胸膈痞闷,饮食无味,此五脏不和,毒蓄于内而为疽",前者病微邪浅,后者病深势急。可见,陈自明在外科辨证方面注重辨阴阳、表里、寒热,把八纲运用于外科辨证。此外,严用和《济生方》(1253年)载有用榆树枝作探针诊断类似腰椎、肋骨结核的方法。

对于痈疽预后的判断,王怀隐等《太平圣惠方》(992年)首载"五善""七恶"预后观察法,作为判断预后的依据。如果痈疽患者饮食和大小便均正常,感染仅限制在局部,而且服药见效者,便断定预后无妨,当时称这类病情表现为"五善";反之,如有发热、气喘、昏迷、脉濡、皮肤发青、皮肉坏死、呕吐等脓毒败血症的症状出现,便是预后不良的先兆,称此类征兆为"七恶"。齐德之则发展了外科的脉诊,在《外科精义》(1335年)中,首次把26部脉象变化和外科临床紧密结合起来,旨在扭转外科医生轻视脉诊的不良倾向,为外科整体观念的建立作出了贡献;在诊断上该书还详述了诊候入式法、辨虚实法、辨浅深法、辨脓法、辨善恶法等,进一步将外科辨证系统化。

《疡科心得集》载:"凡治痈肿,先辨虚实阴阳……又当辨其是疖、是痈、是疽、是发、是疔等证。"明确提出辨证与辨病相结合。《外科正宗》(1617年)、《外科大成》(1665年)、《医宗金鉴》(1742年)着重论述阴证阳证,而略于表里、实热、虚实;《外科证治全生集》(1740年)仅以阴阳为辨证论治法则,故阴阳也是外科病辨证的总纲。

四、治疗原则的传承与创新

《刘涓子鬼遗方》强调早期施治,外科治疗方药有了很大发展,书中载内服方60多首,外治方80余首,反映了当时内服药与外用药结合应用的特点。内服药已广泛应用清热解毒、活血化瘀、补气生津等治法,其中虽没有明确提出黄芪有补气托毒之功,但已在实践中广泛运用,为后世"托里"法提出准备了实践基础。唐代内服药出现了理气活血、消肿止痛、清热解毒、托里补虚等不同方法,特别是大量应用清热解毒药消散疮疡,更是唐代内服药特点,为后世"内消"法提出创造了条件。此时,外科病治疗是在辨证基础上,以内治为主,外治为辅,内外治相结合。

《圣济总录》(1111—1117年)创立"内消"和"托里"法,如用内消散方治发背痈疽肿毒;用托里黄芪汤治痈疽诸疮溃后脓出等。《卫济宝书》提出:"乘其未脓而攻之,得宜而不溃而愈,此上工也。"促进了内消法的使用。刘完素《素问病机气宜保命集》指出:"治疮之大要,须明托里、疏通、行营卫三法。托里者,治其外之内;疏通者,治其内之外;行营卫者,治其中也。"可谓后世外科治则的理论基础。朱震亨提出痈疽"阳滞以寒治之,阴滞以热治之"的治疗原则;在辨证上强调内托、除湿、散郁、调和胃气的综合应用,反对滥用温散之法。齐德之《外科精义》(1335年)尤对托里法提出"凡为疡医,不可一日无托里之药","脓未成者,使脓早成;脓已溃者,使新肉早生;血气虚者,托里补之;阴阳不和,托里调之"。可见,托里法在外科治疗中的重要性,且寓有"扶正达邪"之意。

明清时期多数医家都强调辨证论治、理法方药在外科中的正确应用,如薛己指出:"夫痈疽疮疖,皆由气血壅滞而生,当推其虚实表里而早治之。"王维德则分外科病症为阴阳两大类,"夫红痈乃阳实之症,气血热而毒滞,白疽乃阴虚之症,气血寒而毒凝"。对于标本缓急治则的运用,薛己指出:"当审其经络受证,标本缓急以治之。若病急而元气实者,先治其标;病缓而元气虚者,先治其本;或病急而元气又虚者,必先于治本,而兼以治标。"体现了辨证论治原则在外科中的广泛运用。

在辨证论治原则的指导下,内治法形成了消、托、补三个总的治疗原则。对此,申斗垣《外科启玄》(1604年)做了很好的概括,指出:"消者灭也,灭其形症也。""如形症已成,不可此法也"。消法是一切肿疡初起的治法总则,若疮形已成,则不可概用内消之法,以免养痈成患致使毒散不收。"托者,起也,上也"就是用补益气血和透脓的法则,扶助正气,托毒外出,以免毒邪内陷。"言补者,治虚之法也,经云,虚者补之",就是用补养的药物,恢复其正气,助养其新生,使疮口早日愈合。

五、治疗方法的创立与完善

(一)内治法

《肘后救卒方》用海藻治疗瘿病,是世界上最早用含碘药物治疗甲状腺疾病的记载;《刘涓子鬼遗方》中痈疽用清热解毒药,肠痈用大黄汤,脓成不可服,均符合临床实际。《备急千金要方》首创食动物肝脏治疗夜盲症,食谷皮汤预防脚气病,食羊靥、鹿靥治疗甲状腺肿大,开辟了治疗用药新途径。

金元时期医学门派形成,对外科学影响较大。刘完素善治火热,在外科治疗中广泛应用苦寒药。张从正以攻邪著称,治疗重用寒凉,早期辛凉,已成凉膈、防风通圣,大热以人参白虎汤。李杲将"脾胃论"纳入外科,提出"荣气"即"胃气",如疗疮之实,须先以苦寒君药泻其荣气,反对滥用乳香、没药或芳香止痛药;而对已溃之后,强调健脾以生肌。朱震亨把"阳常有余,阴常不足"理论引入外科,力荐凉血之法,丰富了外科内治法。齐德之认为疮肿初起气血郁滞,则可内消,采用疏涤、通利等法;气已结聚则宜托里,脓未成者,使脓早成;脓已溃者,使新肉早生;血气虚者,托里补之;阴阳不利,托里调之。这种对外证初起、成脓、溃后各个阶段,提出不同治疗措施,进一步充实了外科的内治法。

明清时期,强化了对痈疽阴证的治疗。《外科正宗》提出了疏通经络、助根本、回阳气等治法;且重视脾胃,主张外科以调理脾胃为要。汪机则强调"开腠理、温、补三法缺一不可"。《外科证治全生集》把外科分为阴阳两类,所谓"凭经治症,天下皆然;分别阴阳,唯余一家",如痈阳、疽阴等。主张以"阳和通腠,温补气血"原则治疗阴证,自拟阳和汤、醒消丸、小金丹、犀黄丸等,临床疗效颇好。并主张"以消为贵,以托为畏",反对滥用刀针。《疡科心得集》对于疗疮走黄,仿温病热入心包之治法,采用紫雪丹、至宝丹及犀角地黄汤等芳香开窍、凉血解毒、养阴清热,外敷清热解毒之金黄散、蟾酥膏等。

对麻风病治疗,沈之问偏重于攻毒,以"祛风、泄火、杀虫、排毒为先"。对于梅毒,陈司成提出了用含砷的药品治疗,并采取了一些措施以消减砷剂的毒性反应。这是世界医学史上最早应用砷剂治疗梅毒的记载。

(二)外治法

《肘后救卒方》创立的急症治疗技术,包括人工呼吸法、洗胃术、救溺倒水法、导尿术、灌肠术及外伤急救方法,其中将开放性创伤伤口称为"疮",描述了多种伤口止血的方法,大大提高了我国古代的急症治疗水平;记载了应用狂犬脑敷贴在被咬创口上可防治狂犬病,这是人工免疫法的先驱,直到19世纪,法国微生物学家巴斯德从狂犬大脑中成功研制出了狂犬病疫苗。《刘涓子鬼遗方》对痈疽外治根据病情选用洗、灸、薄、贴、膏、摄、熏、敷、绢压、箍围、水蛭吮吸及火罐拔脓诸法。对脓出不畅者,尚有纸捻引流,此法经后世医家发展成药捻,为中医外科痈疽引流作出了重要贡献。首创用水银膏治疗皮肤病,比其他国家早600多年。《诸病源候论》用《养生方》的导引法治疗寒疝,"蹲踞,以两手举足,蹲极横。治气冲肿痛,寒疝入上下。"《备急千金要方》外治方面,发背初期用冷熨法,瘘管初期用纸捻引流,脓肿用水蛭或火罐吸脓。其创用的葱管导尿,比公元1860年法国人发明的橡皮管导尿早1 200多年。

《太平圣惠方》首载砷剂治疗痔核,魏岘《魏氏家藏方》(1227年)已载有在痔核周围先涂膏剂,以免灼痛,使枯痔疗法更为完善。《卫济宝书》还载有拔火罐法吸乳预防乳腺炎化脓,书中写道:"急以纸五寸阔一片,用火烧于三寸许置瓶中,火欲过未过,便以瓶口掩乳,以手扶定。其乳吸在瓶中,觉飕飕乳在瓶,则便取去,急洗以药。"此法既符合解剖生理,也比较卫生。

明清外治法改进了拔罐吸脓术、灌肠及导尿术。《外科启玄》强调:"以一端留节削去青皮之薄竹筒,药煮十数沸,乘热安疮上,脓满自落法吸脓,如此至脓尽,膏药贴之,以防挤压而形成胬肉突出久不收口之患"。这既是拔罐吸脓法之改进,也有利于消毒和防感染。《医学入门》(1575年)中将猪胆汁灌肠法作了改革,将苇管代之以鹅毛管,插入猪胆中,做成开塞露的形状。导尿术也有革新,用翎管插于猪膀胱内,吹气使充盈,导尿时用外口对准尿道口,挤压膀胱,利用气体的冲击力而达到尿道通畅的目的。

近代张寿颐《疡科纲要》(1917年)所载"锌氧油膏""樟丹油膏""水杨油膏",既用西药"锌氧粉"、水杨酸及软膏基础剂凡士林等,亦用中药樟冰之属,一书融会中西。吴尚先《理瀹骈文》(1864年)为外治法专著。吴氏创用内病外治法,以膏药、熏洗等法治疗内、外、妇、儿等科疾病,颇有成效。他指出"外治之理,即内治之理,外治之药,亦即内治之药,所异者法耳"。记载敷、洗、熨、熏、浸、盒、擦、坐、嗅、嚏、火罐、推拿、按摩等各种治疗方法,很重视使用膏剂,称"膏可以统治百病"。

(三)手术疗法

《刘涓子鬼遗方》强调浅表脓肿用针刺排脓,"应在下逆上破之";深部脓肿,先针刺"看脓",后烙法切开引流。《诸病源候论》载有肠吻合术、创面缝合术、血管结扎止血术、清创术、拔牙术等内容。如"金疮肠断候"云:"夫金疮肠断者,视病深浅,各有死生……肠两头见者,可速续之。先以针缕如法,连续断肠,便取鸡血涂其际,勿令气泄,即推内之。"这些记述反映了当时的外科手术已达到一定水平。《太平圣惠方》用烧灼法消毒手术器械等。《圣济总录》记载了刀、针、钩、镶等医疗器械。《卫济宝书》专论痈疽,记载了很多医疗器械,如灸板、消息子、炼刀、竹刀、小钩等的用法。他用刀针清除坏死组织,放通脓管,使毒外泄。手术方法记载有 14 种,如创制鼻痔的摘除工具、腹腔穿刺排脓术、指关节离断术等都很有实用价值。倡导脓成切开,位置宜下,切口够大,腐肉不脱则割,肉芽过长则剪,这些有效方法沿用至今。元代《永类钤方》(1331 年)所收录肛门漏疮的挂线疗法是迄今为止的最早文献记载。此外,严用和《济生方》(1253 年)载有勾刀剔除内痔疮,并用烧灼法止血。张从正《儒门事亲》(1217—1221 年)载有"漏针去水法"治疗水疝,对狐疝创用"钩钤法",相当于现代医学所用的疝带。

明清时期消毒、麻醉、止血等技术的改进,为外科手术的提高准备了物质前提。申斗垣、傅允科倡导外科器械使用前要经煮沸处理。局部麻醉有了创造性发展,王肯堂首次创用"川乌、草乌、南星、半夏、川椒为末调擦",用于唇裂修补术之局部麻醉;清代朱翔宇在此基础上加用何首乌、烧盐、全蝎、白芷、细辛等吹喉,作为喉部手术的麻醉。止血更多是用烧灼和药物止血。王肯堂《证治准绳·疡科》记载了多种外科手术方法,其中许多是中医外科史上最早记载。如气管吻合术、耳郭外伤整形术、唇舌外伤整形术以及头颅、肩胛、颈部、胸腹、腰、臀、脊柱等外伤急救手术与药物。对深部脓肿手术切开后的引流问题,清代祁坤颇富创见地强调"随以绵纸捻蘸玄珠膏度之,使脓会齐,三二时取出捻,则脓水速干矣"。这种设计和使用引流条、油膏等在理论和方法原理上与现代基本相同。陈实功对脱疽强调"用利刀寻至本节缝中,将患指徐顺取下,血流不止,用金刀如圣散止之"。此外随着手术的开展,还创制应用了许多外科手术器械,如大匕、中匕、小匕、柳叶刀、过肛筒、弯刀乌龙针等,扩大了外科手术范围。

六、教学临床科研的发展

中华人民共和国成立后,中医外科进入了一个历史发展新阶段。在教学、临床、科研等方面都取得了显著成就。

1955 年首先在北京成立了中医研究院,后各省、市先后成立了中医药研究院(所)。为培养中医人才,1956 年京、沪、穗、成四地成立了中医学院,一批著名的中医外科专家到中医学院任教,从根本上改变了传统的师承家授培养方法。1960 年中医研究院编著《中医外科学简编》,上海中医学院先后 4 次主编了《中医外科学》教材,1980 年广州中医学院主编了中医专业用的《外科学》,1986 年上海中医学院主编《中医外科学》(五版教材)。1992 年国家中医药管理局开始统一编写高等教育规划教材,均作为全国中医院校外科教学的统一教材,部分中医院校也相继编著了各具特色的《中医外科学》教材,使学生能系统地学习和掌握中医外科学的理论知识,为培养中医外科人才打下了良好基础。目前,中医外科学专业已有硕士学位授权点、博士学位授权点,为培养中医外科高层次人才奠定基础。

全国各市、县也先后开办了中医医院,大多设有中医外科,因而使外科疾病的诊疗和临床研究取得了一批成果。如在传统的"祛腐生肌"理论的基础上,提出"祛瘀""补虚"而"生肌"的治法,明显促进了下肢静脉曲张性溃疡、脉管炎溃疡、糖尿病足溃疡、化疗引起的溃疡、蛇伤性溃疡等难治性慢性溃疡的愈合。中药冲洗灌注加药捻疗法治疗心脏二尖瓣或主动脉瓣置换术后、冠状动脉搭桥后、头颅部或胸腹部术后等所形成的复杂性窦道或瘘管等,均取

拓展阅读

拓展阅读

得了满意的效果。中西医结合治疗系统性红斑狼疮、硬皮病、毒蛇咬伤等，也都取得了很大成绩。近年来，对男性病的临床研究蓬勃兴起，开拓了男性病治疗的前景。

中华全国中医外科学会及其疮疡、皮肤、肿瘤、周围血管、肛肠病、乳房病、泌尿男性病等专业委员会的成立，为广泛开展中医外科学术交流，促进中医外科各专业学科的繁荣创造了条件。目前，中医外科已经形成了疮疡、皮肤病、肛肠、甲状腺、乳腺、周围血管病、泌尿、男科等特色专业学科，各个专业学科都有自己非常有特色的中医治疗手段，在医疗保健、防病治病方面都有非常深刻的影响。

中医外科学拥有丰富的医学理论和卓有成效的临床经验，我们只有在全面继承和挖掘中医药文化宝贵遗产的同时，进一步开拓创新，才能使古老的中医外科学焕发青春活力，为人民群众健康事业作出更大贡献。

第二节 骨伤科学的形成与发展

一、早期认知与基本理论的形成

中医骨伤学是一门研究防治骨关节及其周围筋肉损伤与疾病的学科。古属"疡医"范畴，又称"接骨""正体""正骨""伤科"等，是中医学的重要组成部分。

（一）早期的文献记载与认识

中医骨伤学历史悠久，源远流长，60多万年前，"北京猿人"已能制造粗糙的石器和原始骨器工具，原始人在对付大自然灾害及抗击猛兽侵袭时，经常造成筋骨创伤，人们在伤处抚摸、按压以减轻症状，经过长期实践，摸索出简易的疗伤按摩手法；用树叶、草茎及矿石粉等裹敷伤口，由此发现了具有止血、止痛、消肿、排胀、生肌、敛疮等作用的外用药物，这便是骨伤学的起源。

在旧石器晚期（约1.8万年前）的"山顶洞人"遗址中，发现石祭、石锤及骨针、骨锥等器具。

夏代主要生产工具是石器，用以治病的针是石针、骨针。考古工作者在龙山文化遗址发现了很多陶制的酒器，《战国策·魏二》曰："帝女令仪狄作酒而美，进之禹。"可见在夏代已有了人工酿酒。酒可以通血脉、行药势，也可以止痛、消毒，这对治疗创伤疾病很有意义。商代后期，我国汉字发展已基本成熟，从甲骨卜辞和器物铭文中发现记载的疾病有几十种，其中骨伤科的有疾手、疾肘、疾胫、疾止、疾骨等。甲骨文还有按摩、外敷药物及药熨治病的记录。并且考古发现巢城台西商代遗址有30多种药用种仁，其中有活血化瘀的桃仁，说明商代已应用活血化瘀药内服治疗跌打损伤。

在周代有了医政的设置和医疗的分科。《周礼·天官冢宰》记载将医生分为"食医""疾医""疡医"和"兽医"。其中疡医"掌肿疡、溃疡、金疡、折疡之祝药、劀杀之齐，凡疗疡，以五毒攻之，以五气养之，以五药疗之，以五味节之"。疡医就是外伤科医师，周代疡医已能运用"祝""劀""杀"等疗法治疗外伤疾病。《礼记·月令》载："命理瞻伤、察创、视折、审断，决狱讼必端平。"蔡邕注："皮曰伤，肉曰创，骨曰折，骨肉皆绝曰断。"说明当时已把损伤进行分类，同时采用"瞻""察""视""审"四种诊断方法，这既是法医学起源的记述，又是古代骨伤学诊断水平的标志。

在秦代，《吕氏春秋·季春纪》认为："流水不腐，户枢不蠹，动也；形气亦然，形不动则精不流,精不流则气郁。"主张用练功疗法治疗足部"痿躄",为后世骨伤的动静结合理论奠定了基础。

西汉初期,名医淳于意留下的"诊籍"记录了两例完整骨伤科病案:一则是坠马致伤,另一则是举重致伤。西汉中期《居延汉简》的"折伤部"记载了骨折创伤的治疗医案。东汉早期,《武威汉代医简》载录治疗金疡、外伤方 10 余首,有止痛、逐瘀、止痉的作用,配伍较之《五十二病方》有明显的进步。成书于东汉时期的《神农本草经》载有中药 365 种,其中应用于骨伤科的药物约 100 种。

(二)基础理论的初步形成

到了战国秦汉时代(前 476—公元 220 年),出现"诸子蜂起,百家争鸣"的局面,也促进了医学的发展,中医骨伤基础理论在此时初步形成。

1973 年,湖南长沙马王堆汉墓发掘的医学帛书表明了当时骨伤学诊疗技术的进步。《足臂十一脉灸经》记载了"折骨绝筋"(即闭合性骨折);《阴阳脉死候》记载了"折骨裂肤"(即开放性骨折)。《五十二病方》载有 52 种病,共 103 个病名,其中有"诸伤""胻伤""骨疽""骨瘤"等骨伤科病证。

《黄帝内经》是我国最早的一部医学典籍,较全面、系统地阐述了人体解剖、生理、病因、病机、诊断、治疗等基础理论,奠定了中医理论体系的基础。其中部分篇目对中医骨伤学有重大指导意义。《灵枢·经水》曰:"若夫八尺之士,皮肉在此,外可度量切循而得之,其死可解剖而视之。"《灵枢·骨度》对人体头颅、躯干、四肢各部骨骼的长短、大小、广狭做出标记。

《内经》对人体的骨、脉、筋、肉及气血的生理功能都有精辟的论述,如《灵枢·经脉》曰:"骨为干,脉为营,筋为刚,肉为墙。"《灵枢·邪客》曰:"营气者,泌其津液,注之于脉,化以为血,以荣四末,内注五脏六腑。"《内经》对人体皮肉筋骨与体内五脏六腑的密切关系有详细的阐述,其阐发的肝主筋、肾主骨、肺主皮毛、脾主肌肉、心主血脉及气伤痛、形伤肿等基础理论,一直指导着骨伤科的临床实践。

《内经》还阐述骨病的病因病机,《灵枢·刺节真邪》曰:"热胜其寒,则烂肉腐肌为脓,内伤骨,内伤骨为骨蚀……有所结,深中骨,气因于骨,骨与气并,日以益大,则为骨疽。"《素问·痹论》曰:"风寒湿三气杂至,合而为痹也。其风气胜者为行痹,寒气胜者为痛痹,湿气胜者为著痹也。"《素问·痿论》将痿证分为痿躄、脉痿、筋痿、肉痿、骨痿五痿分别加以论述。

二、诊疗治法技术的进步

三国两晋南北朝至隋唐五代(220—960 年)时期,是我国历史上战乱频繁时期,因此在此时骨伤疾患更多见,从而积累了临床经验,同时也促进了中医骨伤学诊疗技术的进步。

晋代葛洪著《肘后救卒方》,在世界上最早记载了颞下颌关节脱位的手法整复方法:"令人两手牵其颐已,暂推之,急出大指,或咋伤也。"书中还记载了用竹片夹板固定骨折:"疗腕折、四肢骨破碎及筋伤蹉跌方:烂捣生地黄熬之,以裹折伤处,以竹片夹裹之。令遍病上,急缚,勿令转动。"这是用竹片作夹板固定治疗骨折的最早记载。他论述了开放性创口早期处理的重要性,对腹部创伤肠断裂采用桑白皮线进行肠缝合术,还记载了烧灼止血法,并首创以口对口吹气法抢救猝死病人的复苏术。

隋代巢元方等编著的《诸病源候论》,是我国第一部中医病理专著,载录证候 1 720 条,其中有"金疮病诸候"23 论,腕折(泛指骨折、扭伤等)证候 9 论,还有妇人与小儿金疮、瘀血证候等。"金疮病诸候"详细论述了金疮化脓感染的病因病理,提出清创疗法的四个要点:清创要早,要彻底,要正确地分层缝合,要正确包扎。为后世清创手术奠定了理论基础。在治疗开放性骨折、清除异物、结扎血管止血、分层缝合等方面的论述,都达到了很高的水平。"中风候"和"金创中风痉候"对破伤风的症状描写得非常详细,提出了此是创伤后的并发症。"金疮伤筋断骨候""金疮筋急相引痛不得屈伸候""腕折破骨伤筋候"等论述了"伤筋"的证候、治疗方法及其预后,指出筋断"可连续"。"箭镞金刃入肉及骨不出候""金疮久不瘥候"对创口不愈合的病因病理有较深刻的认识,强调了去碎骨和清除异物的重要性。"附骨疽候"指出成人的髋关节、膝关节与儿童的脊椎、膝关节是附骨疽的好发部位。"金疮肠断候""被打头破脑出候"记载了肠断裂、颅脑损伤的症状和手术缝合治疗方法。

唐代孙思邈所著的《备急千金要方》(652年)、《千金翼方》(682年),是中医临床的百科全书,在骨伤学方面总结了补髓、生肌、坚筋、固骨类药物,还介绍了人工呼吸复苏、止血、镇痛、补血、活血化瘀等疗法,其中还载录了颞下颌关节脱位手法复位后采用蜡疗、热敷、针灸等外治法,丰富了骨伤科治疗法。

王焘著《外台秘要》(752年),是一部综合性医学论著,其中收录了折损、金疮、恶刺等骨伤科疾病治疗方药,把损伤分为外损和内损,列骨折、脱位、内伤、金疮和创伤危重症等五大类。

蔺道人,长安(今陕西西安)人,是一位精通骨伤疾病诊疗的僧人,在唐武宗下诏拆寺期间,抵达江西乡村。他将自己掌握的医学知识、诊疗技术以及珍藏的专著《理伤续断方》,传授给一位经常热心帮助他的彭姓老者。其后,隐居未再出现。人们视他为神仙下凡,故更书名为《仙授理伤续断秘方》。

蔺道人著《仙授理伤续断秘方》(约841—846年),是我国现存最早的一部骨伤科专著,分述骨折、脱位、内伤三大类证型,总结了一套诊疗骨折、脱位的手法,如相度损处、拔伸、用力收入骨、捺正等,提出了正确复位、夹板固定、内外用药和功能锻炼的治疗大法。对筋骨并重、动静结合的理论也作了进一步阐发。书中指出:"凡曲转,如手腕脚凹手指之类,要转动……时时为之方可。"

而对于难以手法复位的闭合性或开放性骨折,主张采用手术复位:"凡伤损重者,大概要拔伸捺正,或取开捺正。""凡皮破骨出差爻,拔伸不入,搏捺相近,争一二分,用快刀割些捺入骨。"该书首次记载了髋关节脱臼,并分前、后脱臼两类,采用手牵足蹬整复手法治疗髋关节后脱位,利用杠杆原理,采用"椅背复位法"治疗肩关节脱位。还介绍了杉树皮夹板固定方法:"凡用杉皮,浸约如指大片,疏排令周匝,用小绳三度紧缚。"对内伤的治疗,采用"七步"治疗法,提出了伤损按早、中、晚三期治疗的方案。所载方50首,药139味,包括内服及煎洗、填疮、敷贴等外用方剂,这也体现了中医骨伤学内外兼治的整体观。

《太平圣惠方》中记载了大量伤科治疗药物和方法,其中"折伤""金疮"属骨伤的范畴,对骨折提出了"补筋骨,益精髓,通血脉"的治疗思想,其中用柳木夹板固定骨折,推广淋、熨、贴、膏摩等外治法来进行损伤的治疗。此外宋代太医局所编辑的《圣济总录》内容丰富,其中有"折伤门"总结了宋代以前骨伤科的医疗经验,强调骨折、脱位复位的重要性,并且记载了用刀、针、钩、镊等手术器械,对腹破肠出的重伤采用合理的处理方法。

元代李仲南所著《永类钤方》中"风损伤折"卷是中医骨伤学专篇,其中首创过伸牵引加手法复位治疗脊柱屈曲型骨折,书中记载:"凡腰骨损断,先用门扇一片,放斜一头,令患者覆眠,以手捍止,下用三人拽伸,医以手按损处三时久。"此外,还创制了手术缝合针——"曲针",用于缝合伤口,提出"有无粘膝"体征作为髋关节前后脱位的鉴别,至今仍对于骨伤有临床指导意义。

元代危亦林著《世医得效方》(1337年),按元代十三科分类,其中"金镞正骨科"继承前人治疗骨伤的经验,而且对骨折、脱位的整复手法和固定方式有所创新。危氏是在世界上最早施用"悬吊复位法"治疗脊柱骨折的医家,书中载:"凡锉脊骨,不可用手整顿,须用软绳从脚吊起,坠下身直,其骨使自归窠。未直则未归窠,须要坠下,待其骨直归窠。然后用大桑皮一片,放在背皮上,杉树皮两三片,安在桑皮上,用软物缠夹定,莫令屈,用药治之。"对于开放性骨折,危氏则主张扩创复位加外固定治疗。在麻醉方面,危氏创制了"草乌散"(又名麻药方),书中对其组成、功用、剂量及注意事项都有详细记载。

三、辨治心法的成熟

明清时代骨伤学出现了许多学术上有相当成就的医学家,撰写了大量的骨伤科专著,他们不仅总结了前人的经验,还提出新的理论和观点,因此也形成了不同的学派。此时期是中医骨伤学的兴盛时代。治疗骨关节外伤的学科,明代称接骨科,清代改为正骨科或伤科。在明初,太医院设有十三科,其中属骨伤学范畴的有"接骨""金镞"两科。隆庆五年(1571年)改名为正骨科。1644年清朝入关后,太医院设九科,其中有"疮疡科"和"正骨科"。

清代以前虽有不少正骨门派,但著述不多。门派之间互相保密,不轻易传人,也可能是因正骨注重手法,而且其技艺性较强,文字难于完全表达的原因。

明代《金疮秘传禁方》记载了用骨擦音作为检查骨折的方法,对开放性骨折,主张把穿出皮肤已被污染的骨折端切除,以防感染等。

明代永乐年间朱橚等编著的《普济方》(1406年),其中"折伤门""金疮门"和"杖伤门"等辑录治疗骨伤科方药1 256首,是15世纪以前治疗骨伤方药的总汇。在"接骨手法"中,介绍了12种骨折脱位的复位固定方法;在"用药汤使法"中,又列出15种骨折、脱位的复位固定法。

明代异远真人著《跌损妙方》,记载全身57个穴位,总结了一套按穴位受伤而施治的方药,记录了少林寺派的治伤经验和秘方,其"用药歌"在骨伤科亦广为流传。

明代薛己撰《正体类要》(1529年)是明代骨伤诊治的代表作之一。上卷论正体主治大法及记录治疗骨伤科内伤验案65则,下卷介绍诸伤方71首。薛氏介绍了正体主治大法,跌扑损伤治验、坠伤金创与烫伤等治验以及诸伤方药,用药以补气血肝肾、行气和血为主。并附有82则医案。薛氏非常重视整体疗法,如序曰:"肢体损于外,则气血伤于内,营卫有所不贯,脏腑由之不和。"强调八纲、脏腑、气血辨证论治,用药主张以补气血、补肝肾为主,行气活血次之,他认为治疗骨折不能单纯依靠手法,还需要调理气血、脾胃、肝肾,采用"平补法"治伤。其"气血学说"和"平补法"对后世产生巨大影响。

明代王肯堂《证治准绳·疡医》对骨折亦有较详尽的论述,比如对肱骨外科颈骨折采用不同体位固定,若向前成角畸形,用手巾悬吊腕部置于胸前;若向后成角,则应置于胸后。该书还把髌骨损伤分为脱位、骨折两类,骨折又分为分离移位或无移位两种,分离移位者,主张复位后用竹箍扎好,置膝于半伸屈位。该书对骨伤科的方药还进行了由博而约的归纳整理,深为后世所推崇。

清代统治者出于战争的需要,对骨伤科较为重视。清代吴谦等著《医宗金鉴·正骨心法要旨》,较系统地总结了清代以前的骨伤科经验,对人体各部的骨度、损伤的治法记录周详,既有理论,亦重实践,图文并茂。《正骨心法要诀》根据《内经》等医籍有关骨度、经络的理论,结合骨伤科临床,先论正骨手法及经义,总结归纳出骨折整复摸、接、端、提、按、摩、推、拿八种手法,介绍内治杂证法,并附竹帘、夹板等器械图解,改进多种固定器具,并绘有多种治疗骨损伤的用具图,如抱膝器、通木等,在系统梳理历代相传的正骨理论与技术基础上,又将宫廷上驷院绰班(正骨)处的丰富经验融入书中,使记载更为全面和实用。其全书图文并茂,内容充实丰富。该书将正骨手法归纳为摸、接、端、提、推、拿、按、摩八法,并介绍腰腿痛等疾患的手法治疗,及运用攀索叠砖法、腰部垫枕法整复腰椎骨折脱位等。在固定方面,主张"爰因身体上下正侧之象,制器以正之,用辅手法之所不逮,以冀分者复合,欹者复正,高者就其平,陷者升其位",并改进了多种固定器具,如脊柱中段损伤采用通木固定,下腰损伤采用腰柱固定,四肢长骨干骨折采用竹帘、杉篱固定,髌骨骨折采用抱膝圈固定等。

清代沈金鳌著《沈氏尊生书·杂病源流犀烛》,发展了骨伤科气血病机学说,对内伤的病因病机、辨证论治有所阐发。

钱秀昌《伤科补要》(1808年),以《医宗金鉴·正骨心法要诀》作为基础,结合平日所积经验撰成。书中较详细地论述了骨折、脱位的临床表现及诊治方法,如髋关节后脱位采用屈髋屈膝拔伸回旋法整复等。该书载有医疗器具固定图说、周身各部骨度解释、伤科脉诊及大量有关方剂。

胡廷光《伤科汇纂》(1815年)收集整理清代以前有关伤科文献,详细地阐述了各种损伤的证治,记载了骨折、脱位、筋伤的检查、复位法,附录了不少治验医案,并介绍了大量伤科处方及用药方法。

此外还有高文晋所著的《外科图说》(1834年),书中绘有外科手术图谱,是了解清代手术器具的重要资料。

江考卿《江氏伤科方书》(1840年),使用"八厘保麻药"来辅助进行骨移植手术,是极其珍贵的古代骨移植资料。

赵廷海《救伤秘旨》(1852年),以经络学说为依据,按穴治伤,按穴位加减用药,其治疗方法和方药具有自己的特色。

四、整骨流派和技术进展

近代随着西方文化的侵入,中医受到歧视,骨伤科面临危机。那时人们常将骨伤科医生视为走江湖、卖膏药之下九流,那时的中医骨伤处于花叶凋零、自生自灭的境地。以前处于萌芽状态的骨折切开复位、内固定等技术不仅没有发展,而且基本上失传了。

在此期间,骨伤学著作甚少,其中较有代表性的是1852年赵廷海所著《救伤秘旨》,《救伤秘旨》对整复后的固定论述详细,颇多新见,如在足踝关节损伤整复后的固定中,使用超关节固定法,"用布兜掌前,系于膝下,令脚不直伸下,仍令脚掌时时伸屈",其还收集少林学派的治伤经验,记载人体36个致命大穴,介绍了损伤各种轻重症的治疗方法,收载"少林寺秘传内外损伤主方",并增加了"按证加减法"。

赵濂的《伤科大成》(1875年),其中记载了许多作者本人的独特见解,比如可以通过观察指甲颜色来判断伤情,"以我手指甲,掐其手指甲,放手即还原色者易治,少顷始还颜色者重,手指甲紫黑色不治"。

1949年前,中医骨伤科的延续以祖传或师承为主,医疗活动只能以规模极其有限的私人诊所形式开展。借此,中医许多宝贵的学术思想与医疗经验才得以流传下来。分布全国各地的骨伤科诊所,因为其学术渊源的差别,也出现了不少流派,其中较著名的有:河南省平乐镇郭氏正骨世家,天津苏氏正骨世家,上海石筱山、魏指薪、王子平等骨伤科八大家,广东蔡荣、何竹林等五大骨伤科名家,湖北武当派李氏正骨,福建少林派林如高,四川杜自明、郑怀贤,江苏葛云彬,北京刘寿山,山东梁铁民及辽宁孙华山等,各具特色,在当地影响甚隆。

五、骨伤学的新发展

在中华人民共和国成立后,随着社会经济、政治与文化的变革,中医骨伤学也从分散的个体开业形式向集中的医院形式进行过渡。1954 年以后,全国各地有条件的省、市、县均相继成立了中医院,中医院多设有伤科、正骨科或骨伤科,不少地区还建立了专门的骨伤科医院。

在医疗事业发展的基础上,20 世纪 50 年代,上海市首先成立了"伤骨科研究所"。在 70年代,中医研究院(现中国中医科学院)骨伤科研究所与天津市中西医结合治疗骨折研究所相继成立,在此之后其他不少省市也纷纷成立骨伤科研究机构。这标志着中医骨伤科不仅在临床医疗实践方面,而且在基础理论与科学研究方面都取得了进展。

从 20 世纪 50 年代开始,全国各省市普遍建立中医药院校,为国家培养了大批中医人才。80 年代,十余所中医院校相继成立中医骨伤系,除了招收大学本科生外,不少院校还培养骨伤专业硕士研究生与博士研究生。

中华人民共和国成立后,各地著名老中医的正骨经验也普遍得到整理与继承,代表性的著作有石筱山《正骨疗法》《平乐郭氏正骨法》《魏指薪治伤手法与导引》,郑怀贤《伤科疗法》,杜自明《中医正骨经验概述》,梁铁民《正骨学》《刘寿山正骨经验》《林如高正骨经验》等。

1958 年,我国著名骨伤科专家方先之、尚天裕等虚心学习著名中医苏绍三的正骨经验,博采各地中医骨伤科之长,运用现代科学知识和方法,总结出新的正骨八大手法,研制成功新的夹板外固定器材,同时配合中药内服、外治及传统的练功方法,形成一套中西医结合治疗骨折的新疗法,其编著的《中西医结合治疗骨折》一书,提出"动静结合""筋骨并重""内外兼治""医患合作"治疗骨折的四项原则,对骨伤疾病的治疗有重要的临床指导意义。

20 世纪 70 年代以后,中西医结合在治疗开放性感染骨折、脊椎骨折、关节内骨折及陈旧性骨折脱位等方面总结了成功经验,治疗慢性骨髓炎、骨关节炎也取得了一定的效果。传统的中医骨伤科经验得到进一步发掘、整理与提高,逐步形成一套有中国特色的治疗骨折、骨病与软组织损伤的新疗法。

在外固定方面,各地在总结中西医固定器械的优缺点基础上,把两者有机结合在一起,运用现代科学理论加以论证,这方面工作较突出的如原中医研究院"骨折复位固定器"、天津医院"抓髌器"、河南洛阳正骨医院"尺骨鹰嘴骨折固定器"及上海第六人民医院"单侧多功能外固定器"等。

1986 年,中华中医药学会骨伤科分会成立,中医骨伤科学术研究日趋广泛,一方面可推广传统、有效的医疗方法,另一方面利用先进的科学技术深入研究伤患治疗机理。进入 21世纪后,中医骨伤科专科建设有了很大发展,国家中医药管理局重点专科近百家,许多中医院或专科医院的骨伤科床位数达 300 张以上;与此同时,骨生理、骨病理、生物化学、生物力学、分子生物学、同位素、电子计算机 X 线断层扫描、磁共振、骨密度测量等现代科学技术已在本学科的基础研究与临床医疗中得到较广泛应用;中西医结合治疗外翻及相关畸形、旋提手法治疗神经根型颈椎病、益气化瘀法治疗椎间盘退变性疾病、补肾益精法防治原发性骨质疏松症的疗效机制和推广应用等科研项目相继获得国家科学技术进步二等奖;一些治疗颈椎病、腰腿痛、骨质疏松、骨缺血性坏死、骨髓炎及骨关节炎的中药新药不断研制出来,产生了良好的社会效益与经济效益。

在 21 世纪,中医骨伤科已走出国门,2005 年,世界中医药学会联合会骨伤科专业委员会成立,海内外骨伤科学术交流日益频繁。中医骨伤学正迎来一个科学的春天,必将更加茁壮成长,为人类健康事业作出更大的贡献。

●(周俊兵　张建伟)

复习思考题

1. 中医外科最早专著及主要成就有哪些?
2. 中华人民共和国中医外科取得哪些新成就?
3. 中医最早骨伤科专著及主要成就有哪些?
4. 简要介绍明代薛己《正体类要》的学术成就。

第十三章

妇产科学的形成与发展

📌 学习目标

1. 掌握中医妇科、产科在不同发展阶段取得的成就。
2. 熟悉中医妇科、产科的不同发展阶段的特点和发展状况。
3. 了解历史上最早的妇产科医生和中医妇产科专科教育的肇端。

第一节　妇科学的形成与发展

一、妇科学理论的萌芽与奠基

《黄帝内经》《金匮要略》等早期中医经典著作对妇科生理、病理、治疗等进行了最早的阐述,为中医妇科理论的形成与发展奠定了基础。

在解剖方面,《黄帝内经》最早提出"女子胞""胞脉""胞络""子门""廷孔"等生殖器官的名称。在生理方面,《黄帝内经》最早阐述了女子不同年龄阶段的生理表现,《素问·上古天真论》:"女子七岁,肾气盛,齿更发长。二七而天癸至,任脉通,太冲脉盛,月事以时下,故有子。女子七岁,肾气盛,齿更发长。二七而天癸至,任脉通,太冲脉盛,月事以时下,故有子。三七,肾气平均,故真牙生而长极。四七,筋骨坚,发长极,身体盛壮。五七,阳明脉衰,面始焦,发始堕。六七,三阳脉衰于上,面皆焦,发始白。七七,任脉虚,太冲脉衰少,天癸竭,地道不通,故形坏而无子也。"论述了女子以肾气、天癸、冲任为核心的生长、发育、生育及衰老的全过程。在病因病机方面,《灵枢·五音五味》:"妇人之生有余于气,不足于血以其数脱血也",指出女子以血为本,易于气有余而血不足的特点,成为后世妇科"以血为本"思想的滥觞。《素问·阴阳别论》最早论述了妇科崩漏、闭经等疾病的发病机理,《素问·阴阳别论》云:"阴虚阳搏谓之崩",指出崩漏的发病机理,在于阴虚阳盛,迫血妄行。《素问·阴阳别论》云:"二阳之病发心脾,有不得隐曲,则女子不月",首次提出心脾受损,无以化生精血,导致经闭的理论,对后世医家产生了较大影响。在治疗方面,《黄帝内经》记载了第一首妇科方剂,治疗血枯经闭的四乌鲗骨一蕙茹丸,至今仍具有较大的临床实用价值。

张仲景在《金匮要略》中最早设妇科专篇,列"妇人杂病脉证并治",开创了妇科辨证论治的先河,为妇科学形成专科奠定了基础。最早提出妇人疾病有三十六种,虽千变万化,但其发病机理多因虚、寒、气机郁结伤及胞脉,凝结经络而致,这也是妇科学最早的病因学说。且书中剂型种类多样,在《金匮要略》"妇人杂病脉证并治"中,除汤剂外,还提到了酒、丸、散、洗等剂型,如"红蓝花酒方""矾石丸方""蛇床子散方,温阴中坐药""阴中蚀疮烂者,狼牙汤洗之"等,为妇科病外治法的先河。

二、妇科学理论的充实与完善

在《黄帝内经》等经典著作所论述的妇科理论之后,医家们对女子生理及月经病、带下病的研究更加深入。唐代著名医药学家孙思邈更是尤重妇科,在《备急千金要方》(682 年)卷首专设"妇人方"3 卷,为后世中医妇科学地位的确立奠定了基础。

晋代王叔和撰《脉经》一书,首次提出"月经"之名,以及各种特殊的月经现象,如"居经""避年"等。"月经不调"之名,始见于唐孙思邈《备急千金要方》,将月经先期、后期、不定期等月经异常的疾病归为月经不调,"月经不调,或一月再来,或两月三月一来,或月前或月后,闭塞不通","月经不调,或月前,或月后,或如豆汁,腰痛如折,两脚疼,胞中风寒"。

妇科诊断方面,王叔和首次根据脉象的变化对崩漏的预后进行判断,"诊妇人漏血,下赤白,日下血数升,脉急疾者死,迟者生",具有较高的临床价值。

病因病机方面,具有较大贡献,提出独到见解的当属隋代巢元方的《诸病源候论》(610年),这是我国现存最早的一部病源证候学专书,全书五十卷,其中卷三十七至卷四十为妇科疾病,详细论述了月经、带下、前阴、乳房诸病,丰富和发展了对妇科疾病的认识。如在月经病方面,指出"妇人月水不调,由劳伤气血,致体虚受风冷,风冷之气客于胞内,伤冲脉、任脉,损手太阳、少阴之经也。""漏下之病,由劳伤血气,冲任之脉虚损故也。""妇人月水不通者,由劳损血气,致令体虚受风冷,风冷邪气客于胞内,伤损冲任之脉,并手太阳、少阴之经,致胞络内绝,血气不通故也。"认为月经病的病因多在于劳伤血气而致体虚,兼有风冷之邪。病机主要在于损伤胞宫、冲任及手太阳、少阴经。《诸病源候论》还最早给漏下病下了定义,"血非时而下,淋漓不断,谓之漏下也",并首次专设"月水来腹痛候",将痛经作为单独的疾病进行论述,并明确痛经重要的病因在于风冷之邪,"妇人月水来腹痛者,由劳伤血气,以致体虚受风冷之气,客于胞络,损冲任之脉……故月水将下之际,血气动于风冷,风冷与血气相击,故令痛也"。

在带下病方面,虽自《内经》已有带下之说,"任脉为病,男子内结七疝,女子带下瘕聚",但为妇科病的统称。晋代王叔和所论"五崩"实则为后世五色带下之始,"白崩者形如涕,赤崩者形如绛津,黄崩者形如烂瓜,青崩者形如蓝色,黑崩者形如衃血也"。后世医家对于带下病多沿用此说。而《诸病源候论》首次将"带下"作为独立病名,认为带下病为感受风冷之邪所致,"带下者,由劳伤过度,损动经血,致令体虚受风冷,风冷入于胞络,搏其血之所成也",且以带下的颜色来判断寒热性质,"秽液与血相兼,连带而下。冷则多白,热则多赤,故名带下"。

在不孕方面,《诸病源候论》强调与男女双方均有关,或为男病,或为女病,当视情况进行判断,而在女子多因风寒内侵胞宫所致不孕。"无子候"云:"若夫病妇疹,须将药饵,故得有效也。然妇人挟疾无子,皆由劳伤血气,冷热不调,而受风寒,客于子宫,致使胞内生病,或月经涩闭,或崩血带下,致阴阳之气不和,经血之行乖候,故无子也。"孙思邈对不孕证的认识沿续《诸病源候论》的思想,并明确指出"凡人无子,当为夫妻俱有五劳七伤,虚羸百病所致",不孕不育与男女双方均有关系。

对于子宫脱垂的记载也最早见于《脉经》,其言"白肠必挺核""妇人则脱下"。

妇科病的针灸治疗则在皇甫谧的《针灸甲乙经》(256—282 年)中记载了大量宝贵的资

料,如针刺三阴交、中级、气穴、血海等穴位可治疗月经不通;针刺气冲、行间等穴位可治疗月水不利,针刺天枢、血海、太冲然谷等穴位可治疗崩漏,刺中髎穴治疗月事少等。

三、妇科学的独立成科

宋代是妇科学发生质的飞跃的时期,此时妇科已经从其他医学学科中分离出来,成为一门独立的学科。且宋代人们开始认识到经带等妇科疾病直接影响到妇人孕产,改变了以往偏重胎产疾病,认为"妇人免乳大故,十死一生",大量胎产专书出现,却对经带等妇科疾病研究略显逊色的状态。陈自明的《妇人大全良方》将"调经门"置于各卷之首,开篇指出:"凡医妇人,先须调经,故以为初。"其次言:"经脉不调,众疾生焉,故以次之。"强调妇人病的治疗,以调经为根本,只有月经调和则众疾不生。受其影响,此后《女科撮要》《济阴纲目》《景岳全书》《医宗金鉴》等著作均将调经置于卷首。宋代妇科学的迅速发展,也一改宋以前理论相对简单,以统方为主,一病多方的状态,对妇科疾病的病因、病机、辨证、治疗均达到一定的认识水平。尤其陈自明所撰《妇人大全良方》,推动了中医妇科学的发展,使基础理论和辨证诊疗日臻完备,步入成熟阶段。

陈自明(约1190—1272年),字良甫(一作良父),江西临川县(今江西省抚州市)人,三世业医。少年时代,陈氏就打下了深厚的医学基础,家藏医书遍览无遗。成年后他遍游东南各地,博采众长,医药知识进一步丰富。医学造诣高深,曾任建康府(今南京)明道书院的医谕(即医学教授)。因感前代妇产科理论及著作"纲领散漫而无统,节目谆略而未备",医者不能深求遍览,于是他搜集参考了历代医书30多种,撷采诸家学说之长,附以家传经验方,在1237年撰成《妇人大全良方》,是我国现存最早一部系统论述妇产科学的专著,对宋以前的中医妇产科理论与临床作了全面总结,原书共24卷,分为9门。其中前3门调经、众疾、求嗣为妇科,该书妇科部分,内容丰富,纲举目张。

详论妇科疾病的病因病机。陈自明继承《内经》《诸病源候论》等学术思想,根据妇人的生理特点,重视气血,强调妇人以血为根本,提出"大率治病,先论其所主。男子调其气,女子调其血"的观点,对指导妇科病的诊治有重要意义。提出妇人病的病因大多是劳伤气血、感受风冷。病机有气血逆乱,月水不循常道,五脏不能相生,生化之源耗竭,或为荣血亏损,冲任失养和肝气上逆等。临证治疗中注重辨证,强调四物汤的加减化裁,并列有加减方专篇。

确立了妇科疾病的证治纲领,强调肝脾两脏与冲任二脉是妇科证治的纲领。例如,在论及经水不调时,陈氏指出,脾为气血生化之本,肝为藏血之脏,若肝脾受伤,脾不生血,肝无藏血,则化源断绝。冲脉为总领诸经气血之要冲,能调节十二经之气血,而任脉具有妊养胎儿的作用,冲任二脉之功能与妇女的月经、胎孕、产育、哺乳等生理特点息息相关。肝脾之病,导致冲任二脉损伤,则致月水不利,经闭不行。

此书后经明代薛己校订,目前通行的《妇人大全良方》多为薛氏本。王肯堂的《女科准绳》、武之望的《济阴纲目》都以本书为主要内容和蓝本,可见其对后世妇科学的影响。

四、妇科学理论的创新

金元时期医家的争鸣,流派的兴起,使医家从不同角度对妇科理论提出个人见解,独具特色,成就卓越,极大地丰富了中医妇科学的辨证论治理论。

刘完素所著《素问病机气宜保命集》(1186年)指出:"妇人童幼天癸未行之间,皆属少阴;天癸既行,皆从厥阴论之;天癸已绝,乃属太阴经也。"这是根据妇人生理变化过程所提出的相应治疗原则,成为后世从肝脾肾论治妇人病的理论依据。刘完素最早将月经过多作为一个单独的疾病来进行论治,首先提出"经水过多"之名,"治妇人经水过多,别无余证。四物内,加黄芩白术各一两"。在带下病方面,刘完素突破自《诸病源候论》以来认为带下是感受风冷所致的局限,提出带下的病因为"湿热","原其本也,皆湿热结于脉,故津液涌溢,是为赤白带下"。独辟蹊径,开创以寒凉治疗带下之先河,"下部任脉湿热甚者,津液涌溢而为带下也……曷若以辛苦寒药,按法治之,使微者、甚者,皆得郁结开通,湿去燥除,热散气和而愈"。

张从正汗、吐、下攻邪之法别具一格,也常用于妇科。其以吐、下之法治疗闭经,言:"女子不月,皆由使内太过。故隐蔽委曲之事,各不能为也。惟深知涌泄之法者,能治之。"对于带下病,张从正认为"病非本经,为他经冤抑而成此疾也",因此治疗采用下法,逐水利小便以去湿,"带之为病,溶溶然若坐水中,故治带下同治湿法,泻痢,皆宜逐水利小溲"。

李杲最大的贡献是将重视脾胃的学术思想应用于妇科的辨证治疗中,在《兰室秘藏》(1276年)一书中列"经闭不行有三论""经漏不止有二论",详论闭经、崩漏、带下等疾,对后世妇科临床具有重要的指导意义。李杲认为经月经病、带下病等其根源在于脾胃虚损。脾胃虚损,气血俱亏,可致血枯经闭,"妇人脾胃久虚,或形羸,气血俱衰,而致经水断绝不行。或病中消,胃热,善食渐瘦,津液不生。夫经者,血脉津液所化,津液既绝,为热所烁,肌肉消瘦,时见渴燥,血海枯竭,病名曰血枯经绝";脾胃虚弱,湿邪下陷,合于相火,湿热迫经而血漏不止,"妇人脾胃虚损,致命门脉沉细而数疾,或沉弦而洪大有力,寸关脉亦然,皆由脾胃有亏,下陷于肾,与相火相合,湿热下迫,经漏不止。"并创立多首方剂,如健脾益气、升阳举陷的升阳举经汤治疗"经水不止",健脾除湿的升阳除湿汤治疗"暴崩不止",甘温除热的代表方剂补中益气汤治疗气虚下陷的子宫脱垂,为妇科病辨治开辟了新思路。

朱震亨在妇科学方面更是卓有建树。朱震亨最早将体质与月经不调相联系,指出禀赋肥胖之人月经不调多因痰湿壅滞,"肥胖饮食过度之人,而经水不调者,乃是湿痰"。并将痰湿作为月经不调、闭经、崩漏、带下病、不孕等病的病机,"肥人不及日数而多者,痰多血虚有热""过期淡色来者,痰多也,二陈加川芎、当归""痰多,占住血海地位,因而下多者,目必渐昏,肥人如此""带、漏俱是胃中痰积流下,渗入膀胱,宜升,无人知此,肥人多是湿痰""若是肥盛妇人,禀受甚厚,恣于酒食之人,经水不调,不能成胎,谓之躯脂满溢,闭塞子宫,宜行湿燥痰",为妇科奇证、难证的辨治开辟了思路。

五、妇科学理论的深化与鼎盛

自明代,妇科学在命门学说的影响下,有较大发展,肾与命门理论在妇科学中不断深化。八纲辨证、脏腑辨证、气血辨证充分运用于妇科临床,大大提升了妇科疾病的辨证论治。清代、民国中医妇科学更是积累了丰富的经验,有了极大的发展。对妇科学贡献较大的有:

薛己《女科撮要》(1529年),分为上下两卷。学术上注重脾肾,擅长温补。以《内经》理论为依据,最早提出"心脾平和,经候如常"的观点。对月经不调的病因归纳得十分详尽,认为内伤七情、外感六淫、饮食失节、起居失常可致脾胃虚损而致月经不调。对于带下病,薛氏提出其病或因六淫七情,或因醉饱房劳,或因膏粱厚味,或服燥剂所致,病机有脾胃亏损、阳气下陷,或湿痰下注,或湿热壅滞,或气血俱虚的不同。治疗以壮脾胃、升阳气为主,兼各经不同分别用药。

万全《万氏妇人科》（1549年），3卷，对妇科常见病证论理精当。万全继承前人学术思想的基础上，提出妇人病月经病总的治疗原则"调经，专以理气补心脾为主"。指出崩漏的病机在于气虚不摄血，加之积热在里，迫血妄行，并提出著名的治血三法，初止血，次清热，后补虚。

王肯堂《女科证治准绳》（1602—1608年），其内容以宋代陈自明的《妇人大全良方》为基础，全书5卷，广集历代50多位医家的有关论述及方药，是一部资料丰富的妇科著作。对于月经病，王肯堂在薛己的基础上补充了心脾失调的认识，提出"脾胃虚损，心火妄动，则月经不调"，尤其明确了月经过少的治疗原则："经水涩少，为虚为涩，虚则补之，涩则濡之。"对于不孕，强调求子必先调经，补虚泄实，血气平和而能孕育，"求子之法，莫先调经。每见妇人之无子者，其经必或前或后，或多或少，或将行作痛，或行后作痛，或紫或黑或淡，或凝而不调，不调则血气乖争，不能成孕矣。……直至积去、滞行、虚回，然后血气和平，能孕子也"。

武之望的《济阴纲目》（1620年），以王肯堂《女科证治准绳》为基础，引用历代医家理论编撰而成。其最为重要的贡献是擅于对各家理论概况凝练，分列纲目，提纲挈领，如"论经主冲任二脉""论心脾为经血主统""论调经当抑气""论带下虚寒宜温补"。再如经闭门中，所列纲目"论经闭由二阳之病治宜泻心火养脾血""论经闭不行有三治宜补血泻火""论经闭因肝劳血伤""论经闭因劳伤当大补脾胃""论室女经闭成劳因思虑伤心""论经闭因积冷结气""论经闭因痰饮所隔""论经闭总因血滞血枯"，纲目明晰，可使后世医家直窥闭经的病因病机。且此书所载每证有论有方，并加以个人心得的阐发。所用方剂，既有经方、时方，又广集单方、秘方，便于临床应用。

张介宾《景岳全书·妇人规》（1640年），主张妇人以血为主，首重调经，认为月经之本虽在于心、脾、胃，但五脏皆可致病，且日久必损及肾，突出了肾在妇科疾病中的重要作用，且妇人之疾"虚者极多，实者极少"，所以调经首要的原则为补脾资血养肾。张介宾将妇人病病因进行概况，包括情志、劳倦、冲任不守、外感、医药误谬、先天禀弱、纵情亏损等，并强调情志致病为首，劳倦次之。还提出带下病总的病机在于命门不固。

萧埙的《女科经纶》（1684年），收录上自《黄帝内经》，下迄清初的中医古籍100余种中有关妇科理论的文献，对妇产科知识的普及作出了贡献。

傅山（1607—1684年）《傅青主女科》（1827年），2卷，是清代妇科著作影响较大者。首创"肝郁"辨证，立足于肝、脾、肾三脏为主，为后世月经病的诊治开创了新思路。傅青主将带下病列在卷首，分白、黄、赤、青、黑五色带下论述，提出"带下俱是湿证"的观点，强调祛湿为治带之本；提出不孕可分为虚寒不孕和肝郁不孕，分别治以温补心肾、调肝解郁。他所创制的完带汤、易黄汤、清经散、两地汤固本止崩汤、开郁种玉汤等均为妇科名方，至今都在临床上使用，影响很大。

近代中医妇科学在发挥传统自身优势同时，注意吸收西医生理、病理、解剖之长。其中著名妇产科专家有陈筱宝、朱南山、陈莲舫、蔡小香等。名著有潘蔚的《女科要略》（1883年）、严鸿志的《女科精华》（1920年）、《女科证治约旨》（1920年）和时逸人的《中国妇科病学》（1931年）等。

陈筱宝（1872—1937年），主张从气血论治妇科疾病，提出病人以元气为本，治疗以调治血分为主，强调治疗妇人杂病的中心环节在调肝。潘蔚的《女科要略》简要系统地论述了妇科常见证治，其中对调经论述最详，指出"虽曰心生血、肝藏血、冲任督三脉皆为血海，为月信之原，而其统主则唯脾胃，脾胃和则血自生"，治疗上重视调理脾胃，虚者六君子汤、归脾汤类，实者平胃散类,进一步补充了傅青主培补气血重视脾胃的学术主张。严鸿志的《女科精华》广泛引述古今中外医家关于妇科学的论述,对普及中西医妇科学有一定的作用。另有《女科证治约旨》在妇科诊断方面较他书为详,如记载妇科问诊为一问口渴、二问二便、三问经带、四问胎孕、五问产后,按脐间动气以诊冲任脉等,都体现出妇科特色。时逸人主张中西医结合,所撰《中国妇科病学》以中医理论学说指导辨证用药,又结合西医妇科检查,颇具新意。

第二节　产科学的形成与发展

一、产科的早期文献记载

早在夏商周时期,我们的祖先已经意识到妇人孕育、繁衍生命的重要性,以及生产的危险急重,于是产科学开始出现萌芽。

据《甲骨文合集》记载,殷商时期4万余片的甲骨文中有关孕产方面的卜辞有857片,所载内容丰富,如"辛丑卜,壳贞:妇好有子? 三月。"(妇好为商王武丁的妃子,妇好有子三个月)"贞:妇康有子,今六月。"(妇康也为商王武丁的妃子,妇康有子六个月),表明当时人们对妊娠月份的判断已有一定的经验。"丙申卜,壳贞:妇好(身)弗氏妇(死)?"(丙申壳贞:妇好怀孕了,不会死吧?)这条卜文祈问已怀孕的妇好会不会死,虽然没有明确提及妊娠反应,但对于孕妇不会无缘由地问死,一定是妊娠期出现了剧烈的不适症状,因此这可能是有关妊娠病的最早记录。此外,还有预产期判断、生产、产后病等记载,可见殷商时期对于妇人孕产极为重视,并已经有一定的认识。

《诗经》《山海经》《周礼》《礼记》《左传》等早期文化典籍中对孕产疾病已有初步了解。如《左传》中有丰富的产科史料,如"(郑)庄公寤生,惊姜氏"是关于难产的记载,"梁嬴孕过期,卜招父与其子卜之,其子曰:将生一男一女"是过期妊娠和双胎诊断的最早记载。

《周礼》"凡男女自成名以上,皆书年月日名焉,令男三十而娶,女二十而嫁"。《左传》"男女同姓,其生不蕃",《礼记》"娶妻不娶同姓",可见人们已经认识到早婚以及血缘亲近者结婚生育不利于人类的繁衍。《烈女传》中有"太任者,文王之母也,乃其有娠,目不视恶色,耳不听淫声,口不出傲言",表明古人已经认识到孕妇的言行举止、饮食情志对胎儿均有影响,形成了"胎教"的最早记载,均具有优生优育的重要意义。

二、产科学理论的奠基

《黄帝内经》不但确立了中医学的理论基础,也为产科学的形成和发展奠定了基础。

在妊娠诊断方面,《黄帝内经》提出"以脉候胎"的诊断方法,通过脉象的变化判断妊娠,并明确少阴肾脉经气充盛是妊娠的重要指征,《素问·平人气象论》言"妇人手少阴脉动甚者,妊子也",《素问·阴阳别论》言"阴搏阳别,谓之有子"。

提出妊娠期用药原则。《素问·六元正纪大论》言:"黄帝问曰:妇人重身,毒之何如?岐伯曰:有故无殒,亦无殒也。帝曰:愿闻其故何谓也? 岐伯曰:大积大聚,其可犯也,衰其大半而止,过者死。"首次提出妊娠期间治病与安胎这一矛盾问题的处理,明确妇人妊娠期间若患大积大聚,可用峻猛之药攻邪,邪去母健胎安,但也应中病即止,不可过则伤胎,确立了妊娠病治疗的一大原则。

提出产后病的治疗原则。《灵枢·五禁》言："新产及大出血之后……此皆不可泻。"强调新产及产后大出血的妇人身体虚弱,治疗时应注重顾护脾胃,提出不可用泻法的禁忌。

胎、产疾病的辨证治疗。最早由《金匮要略》列妇人病三篇,其中"妇人妊娠病脉证治""妇人产后病脉证治",涵盖了胎、产疾病的辨证论治理论,是最早的产科专篇,形成了产科辨治理论的雏形。"妇人妊娠病脉证治"共 11 条原文,论述了妊娠诊断、妊娠恶阻、妊娠腹痛、妊娠水肿、胎动不安等病证的辨治,"妇人产后病脉证治"共 11 条原文,提出"新产妇人有三病,一者病痉,二者病郁冒,三者大便难",强调产后病多虚多瘀的特点,以及产后腹痛、产后恶露不尽、产后发热、产后中风、产后虚烦、产后热痢等病证的辨治。所载方剂 18 首,如治疗妊娠恶阻的干姜人参半夏丸、治疗妊娠腹痛的当归芍药散、治疗胞阻的胶艾汤、治疗妊娠癥病的桂枝茯苓丸等,至今仍有效指导临床,被广泛使用。

1972—1974 年马王堆汉墓出土的帛书《胎产书》,其以养胎、埋胞、转胞、产后处理、胎教优育等产科内容为主,是迄今发现最早的以胎产命名的妇产科文献,代表了汉以前中医产科学在有关生育、胎教等方面已形成端倪。

《胎产书》中记载了受孕的时机选择,"月朔(经)已去汁□,三日中从之,有子。其一日南(男),其二日女殹(也)"。描述了妊娠十月胚胎的发育过程:"一月名曰留(流)刑……二月始膏……三月始脂……四月而水受(授)之,乃始成血……五月而火受(授)之,乃始成气……六月而金受(授)之,乃始成筋……七月而木受(授)之,乃始成骨……八月而土受(授)之,乃始成肤革……九月而石受(授)之,乃始成豪(毫)毛……十月气陈□□,以为□。"可谓胚胎学的早期文献资料。同时根据每月胚胎的发育情况提出了相应的养胎方法,"一月名曰留(流)刑,食饮必精,酸羹必熟,毋食辛星(腥)""二月始膏,毋食辛臊,居处必静""三月始脂,果隋(蓏)宵效,当是之时,未有定义(仪),见物而化,是故君公大人,毋使朱(侏)儒,不观木(沐)候(猴),不食(葱)姜,不食兔羹""四月而水受之,乃使成血,其食稻麦,鳝鱼□□,清血而明目""五月而火受之,乃使成气,晏起□沐,厚衣居堂,朝吸天光,辟(避)寒央(殃),其食稻麦,其羹牛羊,和以茱萸,毋食□,以养气""六月而金受之,乃使成筋,劳□□□,出游于野,数观走犬马""七月而木受之,乃使成骨,居燥处,毋使定止",重视孕妇的饮食起居、所见所闻、精神情志对胎儿的影响,对于优生优育具有重要意义,后世医籍如徐之才的"逐月养胎法"、《诸病源候论》《备急千金要方》对此多有继承和发展。

在产科手术方面也有着明显的进步。华佗,是东汉时期杰出的医学家,被誉为外科鼻祖,其成功地进行摘除死胎的手术。《后汉书》和《三国志》均有记载,李将军的妻子怀孕双胎,但先后夭折,先流产一死胎,但腹中尚留下另一死胎不自知,经华佗汤、针并用,使人摘除。

三、产科学的专科化

伴随着晋唐临证医学的迅速发展,医家们又十分重视妇人孕产方面的探究,产科学理论逐步完备。

晋唐时期一些综合性医籍载有大量的产科内容,如晋代王叔和所撰《脉经》第 9 卷,记载妇人妊娠、产后病的脉法和辨证。南北朝陈延之《小品方》(约 454—473 年)提出妇人患温病当去胎,并最早记述了子痫的病因、症状和治疗,"葛根汤,主痉冒,疗妊娠临月,因发风痉,忽闷愦不识人,吐逆眩倒,小醒复发,名曰子痫方"。南齐的褚澄在《褚氏遗书》中提倡晚婚,《褚氏遗书·问子》言:"合男子必当其年,男虽十六而精通,必三十而娶;女虽十四而天癸至,必二十而嫁,皆欲阴阳气完实而交合,则交而孕,孕则育,育而为子,坚壮强寿。"《褚氏遗书·精血》言:"合男子多则沥枯虚人,产乳众则血枯杀人",强调女子房劳多产必致损耗精血,伤及性命,提倡节欲和节育的重要性。北齐徐之才,字士茂,人称"东海徐氏",是徐氏家族七代名医中最出色的一位,在妇产科上有很深造诣,他的"逐月养胎法"详细论述了胚胎逐月发育的全过程,"妊娠一月始胚,二月始膏,三月始胞,四月形体成,五月能动,六月筋骨立,七月毛发生,八月脏腑具,九月谷气入胃,十月诸神备,日满即产矣。"主张妊娠十月以经养胎,并根据妊娠十月的常见疾病分经、逐月各设方剂,确立养胎安胎的方剂18首。"逐月养胎法"虽有不当之处,但在当时已属难能可贵。徐之才的《逐月养胎方》收录于《备急千金要方》中,被后世医家沿袭,影响甚广。隋代巢元方的《诸病源候论》列妊娠病、将产、难产、产后病4卷,重视优生优育、胎教,还记载了人工流产手术。唐孙思邈极对妇人胎产极为关注,在《备急千金要方》首列"妇人方"3卷,详细论述了孕期养胎、妊娠病、临产、产后处理及哺乳等内容。在临产护理方面,指出:"凡欲产时,特忌多人瞻视,唯得二三人在旁……若人众看视,无不难产。"注重产妇临产时的情绪因素以及产房的安静和清洁。唐代王焘《外台秘要》(752年)有2卷专论妇产科,产科方面分论求子、养胎、胞衣不出及产后诸疾,并汇集附录了《小品方》《备急千金要方》的堕胎和断产方。这些均为产科学独立成科奠定了基础。

昝殷于公元852年编成《产宝》3卷,后经周颋于公元897年增补并作序而成,书末附周硕的《传授济急方论》和李师圣、郭稽中的"论二十一证""产后十八论方"3篇,名为《经效产宝》。此书曾一度流失,现所见为辑佚本3卷,上卷论安胎养胎、妊娠诸疾、难产诸疾,中下卷论产后诸疾,共载方378首。

胎动不安为妇人妊娠期常见病,《经效产宝》首次从母、胎两个方面论述胎动不安,分别对"母病动胎""胎病及母"提出安胎的治疗原则,对后世产科理论具有重要的指导意义,"安胎有二法,因母病以动胎,但疗母疾,其胎自安。又缘胎有不坚,故致动以病母,但疗胎则母瘥,其理甚效,不可违也"。对于胎动不安的母胎安危的诊断,提出观察口唇颜色的方法,"胎不动,不知子死生者,但看母唇口青者,儿死母活。口中清沫出者,子母俱死。口舌赤青沫者,母死子活也"。在"胎动不安方论"中分析胎动不安,或因数堕胎而气不固,或因冷热不调,或因劳乏动胎,或因房事所伤,或因情志恼怒,"胎数落而不结实""妊娠冷热,腹内不调,致胎不安""妊娠经八九个月,或胎动不安,因用力劳乏""妊娠因夫所动,困绝""妊娠被惊恼,胎向下不安",其治疗强调妊娠期均以养胎、保胎为要。

难产是导致孕妇死亡的重要原因,备受医家关注,《经效产宝》言:"医之中唯产难为急,子母命,悬在片时。"若出现难产,书中指出:"夫产难者,内宜用药,外宜用法,盖多门救疗,以取其安也。"

产后血晕为产科急症,书中强调以"血下多少"来辨别虚实,并提出急救方法,有效而易行,"烧秤锤、江石令赤,置器中,向产母床前帐里,投醋淬之,得醋气,可除血晕之法也"。

四、产科学的成熟与丰富

宋代产科学的发展有着质的变化,由宋政府在医学教育机构中下设产科,自此产科学与妇科学一并从其他学科中独立出来,成为专门的学科,并由此在理论与实践各方面得以充分发展以至成熟。

临产分娩方面,始终被历代医家所重视,《妇人大全良方》指出:"凡妊娠至临月,当安神定虑,时常步履,不可多睡饱食,过饮酒醴杂药,宜先贴产图,依位密铺床帐,预请老练稳婆,备办汤药器物。"强调了妇人临产前的情志、起居、饮食,以及准备器物等备产要求。宋代人们开始注意到临产时的急迫,因此在《太平圣惠方》(992 年)设"预备药物法",《妇人大全良方》设"入月预备药物",不仅载有保气散、佛手散、枳壳散、神寝丸、榆白皮散、保生丸、催生丹等备产药物,还有断脐线及剪刀、干蓐草、灯笼、火把、缴巾等备产用具。《妇人大全良方》指出:"凡临产初,然腹痛或作或止,名曰弄痛。"已经能够区分产前无规律的子宫收缩与生产过程中子宫收缩痛的区别。只有羊水破,腰痛甚,才是将产征兆,"若见浆水,腰腹痛甚,是胎离其经。令产母仰卧,令儿转身,头向产门,用药催生坐草"。

催产药物在宋代也广泛运用,在宋代的《太平圣惠方》《太平惠民和剂局方》《经史证类备急本草》《卫生家宝产科备要》等书中都载有兔脑髓制成催生丹。西方发现动物脑垂体后叶的催产素具有催生功用要晚于此千余年。

在难产的治疗和助产方法上贡献最大的是宋杨康侯的《十产论》(1098 年)。该书强调:"凡人生产,先知此十产证候,则生产之妇永无伤损性命。"详细描述了"十产",即正产、伤产、催产、冻产、热产、横产、倒产、偏产、碍产、坐产。提出了一系列胎位异常的转胎手法和治疗方药,可谓中医产科史上助产手法的一大贡献。但原书已佚,主要内容被陈自明《妇人大全良方》收录保留。

此外,宋代产科著作尚有朱端章的《卫生家宝产科备要》(1184 年)、郭稽中的《产育保庆集》(1109 年)、虞流的《备产济用方》(1140 年)、陆子正的《胎产经验方》等。

金元医家更是别具一格,丰富了中医产科的理论与实践。刘完素延续气血论,在《黄帝素问宣明论方》(1172 年)中提出"妇人以血藏为基本也",故"产后诸疾不可攻,当养阴去热"。张从正的《儒门事亲》(1217—1221 年)记载了一例胎死腹中,利用秤钩钩取死胎的成功案例,开创中医产科器械助产的先例。李杲对于妇人分娩、半产漏下,以及产后诸疾主张补脾升阳,益气补血为之大法。朱震亨更是对胎产疾病论述详明,首次描述了子宫的形态,"阴阳交媾,胎孕乃成,所藏之处,名曰子宫,一系在下,上有两歧,一达于左,一达于右"。创制用于难产的有效方剂大达生散,对妊娠转胞创"丹溪举胎法"以救急,对妊娠安胎提出了"产前当清热养血"的理论主张,以黄芩、白术为安胎圣药,被后世广为沿袭。

五、产科学在礼教束缚下艰难前行

明清时期受到封建礼教的束缚,妇产科的发展均受到阻碍,其中接生、诊断方面尤甚。《二程遗书》中有"饿死事极小,失节事极大",封建礼教面前,妇人的生命显得微不足道,此外妇人本易于忧患感伤,病又多有隐晦,不便于告知他人,严重影响了妇人的身心健康。如张介宾所云:"妇人幽居多郁,常无所伸,阴性偏拗,每不可解,加之慈恋爱憎,嫉妒忧患,罔知义命,每多怨尤,或有怀不能畅遂,或有病不可告人,或信师巫,或畏药饵,故染着坚牢,根深蒂固,而治之有不易耳!"

由于"男女授受不亲"的礼仪教化约束,明清时期男性不能随意出入产房,更不可由男性给产妇接生,只能委之于"稳婆",而稳婆地位卑微,缺乏医学知识,更无法进行产科理论的传承,使得产科生产的发展受到严重阻滞。而此时的医家大多为男性,由于脱离产科临床,不仅产科专著明显减少,妇人生产、难产等理论的叙述也多承袭前人之说,少见更大的突破。

封建礼教的盛行,也直接导致妇产科四诊的废弃。如李梴的《医学入门》言:"如诊妇女,须托其至亲,先问证色与舌,及所饮食,然后随其所便,或证重而就床隔帐诊之,或证轻而就门隔帷诊之,亦必以薄纱罩手。""寡妇室女,愈加敬谨,此非小节。"张介宾的《景岳全书》

言："今富贵之家，居奥室之中，处帷幔之内，复有以绵帕蒙其手者，既不能行望色之神，又不能尽切脉之巧。使脉有弗合，未免多问，问之觉繁，必谓医学不精，往往并药不信。不知问亦非易，其有善问者，正非医之善者不能也。望闻问切，欲于四者去其三，吾恐神医不神矣。"可见问诊、望诊、切诊在妇产科中运用极其不易，甚至形同虚设。

虽然封建礼教束缚使得产科学的发展受阻，但其中不乏一些思想解放的医家，提出一些大胆的想法，虽实施不易，但却对妇人疾病的诊断有积极的促进作用。《产科百问》序言："盖医之候病止于四术，而切脉为下。望、闻、问三事，可施诸丈夫婴儿，而每穷于女妇。某事曾否有无？某处如何痛痒？某物若何色状？问之则医危，不问则病危。"

在明代如此情况下，也出现了极为少见的女性医家，备受青睐，例如谈允贤，在其《女医杂言》中言："相知女流眷属，不屑以男治者，络绎而来，往往获奇效。"

六、产科学的发展与嬗变

至明代中后叶，手工业、商业得到发展，经济繁荣，中医学理论不断丰富，逐渐走向鼎盛，受其影响，产科学在妊娠病、产后病等方面得以发展；同时明清在书籍的整理、考据、刊刻等方面蔚然成风，也推动产科学著作的涌现。胎产专著颇丰，如阎纯玺《胎产心法》（1730 年）、汪朴斋《产科心法》（1780 年）、张曜孙《产孕集》（1830 年）、单南山《胎产指南》（1856 年）、单养贤《胎产全书》（1865 年）等，妇科及其他医学著作中也涵盖了大量的妊娠病、产后病的辨治理论及方药，如万全的《广嗣纪要》、张介宾的《景岳全书》、王肯堂的《女科证治准绳》、傅青主的《傅青主女科》等。

清代对于妇人胎产有着一定影响的是亟斋居士《达生篇》（1715 年），他特别提出临产时的"睡、忍痛、慢临盆"六字诀，至今在临床实践中仍有很高的实用价值。并对育胎避忌、产前事宜、临产、难产救治、产后调护之法均有详细描述。

阎纯玺《胎产心法》提出妇人孕产总的养护原则，"凡妇人受胎之始，必固其根，临产之际，既产之后，必保其生"。

对于妊娠恶阻，《胎产心法》强调妊娠恶阻的本质在于脾胃虚弱，"怀子病月，不在形之强弱，在于脏腑虚实。如中宫气健，胃中宿无痰饮，清浊自能升降，不令秽气上壅，自无恶阻等证"。《医宗金鉴》认为妊娠恶阻在于脾胃虚弱，或气逆，或痰阻，或寒或热，"妇人受孕月余之后，时时呕吐者，名曰恶阻。……当以胃弱为主，更审其或因胎气阻逆，或痰饮阻逆，与夫兼热、兼寒而分治之"。

在产后的调护方面，黄元御在《四圣心源》（1753 年）中强调产后易虚，"产后血虚气惫，诸病丛生，病则永年毕世不得平复。弥月之后，气血续旺，乃可无虑。盖妊娠之时，胎成一分，则母气盗泄一分，胎气渐成，母气渐泄，十月胎完，而母气耗损十倍……及乎产后，胎妊已去，气血未复，空洞虚豁，不得充灌，动即感伤，最易为病"。沈金鳌的《妇科玉尺》（1774 年）解释了胎前产后的防治原则，"胎前一团火，产后一盆冰，理固然也。盖以胎前每多邪热，易致气血沸腾，故如或；产后真元大损，气血空虚，其如冰也必矣"。单南山的《胎产指南》强调胎产病的治疗大法，"胎前专以清热补脾为主，盖热清而胎安，脾健则不堕也；产后专以大补气血，兼行滞为主，盖产后气血大虚，且有瘀滞，虽有诸症，皆以末治"。

此外，西方医学的传入也对传统的产科学产生一定的影响，王清任、石寿棠、张寿颐等人在接受西方医学的基础上，也在试图用其来解释传统产科学的理论。

如王清任《医林改错》（1830 年）详细地描述了胎盘、羊膜、脐带形态，以及母血通过脐带

162

营养胎儿的整个过程。并大胆批驳了古人逐月养胎之说，"古人论胎在子宫，分经轮养：一月肝经养，二月胆经养，三月心经养……若依其论，胎至两月，自当肝经交代，胆经接班。此论实在无情理。儿在母腹，全赖母血而成，一言可了，何必图取虚名，故作欺人之论"，使其更接近孕育的本质。

　　从清晚期至民国，中医产科学在继承传统的基础之上有所发展，但同时也融入了西医学对女性解剖、生理、病理的认识，以及手术器械、消毒措施等内容，逐渐开辟了中西汇通的产科学。

（马丹　程佩）

复习思考题

1. 简述中医妇科学的形成与发展。
2. 简述《胎产书》的贡献。
3. 简述明代产科发展所受到的阻碍。

第十四章

儿科学的形成与发展

学习目标

1. 掌握儿科学发展的历史成就与历史规律。
2. 熟悉儿科学成就对后世的影响。
3. 了解儿科学形成发展的历史过程。

第一节 病名的出现与丰富

一、早期儿科病名的记载与认识

儿科医学起源很早,殷墟甲骨中记载了 20 余种病名,其中涉及儿科的有"齲"(齲齿),记载小儿疾病的有"贞子疾首",指小儿头部有疾。马王堆汉墓出土的《五十二病方》记录有"婴儿病痫""婴儿瘛"。

《史记·扁鹊仓公列传》(公元前 91 年)记录了最早的儿科医案,为西汉名医淳于意以"下气汤"治疗小儿"气鬲病"。《三国志·华佗传》(公元 3 世纪末)记载华佗曾以"四物女宛丸"治二岁小儿"下利病"。东汉末年张仲景《伤寒杂病论》(公元 3 世纪初)的外感病六经辨证、杂病脏腑辨证思路,影响了后世儿科学理法体系的形成,其中收载的方药可以用于治疗多种小儿疾病,如肺炎喘嗽、水肿、痢疾、小儿暑温等。上述内容反映了中医儿科病名在较早时期就已经出现的情况和认识水平。

二、疾病名称的不断丰富

魏晋隋唐时期,陈延之《小品方》(约 454—473 年)中详细阐明了小儿伤寒、咳嗽、身热、积滞、疳证、盗汗、夜啼等治疗方法。巢元方《诸病源候论》(610 年)阐述了小儿盗汗、遗尿、淋证、大便不通等病因病机和证候。孙思邈《备急千金要方》(652 年)分九门论述小儿伤寒、咳嗽等疾病防治经验。唐代末期《颅囟经》论述了小儿惊、痫、癫、疳、痢、火丹等疾病的证治。

宋代《小儿药证直诀》(1119 年)研究了几种发疹性传染病,深入探究了惊证,明确区分了惊风和痫证,将"疳"列为脾胃病。《小儿卫生总微论方》(约 1156 年),详细论述了汗证、惊痫、疮疹等,指出脐风由断脐不慎导致,类同于成年人破伤风,不可用冷刀断脐。南宋陈文中《小儿痘疹方论》《小儿病源方论》(1254 年),重点阐发对小儿痘疹及病源的认识。

元代曾世荣(1252—1300 年)著《活幼心书》(1294 年)3 卷,对惊风抽搐证的辨证与治疗有独到之处。

明清时期,新的传染病如白喉、丹痧、霍乱等经由对外贸易传入中国。明代万全(1499—1582 年)撰《育婴家秘》(约 1574 年)、《幼科发挥》(1579 年)、《痘疹心法》(1579 年)、《片玉心书》(约 1580 年)等,专为儿科立论,记述了急、慢惊风的病因和后遗症,对天花、麻疹、惊风等病证有独特见解。明代李时珍(1518—1593 年)撰写的《本草纲目》(1578 年)收集了很多儿科疾病的防治药物,记载了小儿初生诸病、痘疹、斑疹、诸惊、痫疾、诸疳、诸热、咳嗽、哮喘、吐泻、诸痢、诸淋、尿血、诸疮等三百多种小儿常见病证的防治方法。王肯堂《证治准绳·幼科》(1607 年),以五脏为纲,论述儿科各种疾病,并突出了麻、痘、惊、疳四大症,内容丰富。陈复正《幼幼集成》(1750 年)汇集了清代以前的儿科理论与临床经验,认为小儿惊风主要为小儿伤寒所致之痉病,探讨了杂病致搐及竭绝脱证等。吴瑭《温病条辨·解儿难》(1798 年)论述小儿"暑痉",指出"痉因于暑,只治致痉之因,而痉自止,不必沾沾但于痉中求之"。上述内容,基本体现了历代医家对儿科疾病病名的记载与认识水平。

第二节　生理理论的创立与发展

历代医家数千年来对小儿生理、疾病、养护的基本认识,形成了以中医学理论为指导、以中国传统治疗方法为手段的中医儿科学。

一、生理理论的初创与发展

《灵枢·逆顺肥瘦》指出:"婴儿者,其肉脆、血少、气弱。"隋代巢元方《诸病源候论·养小儿候》提出"小儿腑脏之气软弱"。唐代孙思邈对小儿生理特点及其生长发育过程,阐述了小儿变蒸之说,指出小儿变蒸是"荣其血脉,改其五脏"。

北宋钱乙(约 1037—1119 年)著有《小儿药证直诀》3 卷。钱乙字仲阳,郓州(今山东省东平县)人,著名儿科医家,被誉为中医"儿科鼻祖"。《小儿药证直诀·变蒸》指出小儿"五脏六腑,成而未全,全而未壮",脏腑娇嫩,形气未充,形体和机能均较为脆弱。南宋陈文中《小儿病源方论·养子十法》指出:"小儿一周之内,皮毛、肌肉、筋骨、脑髓、五脏六腑、营卫、气血,皆未坚固。"明代万全《育婴家秘》也认为小儿"血气未充……肠胃脆弱……神气怯弱"。

清代吴瑭《温病条辨·解儿难》(1798 年)指出小儿生理特点为"稚阳未充,稚阴未长",其中的"阴"指精、血、津液及机体有形之质,"阳"指脏腑生理功能。这一理论阐明了小儿在形体方面和生理功能方面,都处于相对不足的状态。

二、生长发育认识理念的演化

针对小儿年龄分期,《灵枢·卫气失常》提出"十八已上为少,六岁已上为小"。《备急千金要方》认为十六岁以内为少,六岁以下为小。宋代《小儿卫生总微论方·大小论》则认为"当以十四岁以下为小儿治"。明代龚廷贤《寿世保元》(1615 年)将小儿年龄区分为婴儿、孩儿、小儿、龆龀、童子、稚子等。

就小儿的生长发育,《素问·上古天真论》提出天癸理论,指出"女子七岁,肾气盛,齿更发长;二七而天癸至,任脉通,太冲脉盛,月事以时下,故有子……丈夫八岁,肾气实,发长齿更;二八,肾气盛,天癸至,精气溢泻,阴阳和,故能有子"。小儿在形体上和生理功能上的完善,主要是由肾气的生发推动的。钱乙认为小儿处于不断生长发育的过程,无论在形体、生理、病机等方面,都与成人有所不同。清代吴瑭《温病条辨·解儿难》指出小儿生长发育为阴长而阳充,小儿随着年龄增长生长发育,形体和生理功能逐步趋向于成熟完善。

古代医家把小儿生机蓬勃、迅速发育的生理特点称为"纯阳",表明其先天禀受的元阴元阳未曾耗散,生命活力如日之初生,欣欣向荣。现存最早的儿科学专著《颅囟经》最早提出小儿体质属"纯阳"。《颅囟经·脉法》指出:"凡孩子三岁以下,呼为纯阳。元气未散。"《温病条辨·解儿难》亦云:"古称小儿纯阳,此丹灶家言,谓其未曾破身耳,非盛阳之谓。"对于小儿体质"纯阳"之论,有部分医家从病机角度理解,认为小儿阳亢阴亏或有阳无阴,这种理解并不恰当。如《黄帝素问宣明论方·小儿门》(1172年)说:"大概小儿病者纯阳,热多冷少也。"《医学正传·小儿科》(1515年)说:"夫小儿八岁以前曰纯阳,盖其真水未旺,心火已炎。"《幼科要略·总论》(1764年)说:"襁褓小儿,体属纯阳,所患热病最多。"

对于小儿生长发育的过程和规律,《颅囟经》提出"小儿变蒸"之说,为后世医家袭用。其云:"凡孩子自生,但任阴阳推移。即每六十日一度变蒸,此骨节长来四肢发热,或不下食乳,遇如此之时,上唇有珠子如粟粒大,此呼为变蒸珠子,以后方退热饮子疗之,不宜别与方药。"小儿一周岁之前生长发育旺盛,脏腑、骨骼、肌肉、神智都处于不断变易、蒸蒸日上的状态,此时若出现低热和出汗等证而无病态者,谓之"变蒸"。《备急千金要方·少小婴孺》:"小儿所以变蒸者,是荣其血脉,改其五脏,故一变竟辄觉情态有异。"《小儿药证直诀·变蒸》阐释了变蒸中小蒸、大蒸的基本时间规律。总的来看,古代医家用变蒸理论归纳和解释小儿的形体和智力发育有一定价值,基本符合小儿发育迅速的生理特点。

此外,唐代孙思邈《备急千金要方》对小儿运动机能发育进行了叙述。宋代《小儿卫生总微论方》记载了诸如骈指、缺唇、侏儒、肢废等先天性畸形。

自此,小儿生理理论基本确立,之后的儿科生理学发展基本遵循这一理论。

第三节　病因病机认识的形成与完善

小儿病因与成人相近,但因小儿自身的生理特点,而呈现出易感性和发病的差别。小儿病因以外感、伤食居多,并受到先天因素、情志、意外事故等的影响。小儿病机特点,主要表现为容易发病,传变迅速;脏气清灵,易趋康复。

隋代《诸病源候论》认为"初生断脐,洗浴不即拭燥,湿气在脐中,因解脱遇风,风湿相搏……风气入伤经脉,则变为痫也",对新生儿破伤风的感染途径及主要临床表现有一定的认识。

宋代钱乙认为小儿病机特点为"易虚易实,易寒易热"。董汲《小儿斑疹备急方论》(1093年)指出,"小儿气禀微弱","小儿脏腑娇嫩,易为伤动"。

元代朱震亨《格致余论·慈幼论》(1347年)云:"儿之在胎,与母同体,得热则俱热,得寒则俱寒,病则俱病,安则俱安。"指出妇人受孕以后必须养胎护胎,若妊娠妇女饮食失节、情志不调、劳逸失度、感受外邪、房事不节等,都可能损伤胎儿而为病。朱震亨《丹溪心法》(1347年)提出小儿"肝常有余"之说,指出小儿易动肝风。

明代医家万全在钱乙"脏腑虚实辨证"的基础上,提出小儿"三有余,四不足"的观点,即阳常有余、阴常不足,肝常有余、脾常不足,心常有余、肺常不足、肾常不足。

清代陈念祖《医学三字经·小儿》(1804年)云:"稚阳体,邪易干。"吴瑭《温病条辨·解儿难》也指出:"脏腑薄,藩篱疏,易于传变;肌肤嫩,神气怯,易于感触。"说明小儿脏腑娇嫩,真气未充,稚阴稚阳,体质和脏腑功能均较弱,容易发病,且传变迅速。

而与成人相比,小儿生机蓬勃,脏气清灵,宿疾较少,病情相对单纯,对治疗反应灵敏,更容易康复。明代张介宾《景岳全书·小儿则》(1640年)指出:"其脏气清灵,随拨随应,但能确得其本而撮取之,则一药可愈。"例如小儿感冒、咳嗽、泄泻等病证多发病快好转也快,小儿哮喘、癫痫、阴水等病证预后较成人相对为好。

第四节　诊断方法的初创与确立

历代医家对于小儿诊法,在四诊合参的基础上特别重视望诊。因小儿无法准确描述自己的病情,故古称儿科为"哑科"。小儿望诊包括整体望诊和分部望诊,整体望诊有望神色、望形态,分部望诊有审苗窍、辨斑疹、察二便、看指纹等。

小儿望神色主要是通过面部望诊。常用的面部望诊方法有五部配五脏和五色主病,可以了解脏腑气血的盛衰及邪气之所在。《小儿药证直诀》总结了小儿面部望诊经验,包括"面上证""目内证"等,并对几种发疹性传染病加以鉴别。

古代医家还对人中、印堂、承浆等处的色泽变化,也作了细致的观察和描述,指出人中色黄常属伤食吐泻,色黑病重;印堂煤黑色,为中恶所致,常伴有肢体厥冷、昏倒等;承浆色青为惊,色黄为吐等。

宋代刘昉《幼幼新书》(1150年)论述了虎口三关指纹诊法,以指纹诊断幼儿疾病、判断疾病病机变化与预后,是宋代儿科诊断学上的重要发明。《小儿卫生总微论方》总结儿科指纹诊病方法,提出了10种不同指纹形状及各自所主证候,沿用至今。明代寇平《全幼心鉴》(1468年)论述了面部与手部望诊、脉法等,尤其是详细描述了面部及虎口三关指纹望诊。清代夏鼎《幼科铁镜》,则提倡以"望颜色、审苗窍"辨脏腑寒热虚实,反对指纹望诊。清代陈复正《幼幼集成》(1750年)对指纹诊断价值的评价较为中肯,将虎口三关指纹诊法归纳为"浮沉分表里,红紫辨寒热,淡滞定虚实,三关测轻重","风轻、气重、命危",被多数儿科医生采纳。

小儿问诊内容与成人相似,明代张介宾《景岳全书》中提出的十问也适用于儿科,此外《医学三字经》中提出儿科要询问麻疹等传染病史,也很重要。

《颅囟经》提出了囟门诊察法。

从脉诊来看,晋代王叔和《脉经》(公元3世纪)卷九专列"平小儿杂证",指出:"小儿脉呼吸八至者平,九至者伤,十至者困。"唐代《颅囟经》详论小儿脉法,其云:"呼之脉来三至,吸之脉来三至,呼吸定息一至,此为无患矣。所言定息,呼气未出,吸气未入,定息之中又至,此是和平也。若以大人脉五至取之,即差矣。如此七至已上,即为有气,或脉浮如弓之张弦,此为有风,并可依后方合药治之。或七至已下,此为冷候,亦宜依后方合药疗之。"宋代《小儿药证直诀·小儿脉法》说:"脉乱不治,气不和弦急,伤食沉缓,虚惊促急,风浮,冷沉细。"可供临床参考。清代《幼幼集成·小儿脉法》指出:"小儿三五岁,可以诊视。"小儿脉搏情况常因哺乳、啼哭、走动等而变化,故以安静或入睡时最为准确。

第五节　论治体系的创立与完善

儿科疾病治疗原则与成人相近,但因小儿的生理、病因、病机、病证与成人有别,故在治疗方法、用药剂量、给药途径上也有一定特点。

一、治疗原则的确立与发展

宋代钱乙在治法上,注重小儿病证寒热虚实,强调小儿"脏腑柔弱,不可痛击",提出从五脏补虚泻实出发,以"柔润"为原则,运补兼施,攻不伤正,对中医儿科学理法体系的形成作出了突出贡献。董汲《小儿斑疹备急方论》为天花、麻疹专书,用寒凉法治疗斑疹,以白虎汤治疗天花,反对滥用温热药,启发后世医家对痘疹的深入研究。陈文中强调阳气的重要性,提出小儿阳气不足论,注意顾护小儿元阳,善于施用温补,对痘疹类疾病因阳气虚寒而产生的逆证,用温补托毒救急。钱乙等主寒凉与陈文中主温补两种学术思想的争鸣,为辨证论治儿科疾病提供了理论依据和不同治法,促进了中医儿科学的发展。

金代刘完素《黄帝素问宣明论方·小儿科论》指出小儿病者纯阳,热多寒少,用寒凉法治疗小儿热性病,如将凉膈散应用于儿科临床。元代曾世荣《活幼心书》将急惊风归纳为四证八候,提出镇惊、截风、退热、化痰等治法,创琥珀抱龙丸、镇惊丸等疗惊方。

明代薛铠、薛己父子著《保婴撮要》(1555年),重视乳母对婴儿身体与健康的影响,强调"保婴之法,未病则调治乳母,既病则审治婴儿,亦必兼治其母为善"。刘锡《活幼便览》(1510年),主张防微杜渐,重视预防。万全认为小儿气血未定,易寒易热,肠胃软脆,易饥易饱,主张"调理但取其平,补泻无过其剂","当攻补兼用,不可偏补偏攻",治疗痘疹主张"温补凉泻,各附所宜",认为"疳证虽有五脏之不同,其实皆脾胃之病也",提出五脏以胃气为本,"首重保护胃气","五脏有病,或泄或补,慎勿犯胃气",其学术观点和临床经验,丰富了中医儿科学的内容。张介宾辨证重在表里寒热虚实,倡导小儿阳非有余、阴常不足,重视乳母与婴儿之间的关系,治疗上认为小儿脏气清灵、随拨随应,用药注重甘温扶阳。

清代陈复正《幼幼集成》治疗儿科病证主张"保元扶正,慎施攻伐",以"顾护元气,扶补脾胃"为要务。庄一夔《福幼编》(约1777年)辨治小儿慢惊,以温补见长,认为急惊与慢惊相反,急惊小儿壮实,多为实热,治宜清热;慢惊小儿气血不足,虚极生风,多属虚寒,应治以温补。吴瑭《温病条辨·解儿难》针对小儿稚阴稚嫩、易于感触、易于传变的特点,指出儿科用药稍呆则滞、稍重则伤,应以六气为病、三焦分证,治病必求其本。王清任《医林改错》(1830年)阐发了活血化瘀法在儿科紫癜风、疳证、小儿痞块等病证中的应用。

清朝后期,随着西医学传入我国,有医家提出儿科治疗时应中西医合参。中西医结合治疗小儿重症肺炎、小儿急性菌痢、百日咳、猩红热、急慢性肝炎、急慢性肾炎、秋季腹泻等,都取得了满意疗效。

民国时期儿科疾病流行,许多医家勤求古训,融会新知,如近代儿科名医徐小圃擅用温阳药回阳救逆,成功救治时行病危重证患儿。在麻疹减毒活疫苗发明之前,中医治疗麻疹取得了良好效果。运用清热解毒、芳香辟秽、柔肝息风、宣痹通络等治则。

近代以来的儿科学有新的发展,对麻疹、惊风等的研究较为突出。张霞溪《麻疹阐注》(1840年),强调治麻疹用表散法,善后当以养血为主。杨鹤龄《儿科经验述要》(1949年),对小儿湿温主张初起以渗湿清热为主,加入平肝退热之品,擅用素馨花、南豆花等花药。

二、外治方法的创立与丰富

小儿肌肤柔嫩,脏气清灵,又由于小儿内服药物往往实施不便,而外治法,作用迅速,损伤较小,因此就成为临床治疗小儿疾病的常用方法。历代医家创立了诸多的儿科外治方法,包括熏洗法、涂敷法、罨包法、热熨法、敷贴法、擦拭法、吹鼻法、药袋疗法,及针灸、推拿、捏脊等。大大地丰富了治疗小儿疾病的方法。

外治诸法,其医理与内治诸法相通,视病情之寒热虚实辨证论治。《理瀹骈文·略言》(1864年)云:"外治之理,即内治之理;外治之药,亦即内治之药,所异者法耳。"外治法通常按经络腧穴选择施治部位。

熏洗法如夏日高热无汗用香薷煎汤熏洗以发汗退热等。涂敷法如用鲜马齿苋调敷于腮部治疗流行性腮腺炎等。罨包法如用皮硝包扎于脐部以消食积等。热熨法如炒热食盐熨腹部治疗腹痛等。敷贴法如用丁香、肉桂等撒于膏药上贴于脐部治疗寒证泄泻等。擦拭法如用冰硼散擦拭治疗口疮等。

明代万全系统应用推拿法于儿科,之后涌现了大量儿科推拿按摩文献,从辨证、穴位、手法等方面使小儿推拿按摩逐步完善,形成完整体系。万历二十九年(1601年),我国第一部小儿推拿专著《小儿按摩经》问世。此后龚廷贤《小儿推拿秘旨》(1604年)刊出,"推拿"一词首见于此书,以民间推筋、掐惊等手法为基础,升华为较系统的小儿推拿术。周于藩《小儿推拿秘诀》(1605年)详细介绍了"身中十二拿法"的穴位和功效,绘有周身穴图。清代熊应雄《小儿推拿广意》(1676年)、骆如龙《幼科推拿秘书》(1691年)、夏云集《保赤推拿法》(1885年)等,促进了小儿推拿的发展。

王肯堂《证治准绳·幼科》记载了婴儿先天性肛门闭锁的开通手术。

清代夏鼎《幼科铁镜》记载了推拿、灯火、艾灸等法,以"祛邪"为其特色。灯火燋法古称"神火",乃用灯芯蘸麻油燃火,以烧灼所选定的穴位或部位,手法迅速,触及皮肤便即离去。如取囟门、眉心、人中、承浆、两手大指少商、脐心、脐轮,共十三燋,治疗脐风。

清代陈复正《幼幼集成》创立了不少适合小儿的外治法,记载了大量实用的民间经验,如按摩、热敷贴药、针挑、刮痧、磁锋砭法、吹药等。

张振鋆《厘正按摩要术》(1888年)为儿科外治专著,以手法外治见长,提出小儿病诊治辨证为先,集儿科外治法之大成,图示清晰,不事汤药,特色明显。

第六节　预防养护理念、方法的提出与完善

一、胎儿保健经验的总结

汉代《大戴礼记·保傅》(公元前1世纪)收载了"文王胎教",记录了周代胎养胎教的范例,指出若孕妇坐立寝食皆合规矩,观礼听乐,精神内守,心情愉快,则孩子出生后聪明贤能、健康长寿。《黄帝内经》指出孕妇要注重精神调摄,应居住清静、性情和悦等,提出了药物禁忌及药物保胎等。《素问·奇病论》对"胎病"的记载,说明当时已认识到孕期护养不慎可导致小儿先天性疾病。《备急千金要方》中指出孕妇应禁酒及冰浆。

孕妇需保持适度活动,令全身气血流畅,使胎儿长养,生产顺利,而不可过逸,亦不可过

劳。《小儿病源方论·小儿胎禀》云:"怀孕妇人……饱则恣意坐卧,不劳力,不运动,所以腹中之日胎受软弱。"《万氏妇人科·胎前》(1549年)云:"妇人受胎之后,常宜行动往来,使血气通流,百脉和畅,自无难产。若好逸恶劳,好静恶动,贪卧养娇,则气停血滞,临产多难。"孕妇也不可过劳,不宜从事繁重的体力劳动和剧烈的体育运动,避免引动胎气,引起流产或早产。

孕妇情志不可过极,否则不仅损害自身的健康,而且致气血逆乱,影响胎儿发育。《素问·奇病论》指出:"人生而有病癫疾者……病名为胎病。此得之在母腹中时,其母有所大惊,气上而不下,精气并居,故令子发为癫疾也。"孕妇当精神内守,情绪稳定,喜怒适度,避免剧烈的精神刺激,才能安养胎儿。

孕妇应注意调摄寒温,同时谨防外邪。隋代《诸病源候论·妇人妊娠病诸候》指出妊娠时气"重者伤胎也",妊娠温病"热搏于胎,皆损胎也",妊娠热病"多致堕胎也"等,明确提出妊娠期间感受外邪会损伤胎儿,可能造成流产、早产等。

孕妇用药必须谨慎,不可妄投药物,当中病而止。《素问·六元正纪大论》云:"黄帝问曰:妇人重身,毒之何如? 岐伯曰:有故无殒,亦无殒也。帝曰:愿闻其故何谓也? 岐伯曰:大积大聚,其可犯也,衰其大半而止,过者死。"《妇人良方大全》载有"孕妇药忌歌"。明代《育婴家秘》指出"妊娠有疾不可妄投药饵",提出黄芩、白术等可以安胎。

二、饮食起居调摄的提出

(一)饮食养护

母乳营养丰富,清洁,喂服简便,温度适宜,不易为邪毒所染,适合婴儿消化和吸收,可增加小儿抗病能力。《备急千金要方·初生出腹》云:"凡乳母乳儿……如是十返五返,视儿饥饱节度,知一日中几乳而足,以为常。"《育婴家秘·鞠养以慎其疾四》云:"小儿在腹中,赖血以养之,及其生也,赖乳以养之。""乳为血化美如饴。"

幼儿咀嚼和脾胃功能较弱,食物需讲究。《小儿病源方论·养子调摄》说:"养子若要无病,在乎摄养调和。吃热、吃软、吃少,则不病;吃冷、吃硬、吃多,则生病。"需培养小儿形成良好饮食习惯,按时、定量进餐,不可偏食。《景岳全书·小儿则》说:"小儿饮食有任意偏好者,无不致病。"《育婴家秘·鞠养以慎其疾四》说:"小儿无知,见物即爱,岂能节之? 节之者,父母也。父母不知,纵其所欲,如甜腻粑饼、瓜果生冷之类,无不与之,任其无度,以致生疾。虽曰爱之,其实害之。"

(二)起居调摄

小儿脏腑气血未充,发育迅速,需根据其生理特点安排起居。《诸病源候论·养小儿候》对初生婴儿的护理,提出了"小儿始生,肌肤未成,不可暖衣,宜时见风日"。《备急千金要方》说:"宜时见风日,若都不见风,则令肌肤脆软……凡天和暖无风之时,令母将儿于日中嬉戏,数见风日,则血凝气刚,肌肉牢密,堪耐风寒。"经常带孩子到户外活动,能增强小儿体质。《备急千金要方》还阐述了小儿初生的拭口、洗浴、哺乳和衣着等,介绍了浴儿方法,指出浴汤须冷热调和,或用猪胆汁和桃根汤洗浴等。孙思邈的论述对小儿养护方法的确立和发展产生了重要影响。

(三)衣着保养

婴儿衣着不可过暖。隋代《诸病源候论·养小儿候》说:"小儿始生,肌肤未成,不可暖衣,暖衣则令筋骨缓弱。"衣着要适宜,不能过多,否则会降低小儿适应气候变化的能力,且易汗出而致感冒;要宽松,以免妨碍气血流通,影响发育。元代朱震亨《格致余论·慈幼论》说:"童子不衣裘帛。"元代曾世荣《活幼口议·小儿常安》(约 1294 年)说:"四时欲得小儿安,常要一分饥与寒。"南宋陈文中《小儿病源论方·养子十法》提出一要背暖、二要肚暖、三要足暖、四要头凉的原则。《小儿卫生总微论方·慎护论》说:"凡儿常令薄衣。……薄衣之法,当从秋习之;若至来春稍暖,须渐减其衣,不可便行卒减。"

三、预防措施的发明

为预防疫病,人们考虑进行环境消毒包括清洁空气和水源等,采用熏烧、悬挂、佩戴药物及在水源中投放药物等方法。如《肘后救卒方·治瘴气疫疠温毒诸方》收录的太乙流金方,用雄黄、雌黄、羚羊角等药物用绛袋佩带于心前。此类防疫方法一直沿用至今。

针对天花病证,医家提出了预防措施。《三冈识略》(1653 年)记载安庆张氏用痘浆染衣,让未出痘的小儿穿着,可诱发轻症的天花。这是最早的人痘接种法,也称为痘衣法。

宋代《小儿卫生总微论方》指出不可用冷刀断脐,主张用烙脐饼按脐上,并烧灼脐带,再用封脐散封裹之,以预防脐风。明代薛铠、薛己父子《保婴撮要》发现当时新生儿破伤风的病死率很高,指出预防新生儿破伤风是儿科第一要紧事,采用烧灼法断脐以预防。

四、合理教育及避免意外

历代医家都十分重视对小儿进行合理教育。明代《育婴家秘·鞠养以慎其疾四》云:"小儿能言,必教之以正言,如鄙俚之言勿语也;能食,则教以恭敬,如亵慢之习勿作也……言语问答,教以诚实,勿使欺妄也;宾客,教以拜揖迎送,勿使退避也;衣服、器用、五谷、六畜之类,遇物则教之,使其知之也;或教以方隅,或教以岁月时日之类。如此,则不但无疾,而知识亦早也。"万全提出"遇物则教之"的学习方法,通过合理的教育,使小儿在品德、智力、体质三方面都得到发展。

小儿还需谨慎防护,避免意外事故的发生。《育婴家秘·鞠养以慎其疾四》指出,小儿玩弄嬉戏,勿弄刀剑、含铜铁、近水火。

第七节　儿科学事业的新发展

1949 年中华人民共和国建立以来,中医儿科学开始进入一个新的发展时期。

一、教育事业的发展

1954 年之后,一些省、市的中医进修学校招收青年中医师脱产学习,培养了一批中医儿科骨干人才;先后建成的几所中医学院,采用现代高等教育模式培养中医人才,逐步建立、健全了中医学包括中医儿科学的教学计划、教学大纲、教材、教学参考书、见习实习、考核考试等教学体制。

1978 年,中国中医研究院(现为中国中医科学院)等单位率先招收了中医儿科学硕士研究生,王伯岳研究员等成为首批中医儿科学硕士生指导教师。

1986 年,南京中医学院(现为南京中医药大学)成为我国第一个中医儿科学博士学位点,江育仁教授成为第一位中医儿科学博士生导师。

近年来,中医儿科从学士、硕士、博士到博士后,从普通高校到成人教育、继续教育、师承教育,多层次、多形式的人才培养格局已经形成,为中医儿科专业培养了大批高层次人才,对于学科建设、事业发展提供了人才保障。

二、临床常见病诊疗技术的发展

对于小儿疾病的诊断,中华人民共和国成立以后也有新的发展,其中望诊是研究的重点内容,在山根诊、肛门诊、舌诊、指纹诊等方面都有不少报道,积累了宝贵的资料,尤其是在原有诊指纹方法的基础上所发明的舌面红点及山根色诊方法,指出山根部的脉纹与脾胃、肺经的病证关系密切。

虽然在20世纪60、70年代,无论是中医基础理论研究还是临床医学发展均停滞不前,影响了中医儿科学发展的步伐,但是此时期在中医、西医、中西医工作者的共同努力下,仍较好地控制了古代儿科四大证(麻、痘、惊、疳),并提高了新生儿黄疸、新生儿硬肿症、新生儿破伤风、麻疹、白喉、百日咳、猩红热、小儿麻痹症、小儿肺炎、哮喘、急慢性肾炎、癫痫等儿科常见病的中医诊疗水平。

三、学术著作的出版

1958年,国务院科学规划委员会古籍整理出版规划小组成立,确定了古籍整理出版的方针,中医药古籍整理研究也受到应有的重视,使得古代医家的学术成就能以其原貌得到传承推广,其中也点校译注、整理出版了大批古代儿科学术名著,如《颅囟经》《小儿药证直诀》等。

20世纪80年代末,张奇文等儿科专家编成《儿科医籍辑要》丛书,对历代医籍中的儿科论述进行了全面的梳理筛选并重新编次整理。

1984年,王伯岳、江育仁主编《中医儿科学》是现代首部大型中医儿科学术著作。

1998年,汪受传主编的《中医药学高级丛书·中医儿科学》系统总结了中医儿科学基础理论研究的成果,全面反映了现代中医儿科临床和科研进展,提供了中医儿科学科研思路与方法,是集20世纪中医儿科学术发展成果的著作。

随着中医儿科学术的发展,新理论、新观点、新技术、新方法不断产生,有价值的学术著作不断涌现。

此外,信息技术与中医文献学相结合,可以通过便捷的查询技术为阅读者提供大量有用的资料,促进了中医儿科学的发展。例如,南京中医药大学编制的《中医儿科学古代文献资料数据库》收录了历代中医儿科医籍400余部。

四、学术团体的成立与建设

1983年9月22日,山东省潍坊市召开了全国第一次中医儿科学术会议,并正式成立了"中华全国中医学会儿科专业委员会",后更名为"中华中医药学会儿科分会"。分会设有肺系疾病组、脾胃疾病组、肾系疾病组、心肝疾病组、外治推拿组、标准化工作组、教学研究组等,分工开展各专业的科学研究、学术交流、标准制订等工作。

中医儿科设立的比较稳定的研究方向有中医儿科基础理论研究、小儿肺系疾病研究、小儿脾系疾病研究、小儿心肝系疾病研究、小儿肾系疾病研究、新生儿疾病研究、传染病研究、儿童保健学研究等,并在此基础上形成了相对稳定的学术团队,促进了中医儿科三级学科专业的发展。如南京中医药大学的小儿肺系疾病研究团队、中医儿科标准化研究团队、中医儿科学教育教学改革团队,河南中医药大学的小儿肾系疾病研究团队、小儿心肝系疾病研究团队,天津中医药大学的小儿心肝系疾病研究团队、小儿肺系疾病研究团队及小儿瘫痛专科,辽宁中医药大学的小儿肺系疾病研究团队、小儿心肝系疾病研究团队及小儿脑瘫专科,山东中医药大学的小儿肺系疾病研究团队、中医儿科标准化研究团队以及小儿肺系疾病专科,广州中医药大学的小儿脾系疾病研究团队,湖南中医药大学的小儿肺系疾病研究团队、中医儿科标准化研究团队,复旦大学附属儿科医院的小儿肾系疾病研究团队及小儿性早熟专科,广西中医药大学的中医儿科标准化研究团队等。

五、科技期刊的兴办

科技期刊的信息传播是现代信息传播的重要部分,近几十年来每年有数以千计的中医儿科学术论文在各种学术期刊上发表。1982 年创刊的《中国医学文摘·儿科学》于2009 年更名为《中国中西医结合儿科学》,现由国家卫生健康委员会主管,中国医师协会、辽宁省基础医学研究所、辽宁中医药大学附属医院主办,为双月刊。这些专业性学术期刊及时反映了中医儿科学领域最新的研究成果和学科发展动态,促进了中医儿科的学术交流与信息传播。

六、儿科规范建设与行业指南的确立

20 世纪 80 年代,中华中医药学会组织编写了《中医病证诊断疗效标准》,后经国家中医药管理局多次组织专家修订,于 1994 年 6 月 28 日发布,作为《中华人民共和国中医药行业标准》于 1995 年起实施。其中包括了《中医儿科病证诊断疗效标准》,主要起草人为江育仁、孙浩、林钦廉、俞景茂、朱大年,标准中提出了感冒、咳嗽、哮喘、肺炎喘嗽等 33 种儿科常见病证的诊断依据、证候分类、疗效评定,首次规范了这些疾病的中医诊断、辨证和疗效评价,对儿科临床、科研、教学均具有重要作用。

在中医儿科名词术语规范化研究方面,《中医药学名词(内科学 妇科学 儿科学)》一书是全国科技名词审定委员会审定公布,由中医药学名词审定委员会编写,科学出版社 2011 年出版。该书公布儿科名词包括生理、病机、诊断、治法、新生儿疾病、儿科时行病、肺病、脾胃病、心肝病、肾病、气血津液病、虫病等内容,是科研、教学、生产、经营以及新闻出版等部门应遵照使用的规范名词。此外,南京中医药大学和湖南中医药大学合作编写了《中医儿科学名词术语》,将中医儿科学名词术语分为疾病、证候、治则治法 3 部分,共 56 类,收录 1 882 个词条,为中医儿科学术语的规范化做了重要的基础性工作。近年来,中华中医药学会儿科分会又组织专家开展了《中医儿科诊疗指南》的编写工作。

中华人民共和国成立后中医儿科学学术在继承的基础上又有新的发展,无论是教育事业、专著出版、基础理论与临床医学研究等方面都取得了一定的进步。它是近现代中医儿科发展史上承前启后的历史时期,是由经典中医儿科学逐渐向现代中医儿科学过渡的历史时期。

●(李董男 张 岚)

复习思考题

1. 中医儿科有哪些主要的生理理论?

2. 中医儿科有哪些主要的病机理论?

3. 中医儿科有哪些主要的治疗原则?

4. 中医儿科在用药上有哪些主要的特点?

5. 中医儿科有哪些主要的外治方法?

第十四章　儿科学的形成与发展

第十五章

五官科学的形成与发展

📝 学习目标

1. 掌握五官科学不同阶段的重要代表著作及主要成就。
2. 熟悉五官科学不同阶段的发展特点。
3. 了解五官科学的发展脉络。

中医五官科学包括眼、耳、鼻、咽喉、口齿等临床学科,是我国劳动人民长期与疾病作斗争的经验总结与智慧成果。中医五官科学的发展与中医学的发展密切相关,同样经历了一个漫长的发展过程。

第一节　眼科学的形成与发展

中医眼科学具有悠久的历史,是我国劳动人民长期与眼病作斗争的实践经验总结,是历代医家尤其是眼科医家的智慧结晶,是中医学的重要组成部分。它的形成与发展同社会、同整个中医学的发展都有着密切的联系,先后经历了眼科学的萌芽、奠基与发展、兴盛与繁荣、式微与复兴的发展进程。

一、眼科学的萌芽时期

从遥远的上古到商周及春秋时代,我们的祖先经过漫长而原始的积累,对眼的生理病理、治疗用药等有了初步的认识,这些知识散见于当时的各种书籍文献之中。后来随着医药知识的不断积累,在秦汉至南北朝时期出现了一些医药著作,对眼与眼病开始有了比较集中的记载和论述。

(一)早期文献中关于眼和眼病的记载

殷商武丁时代的甲骨文卜辞中最早记载了眼及眼病,如安阳殷墟出土的甲骨文载有"贞王弗疾目""大目不丧明"等。由此可见,此时人们已经把"眼"这个视觉器官命名为"目",把眼睛得病称为"疾目",把眼病造成的视力丧失称为"丧明"。西周时期对眼病有更进一步的认识,如当时已根据眼球中的瞳孔是否完好,将视力丧失区分为两类。春秋战国以后,对眼及眼病的认识和记载日益增多,如对目盲可区分为三类,还记载了瞳孔的异常。《春秋左传·僖公二十四年》中有"目不识五色之章为昧",这是世界上有关色盲的最早记载。《山海经》中记载有"眴目""眯"等眼病名称,同时书中还记载了100余种药物,其中治疗眼病的药物有 7 种。《淮南子》中也记载有一些治疗眼病的药物,如记载梣木(即秦皮)治眼病;并有"目中有疵,不害于视,不可灼也",说明当时已经有治疗眼病的灼烙术。而战国名医扁鹊可称作是最早的五官科医生,如《史记·扁鹊仓公列传》载"扁鹊过雒阳,闻周人爱老人,遂为耳目痹医"。

(二)医学典籍中对眼病的认识

战国秦汉时期成书的《黄帝内经》《神农本草经》《伤寒杂病论》不仅奠定了中医学的理论基础,而且在眼科学理论上也多有贡献。《黄帝内经》对眼的基本解剖结构和生理功能、眼与脏腑经络的关系、眼病的病因病机、症状、针刺治疗等已经有了初步的论述,涉及眼部疾病近 40 种,如目痛、目赤、目盲、目眛等。后世中医眼科的许多基本理论即源于此,如眼与脏腑经络的关系,五轮八廓学说等。《神农本草经》是我国现存最早的药物学著作,记载了目翳、目中淫肤、青盲等病证,且书中记载的 365 味药中用于防治眼病的药物达 80 余味,其中不少药物至今仍为眼科常用,如菟丝子、蒺藜子、菊花、决明子等。《伤寒杂病论》在阐述全身性疾病时涉及多种眼病,如目赤、目黯、目不识人等,该书从整体观念出发,参合脉证、辨证施治的原则,为后世眼科疾病从全身辨证论治奠定了基础。

西晋王叔和的《脉经》中已记述了眼病的鉴别诊断,如指出目痛有肾与膀胱俱实、肝与胆经气逆之别;并专门论述了眼病脉象。魏晋皇甫谧的《针灸甲乙经》不但总结了先秦两汉时期的针灸学成就,还在 30 余穴的主治病中提到了眼病。此外,在其他一些针灸书籍和方书中也记载了治疗眼病的针灸疗法和方药。

总之,在南北朝之前,眼科尚未形成比较系统的诊疗体系,但对于眼的解剖结构、生理功能、眼与脏腑经络的关系等内容已有不少认识,处于眼科学发展的萌芽时期。

二、眼科学的奠基与发展

隋唐至宋元时期,中医眼科在基础理论和临床实践上都有了很大的进步,而且唐代的太医署已经设立了耳目口齿科,为中医眼科的发展奠定了基础,宋代太医局则将眼科单列出来教授,并有专科教材,这进一步促进了眼科学的独立发展。

(一)基础理论

中医眼科学在发展的过程中逐渐形成了自己独特的专科理论,主要包括五轮学说、八廓学说、内外障七十二症学说等。

五轮学说起源于《黄帝内经》,《灵枢·大惑论》载:"五脏六腑之精气,皆上注于目而为之精。精之窠为眼,骨之精为瞳子,筋之精为黑眼,血之精为络,其窠气之精为白眼,肌肉之精为约束,裹撷筋骨血气之精而与脉并为系,上属于脑,后出于项中。……目者,五脏六腑之精也。"宋代医家根据这段论述,将眼部分属五脏,配合五行、五色等,从而产生了五轮学说。《太平圣惠方》首先论述了五轮学说,对五轮的名称、五轮与五脏的对应关系及各轮的主要症状都有论述;书中还依五行生克原理,将五轮学说运用于眼病病机理论,以"眼通五脏,气贯五轮"之说,强调眼病的整体观念,并主张"摄养以预防眼病"。严用和在《济生方》中引用《内经》的记载来阐述五轮和脏腑的关系。元代危亦林的《世医得效方》对五轮的病因及症状论述较详,并列有治疗方法,比唐宋时的记载更具体。明清两代五轮学说得到进一步的发展,内容更加系统和完善。

八廓学说在南宋出现,经过元代和明代的发展,有了较为完善的内容。"八廓"二字最早见于南宋陈言的《三因极一病证方论》,但无具体内容;其后的《葆光道人眼科龙木集》论述了八廓的具体名称及其与脏腑的关系;元代危亦林的《世医得效方》中以绘图的方式,把八廓分属于眼部外表的八个部位,配以"天、地、水、火、风、雷、山、泽"八象名词。明代王肯堂的《证治准绳》一书中,以八卦为思想基础,以《内经》为理论依据,首创八廓与八卦相结合,用八方配伍,并与脏腑建立关系,以眼部血脉丝络变化为辨证依据,创立了"验廓辨证"之法,从而形成了八廓学说。

宋元医家汇集前人眼科论述而成的《秘传眼科龙木论》中提出了内外障七十二症学说,包括了内障 23 类疾病、外障 49 类疾病;每种疾病后,依次论述其临床表现、病机,并有相应的治法方药,初具眼科辨证论治体系。

(二)诊疗实践

随着时间的推移,古人对眼病的认识和治疗经验也在不断丰富。眼病的病因病机方面,隋代《诸病源候论》中有"目病诸候"一卷,列有眼病 38 候,再加上与全身病相关的眼症,书中共论述眼病 50 余种,对眼科疾病的病因、病机、证候的认识有明显提高,且书中还最早论述了"雀目"(即今之夜盲症)。唐代孙思邈的《备急千金要方》"卷六"专论七窍病,书中不仅提出了著名的眼病十九因,还收载眼科内服及外用处方 80 余首,并记载了用动物肝脏治疗夜盲症的方法。唐代王焘的《外台秘要》不仅载眼病 19 类,眼科治疗方剂 150 余首;在眼病鉴别诊断方面也有较大提高,如提出绿翳青盲(即今之青光眼)要与脑流青盲(即今之白内障)相鉴别。

宋代大型官修方书《太平圣惠方》《圣济总录》汇集了治疗眼病的方剂,分别载有治疗方剂 500 余首与 700 余首。元末明初倪维德的眼科专著《原机启微》中深入分析眼病的病因病机,在治疗上倡导药物与手术并用,内治与外治同施,遣方用药强调君臣佐使。

对于眼病的治疗,除了内服方药外,古代医家还积累了许多外治方法,包括针灸、手术、熏、洗、熨、敷等。《针灸甲乙经》中有 30 余穴在主治中提到了眼病。《备急千金要方》中不仅载有点、熏、洗、渍、熨、敷等外治法,并首次提到赤白膜的割除手术,书中还收集了比较系统的眼科针灸资料。《太平圣惠方》详细介绍了胬肉割烙术。《圣济总录》介绍了眼科的钩、割、针、劆、等手术方法,以及熨、烙、淋洗、包扎等外治法。

中医治疗白内障的金针拨障术是在唐代由印度传入的,至今已有一千多年的历史。关于金针拨障术的最早记载见于《外台秘要》,书中提出脑流青盲眼(即白内障)治疗"宜用金篦决,一针之后,豁若开云而见白日",但未记载具体方法。北宋官修方书《太平圣惠方》卷三十三为"开内障眼论",对金针拨障术的记载比之前更详细一些。宋元时期的《秘传眼科龙木论》对金针拨障术也进行了论述,但仍没有针拨的方法、步骤及麻醉法。明代的金针拨障术有了明显提高。清代金针拨障术达到较完善的阶段。中华人民共和国成立后,中医眼科的老前辈们运用中西医结合的方式,成功地进行了白内障金针拨障术,并在全国进行了推广。1976 至 1978 年,河北省邢台眼科医院医疗队援外驻扎伊尔时,用此法进行了白内障手术 60 例,75 只眼,也取得了良好的手术效果,使这一古老的手术方法远渡重洋,为祖国争光。后来,原中医研究院广安门医院中医名家唐由之在金针拨障术的基础上创新了"针拨白内障套出术",即将针拨后的晶状体置于特制的套出器中捣烂后取出。这样避免了金针拨障术后由于晶状体存留眼内而导致的并发症,使中医眼科的金针拨障术这一古老的方法,进入了一个新的阶段。1975 年 8月,以唐由之为首的医疗组,用针拨套出术给毛泽东主席做了白内障并取得成功。

我国是世界上最早制作义眼的国家。宋《太平御览》曰:"唐崔嘏失一目,以珠代之。"说明唐代已开始制作义眼。《吴越备史》载:周宝参选唐立武选时"为铁钩摘一目",用"木睛以代之",且"视之如真睛"。宋代已有老花镜,《洞天清录》载:"暖嗹,老人不辨细书,以此掩目则明。"嗳瑇即眼镜,可用来矫正老视。

三、眼科学的兴盛与繁荣

明清时期,眼科学的发展进入兴盛与繁荣阶段。不论是眼科文献的数量和质量,还是眼科理论与临床知识的深度和广度,都大大超过以往各代。

这一时期涌现了大量的眼科专著,其中影响较大的著作有《原机启微》《审视瑶函》《秘传眼科全书》《目经大成》《银海指南》等。元末明初倪维德的《原机启微》是一部在理论和实际应用上均有很高价值的眼科专著。明代袁学渊编辑的《秘传眼科全书》主要介绍了历代眼科理论、眼科72症及眼科常用药物的药性。明代的眼科著作《银海精微》中除了介绍眼科基本理论外,还重点介绍了81种眼病的证因脉治,并附有简明插图;书中还记载了治疗眼病药物的药性及外用药的治法。明代医家傅仁宇、傅维藩父子所著的《审视瑶函》兼收并蓄、持论公允、内容丰富,是一本总结性的眼科专著。书中对眼科理论、辨证方法和用药心得都有阐发,载方396首,部分为傅氏自制,如驱风散热饮子、坠血明目饮等,均为眼科名方,此外,对眼科针灸、割胬肉攀睛手术以及眼药的制备都有详细的介绍。明代朝鲜人金礼蒙等编撰的医学类书《医方类聚》,不仅收录了26部医籍关于眼科的论述,还收集了眼科方剂1 300余首,是当时收方数量最多的书籍,不仅内服外用俱全,而且食疗药膳齐备。明代杨济时的《针灸大成》记载了治疗眼病的穴位106个,治63种眼病的针灸处方90余首。清代黄庭镜的《目经大成》发挥和充实了五轮、八廓学说,继承和整理了金针拨障术,在眼科学体系中有较高的学术地位。清代顾锡的《银海指南》全面论述了眼病的病因病机、辨证要点,同时强调眼部局部辨证与全身辨证相结合的整体辨证观,此外书中的循经用药可谓独树一帜。

明清时期还有不少综合性医书中设有眼科专篇。明代王肯堂的《证治准绳·杂病·七窍门》中有眼病专篇,共收载178种眼部病证,几乎将肉眼可见的症状描述无遗,其病证名多为后世眼科采用,尤其是书中还记载了"视赤如白证"(即今之色盲)。李时珍的《本草纲目》第四卷有眼目一节,记载了治疗眼病的药物数百种,多数药后附有单方、验方,便于应用。明初的大型方书《普济方》中有"眼目门"16卷,收方2 300多首,集病名300余种。清代吴谦奉命主持编修的医学丛书《医宗金鉴》中有"眼科心法要诀"两卷,首先总论眼科诊法,次列眼病内障24症、外障48症,并补遗10症,共计82症,载方113首。其正文用七言歌诀概括,便于记诵。此外,还有徐春甫的《古今医统大全》,张介宾的《景岳全书》等,均有眼科专病的记载,推动了眼科理论与临床的不断发展。

明代金针拨障术有了明显的发展和提高。《审视瑶函》中记载了内障根源歌、针内障法歌、针内障后法歌、金针非义、煮针法、麻醉法、拨内障手法、封眼法、开内障图等内容,已有了详细而具体的操作步骤、方法及麻醉法等内容,较之以前有很大的发展。清代张璐的《张氏医通》详细论述了金针拨障术的适应证和手术的具体操作方法,以及拨针的制作和消毒等,书中还附有成功或失败的医案。《目经大成》中则详细论述了白内障的分类、金针拨障术的术前准备、手术部位、手术方法、注意事项、术后护理、术后并发症的处理等,尤其是将手术方法归纳为针拨八法,分别是审机、点睛、射复、探骊、扰海、卷帘、圆镜、完璧,使操作过程规范化。由此可见,当时的金针拨障术已经达到较完善的阶段。

总之,此时期,中医眼科在文献资料、基础理论和临床治疗方面都进入历史上的兴盛与繁荣阶段。

四、眼科学的式微与复兴

1840 年至中华人民共和国成立前这一时期眼科学发展停滞衰落。中华人民共和国成立后,党和政府非常重视中医学的发展,眼科学随之迎来了自己的蓬勃发展。

19 世纪初,西方医学的眼科首先传入中国,对中医眼科带来冲击。但在眼科医家们的不懈努力之下,仍然出现了少数的眼科专著,如黄岩的《秘传眼科纂要》,陈国笃的《眼科六要》,刘耀先的《眼科金镜》,康维恂的《眼科菁华录》,王锡鑫的《眼科切要》等。此外,在西方医学传入的背景下,我国眼科界开始出现中西医汇通的倾向,陈滋的《中西医眼科汇通》,徐庶遥的《中国眼科学》即属此类。总之,近代 100 多年的时间里,中医眼科的发展进步不大,处于停滞不前的状态。

1949 年中华人民共和国成立后,党和政府十分重视中医学在卫生保健事业中的作用,制定了一系列的中医政策。中医药事业在政府的支持下得到了迅速的发展,中医眼科也重新走上复兴之路,表现在中医眼科机构不断建立,中医眼科队伍发展壮大,中医眼科学术不断发展,中医眼科著作也不断问世。自 1955 年成立中国中医研究院和 1956 年起全国开始创建高等中医院校以来,中医眼科学已成为全国高等中医药院校临床教学中的必修课。而大多数院校并设立了眼科教研室。在中医院校的大多数附属医院里,已经设有眼科门诊及病房,省市中医院的眼科门诊和病房也先后成立,一些县中医院也开设了眼科或五官科。此外,各省市还陆续成立了中医眼科学会、中西医眼科学会,为眼科学术发展搭建了平台。相关眼科杂志的创立,也促进了眼科学术的探讨与发展。而通过老一辈眼科工作者的带徒传授、中医院校五官专业本科生以及眼科研究生的培养、西学中眼科工作者的加入,中医眼科队伍在不断发展壮大。同时,还出版大量的中医眼科及中西医结合眼科著作。其中有名老中医的经验总结,路际平的《眼科临症笔记》,陆南山的《眼科临证录》,姚和清的《眼科证治经验》,陈达夫的《中医眼科六经法要》等;有文献整理,杨维周的《中医眼科历代方剂汇编》、曹建辉的《眼科外用中药与临床》等;还有专业参考书,唐由之等主编的《中医眼科全书》,廖品正主编的《中医眼科学》,曾庆华等主编的《眼科针灸治疗学》,彭清华主编的《中西医结合眼底病学》等。同时,中医院校的眼科教材也在不断完善。总之,这一时期中医眼科在基础理论研究、科研教学、临床及著述等方面都超过了以往任何时期,使中医眼科学重新焕发出勃勃生机。

第二节 耳鼻咽喉口齿科学的形成与发展

中医耳鼻咽喉口齿科学是运用中医基本理论及中医思维方法来研究人体耳、鼻、咽、喉、口、齿的生理功能、病理变化和疾病防治规律的一门临床学科。其发展经历了一个漫长的过程,历经了耳鼻咽喉口齿科学的萌芽、初步形成、发展和兴盛四个阶段。

一、耳鼻咽喉口齿科学的萌芽时期

夏商时期,人们对耳鼻咽喉口齿的生理功能和疾病已有初步的认识。从甲骨文的记载可以发现,殷商时期人们已经能根据体表部位的特征用单字来命名,如人的头面部有首、面、耳、目、鼻、口、眉、齿等,其中"𦣞"(自)字,其字形类似人的鼻头;从文字结构及其意义上看,当时已经知道耳听声音、鼻嗅气味的功能,如甲骨文中的"𦕰"(听),类似耳听口说之形,而鼻有嗅味和辨香臭的功能,如"臭"(古"嗅"字)字,在"自"字下部加一犬,表示犬嗅气味入鼻之意,也表示犬的嗅觉灵敏,以此表示嗅。《说文解字》谓:"自者,鼻也。"在疾病的记载方面有"疾耳""疾言""贞旨自疾"("自"即鼻)、"贞病舌""贞病口"等,对牙齿的疾病也有记载,如"𪘁"字,即表示牙齿上的窟窿,或牙齿被蛀空有洞,类似后世所称的龋病,这应该是世界上关于龋齿的最早记载,比古代埃及、印度、希腊等国的记载要早数百年到一千年。

西周时期,人们已进一步认识到疾病和自然环境、气候异常变化的密切关系,如《礼记·月令》中记载"季秋行夏令,则其国大水,冬藏殃败,民多鼽嚏"。由此可见,人们已经认识到气候的异常变化是鼽嚏(变应性鼻炎)发病的重要原因。

总之,夏商周时期,人们对耳鼻咽喉口齿的生理功能、病理变化及疾病病因已有初步的了解,处于理论发展的萌芽阶段。

二、耳鼻咽喉口齿科学理论的初步形成

春秋战国时期,耳鼻咽喉口齿疾病的防治也积累了更多经验,初步形成了耳鼻咽喉口齿科的理论。

《山海经》中载有多种防治耳病、喉病的药物。1973 年长沙马王堆三号汉墓出土的帛书《五十二病方》中,有多处记载了耳鼻咽喉口齿方面的内容,记载病名 10 余个,如聋、耳疆(耳郭冻伤)、鼻衄、鼻抉(鼻损伤)、嗌痛等,还有关于耳鼻咽喉口齿的生理、病理和医方的记载。

《内经》中关于耳鼻咽喉口齿方面的论述也相当丰富。《灵枢·忧恚无言》曰"咽喉者,水谷之道也。喉咙者,气之所以上下者也。会厌者,音声之户也。口唇者,音声之扇也",介绍了耳鼻咽喉口齿的生理功能。并首次提出:五官是五脏的外窍,五脏通过经络将五官与全身联系为一个有机整体。《灵枢·五阅五使》中记载:"鼻者,肺之官也;目者,肝之官也;口唇者,脾之官也;舌者,心之官也;耳者,肾之官也。"《灵枢·脉度》载:"肺气通于鼻,肺和则鼻能知香臭矣;心气通于舌,心和则舌能知五味矣……肾气通于耳,肾和则耳能闻五音矣。五脏不和则七窍不通。"即脏腑的病理变化可反映于五官,五官的功能活动在一定程度上反映了五脏的生理功能和病理变化,如《灵枢·本神》载"肺气虚,则鼻塞不利,少气";《素问·气厥论》载:"胆移热于脑,则辛頞鼻渊。鼻渊者,浊涕下不止也。"《内经》中还记载了 30 多种耳鼻咽喉口齿病证如耳鸣、耳聋、鼽嚏等,并总结了一系列重要的治疗原则和方法,同时记载了不少针刺治疗耳鼻咽喉口齿疾病的方法,《灵枢·刺节真邪》载:"刺邪,以手坚按其两鼻窍,而疾偃,其声必应于针也。"这是类似于咽鼓管自行吹张法的最早记述。《内经》中的这些相关论述为耳鼻咽喉口齿科学的发展奠定了坚实的理论基础。《难经》中对耳、鼻、咽喉、口齿部位的解剖也作了全面而详细的论述,如《难经·四十二难》:"咽门重十两,广二寸半,至胃长一尺六寸";"喉咙重十二两,广二寸,长一尺二寸,九节。"《神农本草经》共载药 365 种,其中治疗耳鼻咽喉口齿疾病的药物有 50 余种,这些药物大多沿用至今。

东汉末年名医张仲景的《伤寒杂病论》,以六经论伤寒、以脏腑论杂病,初步创立了辨证论治原则,这对耳鼻咽喉口齿疾病的治疗也有很大的影响。《伤寒论》对少阴咽痛证,运用猪肤汤、桔梗汤、甘草汤、半夏散及汤、苦酒汤等不同方药进行辨证论治,效果显著,成为后人治

疗咽喉诸病的常用方法。《伤寒论》载："衄家,不可发汗。"即反复鼻衄的患者,虽有表证也不可发汗,发汗则伤阴液而导致各种并发症。《金匮要略》中最先记载"妇人咽中如有炙脔"一症(即后世所称的"梅核气"),所创立的治疗方剂半夏厚朴汤疗效显著,一直沿用至今。《伤寒杂病论》中还最早记载了吹鼻法、滴鼻法及滴耳法等外治方法。

东晋葛洪的《肘后救卒方》中记载了百虫入耳、气管异物或食管异物的处理方法。魏晋皇甫谧的《针灸甲乙经》中有不少关于耳鼻咽喉口齿疾病的针灸治疗。这一时期还首次记载了拔牙术、唇裂及其修补术。如《晋书·温峤传》说:"峤先有齿疾,至是拔之。"《晋书·魏泳之传》记载:"魏泳之生而兔缺,年十八……医曰:可割而补之,但须百日进粥,不得笑话……泳之遂闭口不语唯食薄粥……及差。"同时,人们重视牙齿的卫生保健,并有具体的方法和方药。南北朝文学家刘峻在《类苑》中记载了用猪牙皂角、生姜、升麻、地黄、旱莲、槐角子、细辛、荷叶、青盐等烧、烙、研熬,用以揩牙,以使牙齿牢固。

隋唐时期,对耳鼻咽喉口齿疾病的认识进一步深入。《诸病源候论》卷二十九、卷三十专论耳鼻咽喉口齿疾病的病因、病机和证候,并注意到小儿的生理特点,对小儿耳鼻咽喉口齿疾病设立专卷进行论述。全书论及耳鼻咽喉口齿疾病共 130 余候,共 40 余种疾病,还提出了脓耳误治或失治所致之脓耳变证等危候。孙思邈在《备急千金要方》《千金翼方》中把鼻、口、舌、唇、齿、喉、耳病归为七窍病,记载诸多治法,其中治疗方剂 291 首,有通九窍药品、衄血药品、耳聋药品、口干舌燥药品等;此外还广泛地采用药物外治、手术、针灸、砭法、导引、食疗等治疗方法,如用动物甲状腺防治甲状腺肿大,用动物肝脏防治夜盲症,用烧灼法治疗咽喉疾病,而书中的下颌脱臼整复法,一直沿用至今。王焘在《外台秘要》中记载了治疗耳鼻咽喉口齿疾病方药 400 余首,其中提到用杨柳枝蘸药揩齿法,"每朝杨柳枝咬头软,点取药揩齿,香而光亮",这是关于刷牙的记载。624 年,唐政府设立了太医署,医学分科的医科中已有耳目口齿专业(类似今之五官科),并认识到耳、鼻、咽喉、口齿等器官在解剖上相通相连、在病机上相互影响的关系,耳鼻咽喉口齿科从此发展成了一门有系统理论、有临床实践的临床学科,这为此后的进一步发展奠定了基础。

宋代将耳目口齿科细分为眼科和口齿咽喉科,这种专科的分化有助于对专科疾病的系统认识。北宋政府主持编撰的方书《太平圣惠方》《圣济总录》对耳鼻咽喉口齿疾病的治疗均有丰富的记载。其中《太平圣惠方》有 4 卷内容记载耳鼻咽喉口齿疾病;《圣济总录》中耳鼻咽喉口齿内容达 12 卷,书中把咽与喉分属于不同的脏腑:"咽门者,胃气之道路;喉咙者,肺气之往来,一身之中,气之升降出入,莫急乎是。"南宋陈言的《三因极一病证方论》对耳鼻咽喉口齿疾病发生的内外因素也有详尽的论述。《苏沈良方》是继《难经》之后又一篇详细记载咽喉解剖的文献。沈括的《梦溪笔谈》记载了人工喉,曰:"世人以竹木牙骨之类为叫子,置入喉中,吹之能作人言,谓之颡叫子。尝有病瘖者,为人所苦,烦冤无以自言,所讼者试取叫子,令颡之作声,如傀儡子,粗能辨其一二,其冤获申。"南宋严用和的《济生方》中的苍耳子散,至今仍广泛用于治疗鼻科疾病。

金元时期,口齿科从咽喉科中分立出来,这为后世口腔科的发展打下良好的基础,金元时期的众多医家对耳鼻咽喉口齿疾病也有多方面的论述。金代刘完素的《素问玄机原病式》《黄帝素问宣明论方》中,对一些专科病证的描述与病因病机的分析较深入细致。如明确指出鼻窒的主症是:"但侧卧上窍通利,而下窍闭塞。"对鼽嚏的定义也有确切的认识:"鼽者,鼻出清涕也","嚏者,鼻中因痒而气喷作于声也。"填补了前人对此病症状描述的空白。在治疗上,刘完素首先提出"耳聋治肺"的观点,并将自己对火热病证的认识和治疗运用到了耳鼻咽喉科疾病中。张从正《儒门事亲》描述了咽、喉及会厌的功能："咽与喉，会厌与舌，此四者同在一门……会厌与喉，上下以司开阖，食下则吸而掩，气上则呼而出，是以舌抵上腭，则会厌能闭其咽矣。四者相交为用，阙一则饮食废而死矣。"书中还记载了用纸卷成筒，放入口内，再用筷子缚小钩取咽中异物的方法。张从正还提出"喉痹皆属于火"的观点，治疗热性咽喉病时，常配合针刺出血以泄其热。金代李杲提出"脾胃虚则九窍不通"，治疗则强调补脾胃、升清阳、通清窍的益气升阳法，如用柴胡聪明汤治疗耳鸣耳聋，用温卫汤、温肺汤治疗鼻窒等，为耳鼻咽喉口齿疾病的内治法提供了一个广阔的途径，对后世颇有启发。元代朱震亨对耳鼻喉科疾病的认识主要有两点，一是重视阴虚，他的养阴学说至今在耳鼻咽喉疾病的治疗上仍占有重要地位；二是重视痰证，他准确地描述了内耳性眩晕发作时的症状特点，"眩者，言其黑运转旋、其状目闭眼暗，身转耳鸣，如立舟车之上，起则欲倒"（《丹溪心法》），并认为其病因病机是"无痰不作眩"，书中还首次记载了中耳炎用棉签清洗外耳道再用药的方法。窦材的《扁鹊心书》和窦汉卿的《疮疡全书》有用切开排脓的方法治疗咽喉脓肿及牙痛的记载。《洪氏集验方》记载了应用压迫颈外动脉以止鼻衄的方法。《世医得效方》则把过去有关口齿咽喉病的理论和效方作了一次大整理，并将《儒门事亲》首创的"喉风八证"补充为"喉风十八证"，对后世关于喉风的分类有很大影响。以上这些认识，都大大丰富了中医耳鼻咽喉科口齿科学的内容。

三、耳鼻咽喉口齿科学的进一步发展

明清时期，耳鼻咽喉口齿科有重要的发展，不仅有专科著作相继问世，如《口齿类要》《喉科指掌》《重楼玉钥》等，对各种疾病的认识与治疗也更丰富；同时还首次记载了不少疾病，如喉麻风、喉结核、鼻咽喉梅毒、喉瘤等。

明代薛己的《口齿类要》是现存最早的一本咽喉口齿科专书，论述了茧唇、口疮、齿痛、舌症、喉痹、喉痛等多种常见的咽喉口齿疾病，并附多则医案，强调咽喉口齿疾病应从整体上进行论治。陈实功的《外科正宗》对外科疾病的治疗强调内外治结合，书中记载了多种手术疗法，其中就有鼻痔（鼻息肉）摘除术、咽部异物剔除术、气管及食管吻合术和下颌骨脱臼复位术等。如《外科正宗·卷四》记载的鼻痔摘除方法："取鼻痔秘法：先用茴香草散连吹二次，次用铜箸二根，箸头钻一小孔，用丝线穿孔内，二箸相离五分许，以二箸头直入鼻痔根上，将箸线绞紧，向下一拔，其痔自然拔落，置水中观其大小。预用胎发烧灰同象牙末等分吹鼻内，其血自止。戒口不发。"现代采用的鼻息肉圈套摘除的方法就是在此基础上发展而来的。

明代沈之问的《解围元薮》首次记载了喉麻风。明代龚居中的《红炉点雪》首论喉结核。明代张介宾的《景岳全书》不仅首载咽喉的梅毒，还记载了鼓膜按摩法："凡耳窍或损或塞，或震伤，以致暴聋，或鸣不止者，即宜以手中指于耳窍中轻轻按捺，随捺随放，随放随捺，或轻轻摇动，以引其气。捺之数次，其气必至，气至则窍自通矣。"曹士衍《保生秘要》对耳鼻咽喉口齿疾病的导引法搜集颇多，如对耳重（即耳胀）的导引法有："定息而坐，塞兑，咬紧牙关，以脾肠二指捏紧鼻孔，睁二目，使气串耳通窍内，觉哄哄然有声，行之二三日，通窍为度。"这其实就是今天的咽鼓管自行吹张法。明代李时珍的《本草纲目》记载了用于治疗耳鼻咽喉口齿疾病的800余味药，并较详细地论述了耳鼻咽喉口齿病证的治疗，如外治法中的噙漱、擦、揩、掺、咬、洗、浸、烙、贴、封龈、含舌下、充填齿孔等方法，有些方法至今仍为临床所常用。明代王肯堂《证治准绳》中列有耳病、鼻病、咽喉病、口病、齿病、唇病等七类，并记载了喉外伤的缝合术、耳郭外伤整形术、唇舌外伤整形术。

据不完全统计,清代白喉、烂喉痧等疫喉十几次大流行,对人类健康危害极大,这促进了医家们对喉科疾病的防治和研究,专著陆续问世。其中,张宗良的《喉科指掌》收集喉科病证72 种,还附有局部病理图,书中还首创运用压舌板检查咽喉的方法。《喉科秘钥》中有利用光学知识检查咽喉的方法。这些著作中,尤以郑宏纲的《重楼玉钥》影响为大。书中的喉科36 种喉风包括了咽喉口齿部的疾病,其中对白缠喉(白喉)的论述非常详细,创立了有名的方剂养阴清肺汤来治疗白喉,该方至今还应用于临床。此外还有专论疫喉的,如《喉白阐微》《疫痧草》《白喉全生集》《白喉治法忌表抉微》《痧喉正义》《白喉条辨》等30 多部,至此对疫喉有了较完善的治法。

此外,在一些外科专书中也有论述耳鼻咽喉口齿疾病的专卷或专篇,如《医宗金鉴·外科心法要诀》中详细记载了耳菌、耳挺、耳痔、茧唇、失荣、舌疳等疾病。

四、耳鼻咽喉口齿科学的兴盛与蓬勃发展

中华人民共和国成立后,医疗卫生事业发展迅速,政府还制定了一系列促进中医发展的政策。在此背景下,耳鼻咽喉口齿科学蓬勃发展。

1958 年开始,部分中医学院(如广州、北京等)开始成立喉科教研室,而其附属的中医院也相应地开设喉科,以诊治咽喉、口齿疾病。随着临床的发展,中医喉科逐渐扩展为中医耳鼻喉科,而口齿疾病则由独立的口腔科诊治。为了满足教学的需要,1960 年、1964 年由广州中医学院分别主编了全国中医院校试用教材《中医喉科学讲义》第一版和第二版,1975 年又出版了第三版教材《五官科学》(内容分眼科学、耳鼻咽喉科学两个部分)。1980 年出版的第四版教材首次使用"中医耳鼻喉科学"作为学科名称,教材系统总结了中医学在耳、鼻、咽喉、口齿科方面的理论以及中医对耳鼻咽喉口齿科常见疾病的辨证施治,标志着中医耳鼻喉科学正式作为一门独立的临床学科诞生。1985 年又编写出版了第五版教材《中医耳鼻喉科学》。中医耳鼻咽喉科学的教材已初具规模。同时,相关专家先后撰写出版高等中医院校教学参考书《中医耳鼻喉科学》《中国医学百科全书·中医耳鼻咽喉口腔科学》《中医大辞典·外科骨伤五官科分册》等参考书,使中医耳鼻咽喉科教学进一步走向系统化、正规化。

随着中医耳鼻咽喉科的不断发展,为适应专科教学的需要,1974—1988 年,卫生部先后委托广州、上海、南京中医学院举办了十期全国中医耳鼻喉科师资培训班,提高了本学科的师资水平,培养了一批业务骨干,推动了全国各地中医耳鼻喉科的迅速发展。

1978 年恢复研究生招生制度以来,先后有广州、上海、成都、湖南等中医学院招收中医耳鼻喉科专业硕士研究生,培养了一批高层次的专业人才。1982 年,天津卫生干部进修学院在卫生部直接领导下,开办了三年制的中医五官科专业班。1988 年,国家教育委员会又批准广州、成都中医学院设立五官专业(眼耳鼻喉),首次招收五年制本科五官专业学生,随后湖南、河南等中医学院也相继开设五官专业本科班,培养了大批专科人才。1998 年后,成都、湖南、广州、南京、辽宁等中医药大学相继开始招收中医五官科学博士研究生。

1978 年,上海市成立"全国中医学会上海分会耳鼻喉科学组",这使中医耳鼻咽喉科第一次有了自己的学术组织。1982 年,广东省也成立了中医耳鼻喉科学组。1984 年,两者都改"学组"为"研究委员会"。此后,四川、江西、山西、湖南等省也相继成立了同样机构。1987 年9 月,"中华全国中医学会耳鼻喉科学会"成立,2006 年"世界中医药学会联合会耳鼻喉口腔科专业委员会"成立。专业学会的成立进一步促进了中医耳鼻咽喉口腔科的学术交流和发展。

经过多年的学科建设,中医耳鼻咽喉科学这门古老而新兴的学科在临床、教学、科研方面取得了前所未有的发展,在耳、鼻、咽喉及口齿常见病及疑难病的防治上形成了自己的特色,但仍面临许多有待于攻克的难题。

（张文平）

复习思考题

1. 简述中医眼科学的发展过程及特点。
2. 试述《内经》对耳鼻咽喉口齿科发展的影响。
3. 试述金元四大家对耳鼻喉科的贡献。

第十六章

针灸学与推拿学的形成与发展

PPT 课件

学习目标

1. 掌握针灸推拿学在临床治疗、手法等方面的发展及其发展规律。
2. 熟悉针灸学和推拿学由经验总结到理论形成的过程。

第一节 针灸学的形成与发展

针灸学是以经络腧穴理论为基础,运用针刺、艾灸等方法,调整脏腑、经络、气血的功能,达到防治疾病的一门学科。针灸学历史悠久,早在数万年乃至数十万年前的远古时期,即有了"以石治病",有了由烘火取暖发展而来的热熨法,这是针灸的起源。在经验的不断丰富积累中,经络、腧穴的理论逐渐建立,成为针灸学的形体学基础;秦汉时期,《黄帝内经》的出现标志着针灸学理论体系的建立,由此,针灸诊治法则渐趋完善,针灸手法日渐成熟,适应病证不断扩大。特别是中华人民共和国成立以来,针灸学与其他学科相融合,成为中医学走向世界的先导。

一、经络学说的形成与完善

(一)早期经络学说的多元化

经络学说起源于何时已难以考证。《史记·扁鹊仓公列传》中,扁鹊认为虢太子的尸厥是由于"阳脉下遂,阴脉上争";仓公案中除以经脉阐发病证外,又有灸足少阳脉口、灸少阴脉、刺足少阳脉、灸足厥阴脉等治法,是以经脉理论分析病情并指导针灸之法的较早记载。

1978年长沙马王堆汉墓出土的帛书《足臂十一脉灸经》《阴阳十一脉灸经》,是我国迄今为止最早论述经络学说的文献(图16-1)。两书主要记载了人体11条经脉的循行走向及主治疾病,与《内经》中的12条经脉相校,可知两部灸经的十一脉体系中,经脉的名称尚未定型,内属脏腑、外络肢节的经络系统的概念尚未形成,应该是《灵枢·经脉》的祖本。

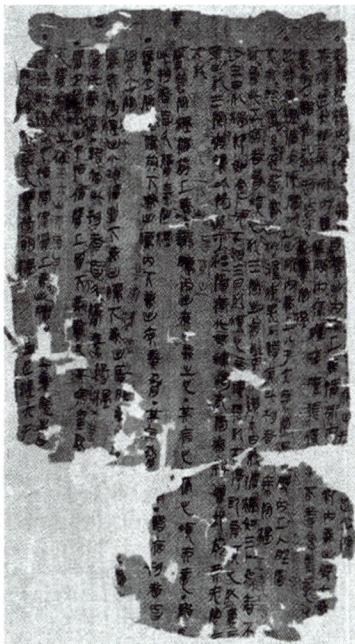

图 16-1 帛书

1993 年四川绵阳双包山汉墓出土的人体经脉漆雕模型,体表绘有 19 条经脉循行路径,经脉主要从四肢末端走向头面,并在头部形成纵横交错的联络。

2012 年成都老官山汉墓出土的天回医简中有《十二脉》与《别脉》。《十二脉》记载人体 12 条经脉循行和病证,是我国最早完整论述现行十二正经经脉的文献,可能是经脉系统由"十一脉"向现行"十二脉"演变的重要转折点。《别脉》论述 9 条"别脉"的循行、病证和灸法,其经脉循行模式和病候与十二经脉系统的基本特征不相吻合,或为当时另一经脉体系。

可见,这一时期经络学说开始出现,但并未臻于统一、完善,故存在有十一脉、十二脉、十九脉等多种观点,对经络的命名也不尽相同,呈现"多元化"的特征。

(二)经络学说的确定与统一

《黄帝内经》的成书,标志着中医学理论体系的建立。《内经》详细论述了人体经络的循行部位、走向交接、表里关系;经络的生理功能、病理变化及其与脏腑的关系。关于循行部位,以肺经为例,《灵枢·经脉》说:"肺手太阴之脉,起于中焦,下络大肠,还循胃口,上膈属肺,从肺系横出腋下,下循臑内,行少阴、心主之前,下肘中,循臂内上骨下廉,入寸口,上鱼,循鱼际,出大指之端;其支者,从腕后直出次指内廉,出其端。"关于走向交接,《灵枢·逆顺肥瘦》概括为:"手之三阴,从脏走手;手之三阳,从手走头;足之三阳,从头走足;足之三阴,从足走腹。"以此构成了阴阳相贯、如环无端的循环路径。关于表里关系,《素问·血气形志》说:"足太阳与少阴为表里,少阳与厥阴为表里,阳明与太阴为表里,是为足阴阳也。手太阳与少阴为表里,少阳与心主为表里,阳明与太阴为表里,是为手之阴阳也。"关于经络的生理功能,《灵枢·本脏》说:"经脉者,所以行血气而营阴阳,濡筋骨,利关节者也";《灵枢·海论》说:"夫十二经脉者,内属于腑脏,外络于肢节";《灵枢·九针十二原》说:"刺之要,气至而有效","气至"即针刺"得气",是经脉传导感应功能的表现。显然,在正常生理状态下,经络是通行全身气血、联络脏腑肢节、感应传导的通路。在病理状态下,《素问·皮部论》说:"邪客于皮则腠理开,开则邪入客于络脉,络脉满则注于经脉,经脉满则入舍于腑脏也。"这足以说明,在病理状态下,经络是外邪从皮毛腠理内传五脏六腑的路径。由于脏腑之间通过经络紧密相连,所以经络又是脏腑之间病变相互影响的路径,《灵枢·经脉》说"肝足厥阴之脉,起于大趾丛毛之际……挟胃,属肝,络胆……别贯膈,上注肺",因此才会出现肝病犯胃、肝病犯肺的情况。

《黄帝内经》的问世也标志着经络学说理论体系的形成。自《内经》的经络学说确立以来,十二经脉体系得以确定与统一,结束了经络学说"多元化"的局面。

(三)经络学说的丰富与完善

《难经》着重讨论了经脉的长度和流注次序,阴阳各经气绝的症状和预后,十二经脉与别络的关系等,并将散见于《内经》各篇的奇经八脉内容进行了归纳,并加以阐发。该书首次提出"奇经八脉"的说法,《难经·二十七难》说:"脉有奇经八脉者,不拘于十二经。"并且详细论述了奇经八脉的循行和与十二经脉的关系,以及生理功能及病理状态等。如冲脉的循行,《难经·二十八难》说:"冲脉者,起于气冲,并足阳明之经,夹脐上行,至胸中而散也。"关于奇经八脉的生理和病理,正如《难经·二十八难》所说:"比于圣人图设沟渠,沟渠满溢,流于深湖,故圣人不能拘通也。而人脉隆盛,入于八脉,而不环周。故十二经亦不能拘之。"《难经·二十九难》载:"奇经之为病何如? 然。阳维维于阳,阴维维于阴,阴阳不能自相维,则怅然失志,溶溶不能自收持。阳维为病苦寒热,阴维为病苦心痛。阴跷为病,阳缓而阴急;阳跷为病,阴缓而阳急。冲之为病,逆气而里急。督之为病,脊强而厥。任之为病,其内苦结。男子为七疝,女子为瘕聚。带之为病,腹满,腰溶溶若坐水中。此奇经八脉之为病也。"

元代著名医学家、针灸学家滑寿(1304?—1386年),在《素问·骨空论》诸论以及《灵枢》经脉理论的指导下,参考元代忽泰必烈的《金兰循经取穴图解》,进一步钻研考订经络、腧穴,著成《十四经发挥》(1341年)3卷。提出奇经八脉中的督、任二脉,因包括了腹背,且皆有专穴,故和其他奇经不同,应与十二经脉相提并论,首次把任脉、督脉和十二经脉并称为"十四经",进一步发展了经络理论。明代李时珍(1518—1593年)在其著作《奇经八脉考》(1572年)中系统整理了奇经八脉的循行规律、经脉的交会途径及交会穴等。

奇经八脉理论的建立和发展,丰富和完善了中医的经络理论。

二、腧穴的出现与规范化

(一)腧穴理论的形成

《史记·扁鹊仓公列传》扁鹊治虢太子尸厥中就有腧穴的相关记载:"使弟子子阳厉针砥石,以取外三阳五会"。淳于意在治疝气病时"灸其足厥阴之脉,左右各一所",治热厥病时"刺其足心各三所";涌疝病,众医皆以为厥而刺"人中"穴。这是对针刺穴位的较早记载。

《黄帝内经》是现存最早记载腧穴理论的医籍,阐发了腧穴的部位、名称、分经、主治等内容。实际载穴148个,其中单穴20个,双穴128个,腧穴的数量初具规模,并有归经的记载,腧穴的概念与理论已基本确立。

《难经》首次提出八会穴及其主治。《难经·四十五难》云:"腑会太仓,脏会季胁,筋会阳陵泉,髓会绝骨,血会膈俞,骨会大杼,脉会太渊,气会三焦,外一筋直两乳内也。热病在内,取其会之气穴也。"《难经》还论述了五腧穴的主治及四季应用。《难经·六十八难》指出:"井主心下满,荥主身热,俞主体重节痛,经主喘咳寒热,合主逆气而泄。"《难经·七十四难》说:"经言春刺井,夏刺荥,季夏刺俞,秋刺经,冬刺合。"《难经》还阐述了俞募穴治病机理。《难经·六十七难》说:"阴病行阳,阳病行阴,故令募在阴,俞在阳。"这是对《内经》"从阳引阴,从阴引阳"理论的发挥。另外,该书还进一步完善了十二经原穴理论,详述原穴的治病机理,为原穴的临床应用奠定了理论基础。

(二)取穴方法的确立

唐代孙思邈(581—682年)著有《备急千金要方》(652年)与《千金翼方》(682年),其中《要方》卷29~30、《翼方》卷26~28为针灸部分。《备急千金要方》记载了经络循行路线以外的穴位187个,被称为"奇穴",又称"经外奇穴",是对《内经》腧穴的进一步补充。在取穴方法上,《备急千金要方·明堂三人图》在《灵枢·骨度》的基础上,以"七尺六寸四分之身"的常人体态为标准,厘定了人体各部的长度、宽度。但因人之体态、身材各有差异,七尺五寸的"众人骨之度"并不适合于所有人。对此,杨上善(589—681年)提出解决办法:"取一合七尺五寸人身量之,合有七十五分,则七尺六寸以上大人,亦准为七十五分;七尺四寸以下乃至婴儿,亦准七十五分,以此为定,分立经脉长短并取空穴。"将骨度分寸视作比例尺寸,如此则无论幼儿、成人、高矮,都适合于这一骨度比例尺寸。这一方法被称为"骨度分寸法""骨度折量法",沿用至今。

《备急千金要方·灸例》还首次提出了同身寸取穴法:"其尺寸之法,依古者八寸为尺,仍取病者男左女右手中指上第一节为一寸。亦有长短不定者,即取手大拇指第一节横度为一寸……其言一夫者,以四指为一夫。"依照男左女右的原则,取患者自身中指上第一节为一寸,或手大拇指第一节横度为一寸,以四指为一夫,是一种易于操作的简便取穴法。

另外《备急千金要方·灸例》首次提出了"阿是穴"的取穴概念："吴蜀多行灸法。有阿是之法，言人有病痛，即令捏其上，若里当其处，不问孔穴，即得便快成痛处，即云阿是。灸刺皆验，故曰阿是穴也。"阿是穴又被后世称为"天应穴""不定穴"，渐渐演变为与经穴、奇穴平行的独立类穴。后世的针灸著作乃至今天的针灸处方中，常将阿是穴与其他经穴并列。

阿是法、骨度分寸法、同身寸法三种取穴法在隋唐时期得以确立，成为后世的取穴规范。

（三）腧穴理论的规范化

晋代皇甫谧（215—282 年）的《针灸甲乙经》（256—282 年）在《素问》《针经》《明堂孔穴针灸治要》三部医书的基础上，对人体腧穴作了全面系统的归纳、整理，确立了 349 个腧穴，其中单穴 49 个、双穴 299 个。提出分部画线布穴的穴位排列方法，把人体的腧穴按头、面、项、肩、胸、背、腹、四肢等 35 条线路排列。对腧穴首次作了系统分类，补充了《内经》许多腧穴的部位与取穴法，对每穴的别名、部位、取穴法都作了具体论述。这种穴位排列方法，对后世有一定影响，唐甄权（540—643 年）《明堂图》、孙思邈《备急千金要方》中所论针灸腧穴均宗此体例。特别是宋代校正医书局对《针灸甲乙经》进行校勘整理并雕版印刷后，是书广为流传，其中的腧穴理论成为后世针灸学的规范。

宋天圣四年（1026 年），宋仁宗下令，要求太医整理、校订医学书籍。王惟一（约 987—1067 年）认为"针灸之法，人命所系，日用尤急，思革其谬，以利济民"。于是，他竭心奉诏，开始整理针灸著作。王惟一取《针灸甲乙经》和《千金方》之长，总结宋代针灸学的新经验，结合临床实践，于 1026 年著成《新铸铜人腧穴针灸图经》。是书 3 卷，不仅详述了手足三阴三阳经脉和督、任二脉的循行路线和腧穴，还参考名家学说予以订正，并绘制出经脉腧穴图。书中记载腧穴 657 个，除去双穴重复有腧穴 354 个。书成后王惟一担心该书不易保存，便将其献与宋仁宗，仁宗阅后令将其刻于石上，以便流传。之后原书内容被刻于五块石碑上，天圣八年（1030 年）起放置于大相国寺内的"针灸石壁堂"（1042 年改称"仁济殿"）以昭示大众，便于学者观摩。

1027 年，王惟一又奉诏主持铸造针灸铜人两具，与书配合，根据年号被称为宋"天圣针灸铜人"。这两座铜人，身高和青年男子相仿，质地中空，由"背""面"青铜铸件连缀而成，利用特制连接来拆卸组合，内藏脏器，外刻穴位，各穴均与体内相通，体腔内有木雕的五脏六腑和骨骼，体现了当时较高的人体美学和铸造工艺。铜人体表共刻有 657 个穴孔，采用按部位和经络相结合的腧穴排列方法。铜人既可作为教具，又可用于对针灸学生学习成绩的考核。考试时铜人体表蜡封，将水银注入铜人体内。应试者一旦准确扎中穴位，水银就会从穴位中流出，这一奇特的现象被形容为"针入而汞出"，具有很高的实用价值。铜人铸成后，宋仁宗下令将其中一具放于医官院，供考试与教学使用；将另一具放置于当时最繁华的大相国寺展示。宋"天圣针灸铜人"是中国乃至世界上最早铸成的针灸铜人，它开创了利用人体模型进行针灸教学的先河，在海内外引起极大关注。惜两具铜人后均失传。近年学者研究发现，俄罗斯圣彼得堡藏有依据天圣针灸铜人所铸的明正统铜人（图 16-2）。

《铜人腧穴针灸图经》的颁行和天圣针灸铜人的铸造对于厘定穴位、订正谬误、统一各书差异、提高针灸学术有重要意义，

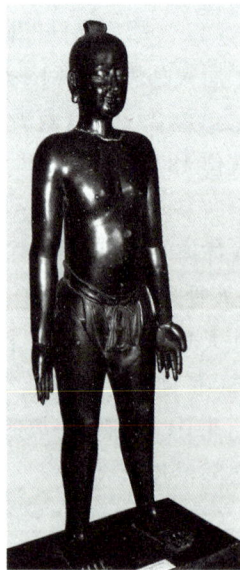

图 16-2　俄罗斯圣彼得堡藏明正统针灸铜人

进一步规范了经络和腧穴理论。

（四）腧穴理论的丰富

南宋医家王执中（约 1140—1207 年）在《内经》《难经》基础上，参照《铜人腧穴针灸图经》《针灸甲乙经》《千金方》《黄帝明堂经》《外台秘要》等书，考证古代文献中记载的腧穴，重新订正错误，博采各家之长，结合临床经验，于嘉定十三年（1220 年）著成了《针灸资生经》。

元代滑寿《十四经发挥》中，在《素问》《灵枢》的基础上，通考腧穴 657 个，将头身腧穴按经分类排列，使人体腧穴以十四经脉为统领，对经脉次第、经脉始终、经络交会，腧穴的名称、位置等，均详加考订，释名释义，绘图示意，使腧穴理论更加系统。

明清时期出现了不少针灸总结汇编性著作，也有一些专论经络腧穴的著作，如徐春甫（1520—1596 年）的《经穴发明》、李时珍的《奇经八脉考》等。明代医家高武（16 世纪初）曾设计铸造男、女和儿童铜人各一座，作为定穴标准。这一时期还出现了大量的针灸歌赋，使腧穴理论便于诵读记忆，促进了普及和传播。

民国时期，赵熙、孙秉彝、王秉礼合编的《针灸传真》（1923 年），其中《考证穴法》部分明确了周身十四条经脉和奇经八脉的走向，并厘定了十四经穴的位置。廖润鸿（生卒不详）撰《针灸集成》（1874 年），共 4 卷，引录了《内经》《针灸甲乙经》《备急千金要方》《针灸资生经》等古代医籍中关于针灸论述的精华，并在《铜人腧穴针灸图经》的基础上，对腧穴作了审慎的考证。承淡安（1899—1957 年）的《中国针灸治疗学》（1931 年）为近百年来影响最大的针灸专著，该书分四篇，第二篇"经穴之考证"，讨论了人身度量标准，穴位的解剖部位、主治、摘要等。

1990 年 6 月 7 日，原国家技术监督局发布了"经穴部位"的国家标准化方案（GB 12346—1990）。2006 年 9 月 18 日，原国家质量监督检验检疫总局与国家标准化管理委员会颁布了《腧穴名称与定位》（GB/T 12346—2006），内容涵盖术语与定义、腧穴体表定位原则和方法、十四经穴名称与定位、经外奇穴名称与定位。标准制定十余年来，已全面进入教材。2009 年 8 月 1 日，黄龙祥编制的《国家标准腧穴名称与定位挂图》由人民卫生出版社出版。

三、针灸临床施治的发展

（一）针灸疗法的起源与经验积累

早在远古时期，人们就开始了"以石治病"；新石器时期，刺病工具"砭石"出现，这是针刺法的起源。在人们学会了用火后，由烘火取暖，到有意识的局部热熨，再到艾灸法的形成，这是灸法的起源。（详见第一章）

商周时期，随着人们对生命、人体、疾病认识的深化，在临证治疗方面，已经出现食养、药物治疗、针灸、按摩、洗浴等多种疗法。《左传》"病入膏肓"的典故中，言病在肓之下、膏之上，有"攻之不可，达之不及"语。其中，"攻"指灸法，"达"指刺法。可见当时针灸治疗疾病已较为普遍，但尚未上升到理论层面，还处于经验积累的阶段。

马王堆汉墓出土帛书《足臂十一脉灸经》和《阴阳十一脉灸经》论述了人体十一脉的循行、主病和灸法，针灸之法已开始与经脉理论联系起来，是针灸理论的萌芽。《脉法》中提到灸法和砭法治疗痈肿的问题；《五十二病方》载有用砭石治癃，或作为热熨法治痔等。从治疗疾病的角度看，灸法已能治疗足小指废、产聋、目痛、腰痛、肝痛、心痛、痈、疠等多种不同的疾病,并已采取分经治疗的方法。从灸法的类型看,已有隔物灸、加药灸;所用材料,除艾灸外,还有"梓叶""豹膏"等。

(二)针灸治疗原则及针刺手法的确立

针灸经验的不断积累,针灸适用病症的扩大,阴阳、五行、天人相应等哲学思想在医学领域的渗透,经络、腧穴理论的逐渐形成,都促进了针灸理论体系的建立。秦汉之际,随着中医学理论特别是经络学说的日渐完善,针刺疗法逐渐与经络理论相结合,得到了真正的确立与发展。

《黄帝内经》有大量篇幅阐发了针刺原则和针刺手法。在针刺治疗原则上,《灵枢·官能》言:"用针之服,必有法则。"针刺治疗的总则是调节阴阳,《灵枢·根结》:"用针之要,在于知调,调阴与阳,精气乃光。"《素问·标本病传论》:"凡刺之方,必别阴阳。"针刺的基本原则是明辨虚实,《灵枢·九针十二原》:"凡用针者,虚则实之,满则泄之。"《素问·调经论》:"有余泻之,不足补之",言用针必须明辨虚实,治疗时补虚泻实,切中病情。《内经》还对针刺提出要求,即要治神调气。《素问·宝命全形论》:"凡刺之真,必先治神。"《灵枢·本神》:"凡刺之法,先必本于神。"强调"治神"是针刺治疗的重要问题,目的在于调病人之气。《素问·针解》:"必正其神者,欲瞻病人目,制其神,令气易行也。"《灵枢·终始》:"凡刺之道,气调而止。"《灵枢·九针十二原》:"气至而有效,效之信,若风之吹云。"提出调气、气至是针刺取效的关键所在。同时,也要求医生"专意一神",如《灵枢·终始》:"必一其神,令志在针,浅而留之,微而浮之,以移其神,气至乃休。"只有高度集中精力,守神以待,才能体会气的运行,把握"气至"的时机,正确施以补泻。

在针刺手法上,《内经》从针刺工具到针刺前的准备、进针、留针、出针到针刺浅深、补泻、禁忌、注意事项等方面均有所论述。如在针刺补泻的施术原则和操作方法方面,就有捻转、开阖、呼吸、徐疾、迎随补泻、摄、爪、切、按、扪、进、退、弹、摇、动等手法,成为后世单、复式补泻手法的基础。在灸法的补泻上应用上,《灵枢·背腧》言:"气盛则泻之,虚则补之。以火补者,毋吹其火,须自灭也;以火泻者,疾吹其火,传其艾,须其火灭也。"在《内经》中,内脏受寒、易于发生胀满的疾病,脉虚陷不起的病证,足部发生阴寒之气厥逆之证,痈毒生于肩背部的疽痈等,都载有灸法的治疗。此外,对针灸的禁忌也多有记载。

《难经》着重讨论了针刺补泻法,如补母泻子法、泻南补北法、迎随补泻法、刺井泻荥法、四时补泻法、营卫补泻法等。以四时补泻法为例,《难经·七十四难》说:"春刺井者,邪在肝;夏刺荥者,邪在心;季夏刺俞者,邪在脾;秋刺经者,邪在肺;冬刺合者,邪在肾。"就是说按四季春生至冬藏,阳气由生发至收藏,分属五行配五腧穴,对应五脏而刺,以治疗五脏疾患。

这些针刺原则与针刺手法对后世影响深远,至今仍在有效地指导着针灸法的临床和实践。

(三)针灸临床的传承与发展

《针灸甲乙经》系统阐释针灸操作方法和针灸禁忌。该书系统介绍了针灸临证原则、操作方法、注意事项。在具体操作上,以"伏兔穴"为例:"伏兔,在膝上六寸起肉间,足阳明脉气所发,刺入五分,禁不可灸。"另外,书中还强调要注重把握针刺时机,即根据人体气血循行流注时间及气至时刻,施以针刺补泻方法,这对后世子午流注针法的形成有一定影响。该书卷七至卷十二为针灸临床治疗,主要涉及内、外、妇、儿、五官等科疾病 200 多种,详述病因、病机、证候、腧穴、针灸治法、禁忌和预后等,所提出的腧穴针灸治法达 500 多条,总结了针灸治疗经验。如:"邪在肺则皮肤痛,发寒热,上气喘,汗出,咳动肩背。取之膺中外俞,背三椎之旁,以手疾按之,快然乃刺之,取缺盆中以越之。"书中所论内容,至今仍有较高的临床实用价值。

晋代葛洪(281—341 年)《肘后救卒方》对针灸疗法也有较多阐述,尤其倡导灸法治病。全书列述针灸医方 109 条,其中灸方有 99 条,所列述的 72 种病症中,有近一半病症采用了灸法治疗。葛洪对灸法治病的临证选穴、操作方法、疗效和禁忌等都作了较详尽的阐述,丰富了灸疗学的理论与实践。对许多急症病证用艾灸救治的方法描述具体、详明,如"救卒中恶死方""救卒死尸厥方""治卒霍乱诸急方"等,为灸法的急救开了先河。同时,《肘后救卒方》还是记载隔物灸的最早文献,为灸疗方法的多样化开辟了新的路径。葛洪的妻子鲍姑,是史料记载最早的女灸法专家。传说她用灸法治疗赘疣,一灼即消,至今在广州越秀山麓的三元宫中,仍保留有鲍姑殿和鲍姑塑像。

唐代孙思邈集唐以前针灸医方之大成,收录针灸处方 400 余条,涉及病症 100 余种,并将辨证论治理论较为广泛地运用于针灸临床。如水肿病,《备急千金要方》和《千金翼方》中共计有 35 条取穴法,根据水肿的辨证不同而确立不同的取穴法,将"同病异治"的理论运用到了针灸实践中。孙思邈还主张针、灸、药并用,提出:"若针而不灸,灸而不针,皆非良医也;针灸而不药,药不针灸,尤非良医也。"

南宋王执中的《针灸资生经》(简称《资生经》),共 7 卷,是当时具有较高文献和临床价值的针灸书。该书记载各科疾病 195 种,遵循唐代孙思邈针药并重的思想,尤其对灸法叙述颇为丰富。原书还提出针灸"受病处"的观点,如咳嗽在膻中穴处、肠痈在大肠俞穴处有压痛等,提倡痛处实施刺灸。北宋庞安时(1042—1099 年)在《伤寒总病论》(1100 年)中载有"伤寒暑病通用刺法"一节,列有 19 种刺法,发展了伤寒病的针刺治疗方法。这些经验至今仍有较大的参考价值。南宋窦材(生卒不详)十分重视灸法以扶护阳气,认为"保命之法,灼艾第一"。窦材施灸的穴位计有 27 穴,其中运用最多的是关元、气海、命关、中脘 4 穴,广泛应用于伤寒、虚劳、咳喘、疟疾、黄疸、消渴、中风、心痛、胁痛、暴注、休息痢、半身不遂、淋证、水肿、小儿慢惊风、足痿等各种病证。

宋金元时期还涌现出一些著名的针灸著作,包括金元时窦默(1196—1280 年)所撰《针经指南》(1232 年)、金代何若愚(生卒不详)所撰《子午流注针经》、元代杜思敬(1235—1320 年)所撰《针经摘英集》(1308 年)等。许叔微、李杲、王好古、罗天益、王国瑞等著名医家著作中均有灸治法的内容。

(四)针灸临床的总结与普及

明代至清道光时期,针灸处于总结、普及阶段,针灸名家、针灸著作辈出,针灸歌赋盛行,发展了形形色色的针灸方法,形成了医史上的针灸高潮。明清时期铸造的铜人有正统铜人、嘉靖铜人、高氏铜人、蜀府铜人、半跪氏铜人、乾隆铜人、雍正铜人等。明代可谓是针刺手法的全盛时期,增加的刺法有手法努法、调气法、补泻法、提插补泻法、九六补泻法、三才法、抽添法、烧山火、透天凉、进火补法、进水泻法、阳中隐阴法、阴中隐阳法、五脏交经法、通关交经法、苍龟探穴法、赤凤迎随法、龙虎交战法等数十种手法。

明代汪机(1463—1539 年)的《针灸问对》(1530 年),据证列法,法随证变,特色较为鲜明。代表明代针灸学成就的著作当推高武的《针灸聚英》(1529 年)和杨济时(1522—1620 年)的《针灸大成》。高武(16 世纪初),字梅孤,鄞县(今浙江宁波)人。高武学问渊博,曾考中武举。晚年精研针灸,曾设计铸造男、女和儿童铜人各一座,作为定穴标准。《针灸聚英》

是一部针灸的汇编著作,引录文献十分丰富,并结合自己的经验详细论述了进针方法和进针后的各种辅助手法,各种针刺手法的具体应用、治疗作用及复合手法,如烧山火、透天凉。全书记载内、外、妇、儿各科疾病113种,是对腧穴主治病症的一次全面总结。杨济时,字继洲,以字行,浙江三衢(今衢州)人。其祖父曾任职太医院,他本人由儒入医,于嘉靖、隆庆、万历三朝任医官达46年。他在祖传《玄机秘要》基础上,结合自己的临证经验,于万历二十九年(1601年)编撰《针灸大成》。此书全面总结了明以前的针灸学经验,选穴简要,重视补泻手法,论述了经络、腧穴、针灸手法与适应证,介绍了应用针灸与药物综合治疗的经验,且兼及导引、按摩和药物治疗。《针灸大成》有理论,有经验,有技术,兼有歌诀诗赋,既是学术专著,又有普及特点,在国内外产生了很大的影响。

针灸治疗急症和外科病症的范围都有所扩大。如明代《针灸大全》《针灸聚英》《针灸大成》,清代《医宗金鉴·刺灸心法要诀》《针灸逢源》等均有关于针灸治疗急症的记载。明代陈实功《外科正宗》(1617年)称灸法"诚为疮科首节第一法"。薛己(1487—1559年)《外科心法》(1528年)称"疮疡一科,用针为贵"。汪机《外科理例》(1531年)、王肯堂《证治准绳》(1602—1608年)、申斗垣《外科启玄》(1604年)、张介宾《景岳全书·外科钤》(1640年),顾世澄《疡医大全》(1760年)、《医宗金鉴·外科心法要诀》(1742年)、王洪绪《外科证治全生集》(1740年)等均有对针灸治疗外科病证的总结与发挥。

清代中期,统治者以"针刺、火灸,究非奉君之所宜",于道光二年(1822年)下令"太医院针灸一科,着永远停止",使针灸疗法受到打压,但于民间仍广泛流传应用。民国时期,旧的禁令被解除,针灸学得到较大发展,针灸学专著达百余部,针灸教育和针灸研究学术团体的活动比较活跃。著名的针灸学家有赵熙、黄石屏、承淡安、黄竹斋等。著名的针灸专著如《针灸传真》(1923年),包含有《针灸传真》二卷、《内经刺法》二卷、《名医刺法》二卷、《考证穴法》二卷。其中《针灸传真》对于针灸手法、理论、治疗等根据作者多年的临床经验提出了很多个人见解;《内经刺法》中节录了《内经》关于刺法的原文,并予分类,重立标题,对其中深奥难解之辞加以阐发;《名医刺法》则由历代针灸书中的补泻手法、子午流注、灵龟八法和诸症刺法等方面的论述及其歌诀汇集而成。《针灸纂要》(1933年)由吴炳耀撰,吴韵桐绘图,记述了各种病症的针灸取穴法,也有一定影响。

承淡安的《中国针灸治疗学》(1931年)除考证经穴外,第三篇"手术",叙述了针具的制造及其施针的手法,尤其强调了针刺补泻手法的意义;第四篇"治疗",介绍了伤寒等42种病证的病因、征象、治疗及预后。书中绘有骨骼图、血管图、筋肉图、神经图4幅。

(五)针灸临床的新思路

中华人民共和国成立后,在国家政策的大力支持下,我国的针灸临床开创了新的局面。20世纪50年代至70年代,我国各地相继成立了一些针灸的医疗机构、研究机构和教学机构。医疗机构如南京中医学院附属针灸实验医院、苏州中医院针灸科等。同时,全国大力开展针灸治疗工作,耳针疗法、芒针疗法、七星针疗法得到了进一步发展。1959年,全国举办"中医经络、针灸学术座谈会",其中对耳针疗法进行了讨论。此后,人体各部的针法,如头针、眼针、鼻针、面针、口针、腕踝针、手针、足针、颈针、背俞针、脊针等针刺疗法也发展起来,形成百花齐放的局面。

20世纪50年代至60年代,北京、南京、安徽、天津、河北、河南、山东等地陆续出版了一些普及针灸医学的书籍。如《针灸疗法入门》《通俗针灸手册》《简明针灸学》《简明针灸疗法》《针灸学讲义》《针灸经穴挂图》《速成针灸学》等。这对学习研究针灸者，有一定的参考价值。

70 年代以来，针灸学临床发展步入高潮，尤其针刺麻醉的临床效果得到了世界公认。中国科学院上海生理研究所张香桐教授领导的实验室在针麻原理神经机制的研究方面取得重大突破，证明针刺镇痛是通过激发脑内与痛觉调节有关的神经结构进行的，同时发现针刺时还可引起脑内神经递质释放的改变。由于此项成就，张香桐教授获得茨列休尔德奖金。我国已进行了 200 多万例针麻手术，手术种类达百余种，其中二三十种效果稳定，如甲状腺、前颅窝、后颅窝、颞顶枕区、颈椎前路、心内直视、肺叶切除、剖宫产、拔牙等针麻手术，已通过严格的鉴定。此外，针刺治疗癔病性瘫痪也获良效。目前，已阐明了针刺镇痛的神经生理学机制，提出内阿片肽及其他中枢神经递质在针刺镇痛中的作用。自"七五"以来，由国家中医药管理局主持的攻关计划和攀登计划项目，对针灸基础理论与作用机制展开系列研究，在经络古典文献整理、经脉-脏腑相关途径、循经感传现象的客观检测、针麻及针刺镇痛、针刺戒毒，以及针刺治疗心血管病、抑郁症、癫痫等方面进行了大量研究工作，取得可喜成果。

21 世纪以来，针灸进入新的发展阶段。2003 年 10 月，国家实施《中华人民共和国中医药条例》。国家重点基础研究发展计划、国家重点研发计划、国家科技支撑计划等均大力资助针灸研究，一系列针灸标准化研究方案的出台和研究项目的确定，有力地推动了针灸现代化。2008 年 12 月，颁布国家标准《针灸技术操作规范》，并逐年增加标准化项目。至 2011 年底，已颁布 22 项针灸技术操作国家标准。在针灸基础研究上，尤其是在针灸作用机理、针刺镇痛、针刺麻醉原理的研究方面取得了举世公认的成果。针灸技术不断创新，借助现代科技研制出众多的针灸诊疗仪器、设备，电针、激光针等被广泛应用于针灸临床。针灸应用范围有所扩大，临床实践表明，针灸对内、外、妇、儿、五官、骨伤等科 400 多种病证有一定治疗效果，对其中 100 种左右病证有较好的疗效。

四、针灸器具的发展

（一）针具的产生与演变

现在所知最早的针砭工具被称作砭石。早在旧石器时代，一些经过粗略打磨的削刮器、尖状器等生产用品被用于治疗疾病。到了新石器时期，随着加工石器技术的进步，人类能够制出较为精致的石器，适用于刺法治病的即称为"砭石"。东汉许慎《说文解字》曰："砭，以石刺病也。"先秦古籍中也有运用石器治病的记载，《山海经·东山经》载："高氏之山，其上多玉，其下多箴石。""箴"即"鍼"（针）字。《素问·异法方宜论》说："东方之域……其病皆为痈疡，其治宜砭石。""砭石"很可能是后来金属针具的前身，它除用来刺病外，更多地被用于切开感染的脓肿或者放血。为适用于穿刺或切割，砭石多磨制出锐利的锋刃，所以又被称为针石（有锋）或镵石（有刃）。

近年来，考古发掘出越来越多的新石器时代的各种砭石，其形状有锥形、刀形、剑形、针形、镰形、卵圆形等多种。如 1963 年在内蒙古多伦旗头道洼新石器时代遗址中发现一枚经过磨制的石针，一端有锋，呈四棱锥形，可作针刺之用，另一端扁平有弧刃，可切肿排脓。在山东日照两城镇龙山文化遗址中发现有两枚锥形砭石，其中一枚粗端为三棱锥体，细端为圆锥体，另一枚尖端为长而锐利的三棱锥体。这种形状既可浅刺身体各部位，又能割治痈疡。砭石是现在所知最古老的医疗工具，是后世刀针工具的前身。

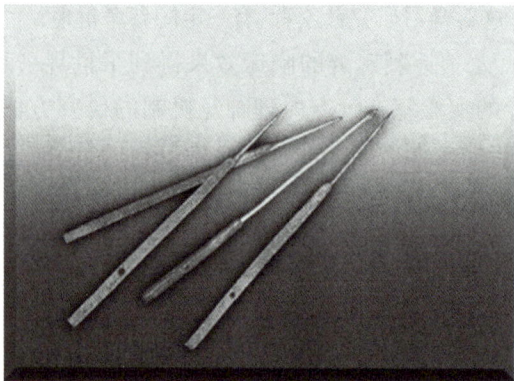

图 16-3　针具

原始社会后期,人类在熟练掌握了使用砭石或者荆棘刺、骨针、竹针来刺破痈肿、排脓、放血等治疗方法的基础上,开始寻找和制造更加适合穿刺和切割的工具,砭石的形状也开始趋于多样化。新石器时期之后,人们学会了用动物骨骼、野生竹子和陶土做成类似石针的针具,质地也比石针更光滑细致。随着冶炼技术的提高,逐渐出现了做工精致的金属针具。商周时代,针具已由石针、骨针、竹针逐步发展成为青铜针。战国至秦汉时期,随着铁器的出现与普及,又出现了铁针,之后金针、银针等也相继出现。与砭石相比,金属针具更容易刺入皮肤深部,便于放血或用于切割。

《灵枢·九针十二原》介绍了九种针具的形态和用法,惜传世本没有相应的针具图。1968 年河北满城西汉刘胜墓出土了四根金针(图 16-3),保存完好,制作精致。针长在 6.5 ~ 6.9 厘米之间,针柄略呈方形,约在其上中 1/3 交界处有一圆形孔,针体圆形,形状与《灵枢》记载的锋针、毫针、鍉针相仿。

后世医书关于"九针"形状与功用的记载基本与《灵枢》相同,但不同时期文献中所附"九针图",如元代杜思敬的《针经摘英录》,明代高武《针灸节要》、徐春甫《古今医统大全》、杨济时《针灸大成》、张介宾《类经图翼》,清代吴谦等《医宗金鉴》、李学川《针灸逢源》等绘制的九针形态均有所不同,在某种程度上反映了不同历史时期针具的演变。

中华人民共和国成立以后,针具更趋多样化,有镵针、磁圆针、鍉针、锋勾针、铍针、梅花针、火针、毫针、三棱针、皮肤针、芒针、电针等,更加广泛地适用于临床病证。

(二)灸具的由来与定型

较之针具,灸具相对简单。灸法是在有了火的使用后,原始人在烤火取暖的过程中产生的。考古工作者在北京猿人居住过的山洞里发现了大量的火烧石块,认为是原始人局部取暖用的。这可能是原始热熨法的起源。这种方法在后世被不断改进,用于熨法的石块形状亦有球形、扁圆形等多种。如在江西省上高县战国墓中出土的一种磨光穿孔石器,可用绳索系住放入鼎内水中煮热,用作热熨。在湖南长沙下麻园岭战国墓中出土的扁圆形石器,两端有琢磨痕和火烧裂纹,一面光滑如镜,经考证是煨热后作热熨用的。

清代雷丰(1833—1888 年)《灸法秘传》(1883 年)绘制有"灸盏图"(图 16-4),四周银片稍厚,底宜薄,须穿数孔,下用四足,计高一分许。应用时以生姜一大片,厚二分许,将盏足钉在生姜片上,姜上亦穿数孔,与盏孔相通,使药气可以透入。平放应灸穴上,将艾绒捏作一团,置于盏内,再上药料,将艾点燃。少顷则药气即可透入,如觉热甚难禁,可将

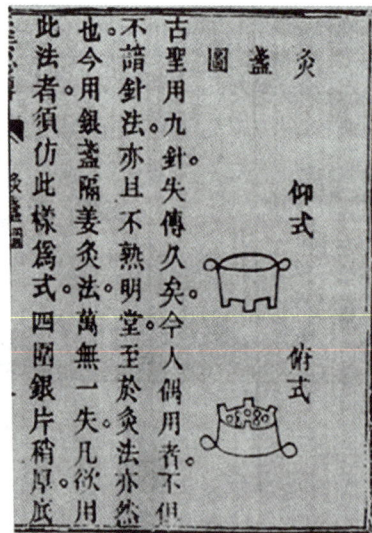

图 16-4　灸具

银盏提起片时,仍即放下。看盏内药将燃尽,即取起,另换。历代灸具在形态上大同而小异。

💙 **思政元素**

针灸学正走向世界

　　早在数万年乃至数十万年前的远古时期,即有了"以石治病",有了源于本能的按摩之法,并随着火的应用而形成了灸疗法。此后,针灸理论建立完善,针灸治法不断发展创新,始终是中国人民战胜疾病、维护健康的重要手段之一。直至今天,针灸的发展开创了新的局面,广泛应用于临床各科病证的治疗,并成为走向世界的先导。

　　2017 年 1 月 18 日,习近平出席了中国向世界卫生组织赠送针灸铜人雕塑仪式,为针灸铜人揭幕。习近平在致辞中指出,我们要继承好、发展好、利用好传统医学,用开放包容的心态促进传统医学和现代医学更好融合。中国期待世界卫生组织为推动传统医学振兴发展发挥更大作用,为促进人类健康、改善全球卫生治理作出更大贡献,实现人人享有健康的美好愿景。

　　2018 年 11 月 19 日,世界针灸学会联合会指出,随着中国针灸于 2010 年纳入联合国教科文组织"人类非物质文化遗产"名录,中国针灸的普及率日益提高,逐步走向世界,已成为"世界针灸"。

　　从古至今,针灸学在维护我国乃至世界人类健康方面作出了卓越的贡献,彰显了文化自信与中医自信。

第二节　推拿学的形成与发展

　　推拿,古称"按摩""按跷""挢引""案扤"等,是以术者的手或肢体其他部位,或者借用一定的器具以达到手功能的延伸,在患者体表上做规范性的动作,来达到防治疾病目的的方法,属于中医学外治法范畴。其基本理论是以中医基础理论为依据,如阴阳五行、脏腑经络、气血津液等,理论应用以经络腧穴为重。

一、推拿学理论的形成

(一)推拿的起源

　　远古时期,人类居住环境恶劣,当肢体某处发生疼痛或不适的病证,出于本能会不由自主地双手抚摸患处,经过按、揉、掐、摩等简单动作,起到散瘀消肿止痛的作用,使病情好转。对于因过度的体力劳动所引起的肌肉僵硬、关节劳损,或因搏斗导致的骨关节折伤脱臼,抚摸患处也有利用身体的恢复。腹部出现疼痛或胀气等不适时,也会自然而然地用手抚摩。经过多次尝试,人类从这种本能的行为中逐渐总结出经验,形成了原始按摩疗法,后世的按摩推拿术就是在这一基础上发展起来的。随着生产工具的改进以及人们与疾病斗争经验的积累,原始人还懂得了用兽角如牛角等进行类似"拔罐"的疗法,后来又用荆棘刺、甲壳、鱼刺等祛除体表的异物或借助某些表面光滑的器具按摩身体。

　　经过长期的实践积累,至商周时期,按摩与食养、药疗、酒剂、针灸、洗浴等成为常用的治疗手段。《史记·扁鹊仓公列传》曾载有"挢引""案扤"之法。《汉书·艺文志》中也有书目《黄帝岐伯按摩》10 卷（原书已佚）。在出土的汉代简帛文献中，按摩术的记载以临床实践、手法描述居多，而对按摩理论的阐发极少。至《黄帝内经》成书，中医学理论体系建立，经络、腧穴的理论形成，推拿学理论随之得以确立。

（二）推拿学理论基础的建立

《黄帝内经》中有不少篇幅论及了按摩学内容，"按摩"一词就首先出现于此。《灵枢·病传》："黄帝曰：余受九针于夫子，而私览于诸方，或有导引行气、乔摩、灸熨、刺焫、饮药之一者，可独守耶，将尽行之乎？岐伯曰：诸方者，众人之方也，非一人之所尽行也。"《至真要大论》中也指出："寒者热之，热者寒之……损者温之，逸者行之……上之下之，摩之浴之"，已将按摩术作为中医治疗中必不可少的一种行之有效的方法。《内经》认为按摩如针灸、用方一样应先辨证，不同的病证，有可按者，有不可按者，有不可不按者。对于邪客之位深，"按之不能及，故按之无益"的情况，则不宜按摩。《内经》还指出按摩也有禁忌，如"寒气客于经脉之中，与炅气相薄"，出现脉满而痛者不可按，因为此时血气已乱，按之则痛甚。再如"风雨伤人，自皮肤入于大经脉，血气与邪并客于分腠间，其脉坚大者也不可按，按之则痛甚"。冬季不要进行按摩以免扰动阳气："冬不按跷，春不鼽衄"。对于按摩取效的机制也有所阐发，如《素问·举痛论》指出"寒气客"所致的痛证："按之则热气至，热气至则痛止矣"；又言："寒气客于肠胃之间，膜原之下，血不得散，小络急引故痛，按之则血气散，故按之痛止。"可见，《黄帝内经》经络、腧穴理论的建立为按摩学提供了理论基础，同时还确立了按摩在治疗学中的地位，阐发了按摩的作用机制、辨证施治及操作禁忌等，为后世按摩学的发展奠定了基础。

（三）推拿学理论的总结与完善

宋金元时期对推拿手法的理论进行了全面总结，推拿手法在治疗骨伤科疾病方面又有新的发展。由政府编著的《圣济总录》（1111—1117 年）对推拿手法进行了总结、归纳与分析。认为推拿与导引是两门不同的学科，就推拿的含义及按法与摩法的区别进行了阐述。《圣济总录》指出："世之论按摩，不知析而治之，乃合导引而解之。夫不知析而治之，固已疏矣，又合以导引，益见其不思也。"又说："大抵按摩法，每以开达抑遏为义。开达则壅蔽者以之发散，抑遏则慓悍者有所归宿。"至此，按摩学已形成较为成熟、完善的理论体系。

二、推拿学临床的发展

（一）推拿学治疗与手法的不断丰富

1. 推拿学疗法的经验积累　按摩疗法历史悠久，《周礼注疏》一书中说："扁鹊治虢太子暴疾尸厥之病，使子明炊汤，子仪脉神，子术按摩。"描述了春秋战国时期，医宗扁鹊用按摩与汤药等相结合的方法成功地抢救尸厥患者一事。长沙马王堆汉墓出土的《五十二病方》中记载的推拿手法有按、摩、抚、蚤挈、中指搔、刮、捏 7 种，是目前所知最早记载推拿手法的文献。帛画《导引图》中记载了以双手搓腰、揉膝的两种保健推拿手法。《黄帝内经》中亦有许多关于按摩的论述，如《素问·血气形志》说："病生于不仁，治之以按摩醪药。"对于神不足、卒口僻、寒客肠胃背俞、数惊恐、脾风发瘅、疝瘕、气之慓利者、寒湿中人疼痛等病证，均载有按摩之法。记载的推拿手法有按、摩、推、打、循、切、抓、揩、弹、挟、卷等 11 种。

至魏晋南北朝时期，按摩疗法在临床上的应用更加广泛，手法也有较大进步。此阶段按摩在急证上的应用比较普遍。如葛洪《肘后救卒方》云："救卒死……令爪其病患人中，取醒。"而且，"膏摩"也广为应用，如《肘后救卒方》"疗伤寒时行贼风恶气"的丹参膏；"疗百病"的苍梧道士陈元膏等。再如《刘涓子鬼遗方》(499 年)载:"治疗肿生川芎膏方……膏成,摩于肿上。"在按摩手法上,当时主要有按摩法、抓腹法、掷背法、抄举法、爪掐法、拈脊皮法、拍法,如陶弘景《养生延命录》中的按摩明目法:"平旦以两手掌相摩令热,熨眼三过;次又以指搔目四眦,令人目明。"

2. 推拿学专科的建立　到了隋唐时代,按摩疗法发展更加迅速,成为独立的专科。隋唐的医学教育分科中均设有"按摩科"培养按摩医生。《唐六典》提出按摩可除"八疾",即风、寒、暑、湿、饥、饱、劳、逸,并说:"凡人肢节脏腑积而疾生,宜导而宣之,使内疾不留,外邪不入。"当时的按摩方法有外伤按摩、膏摩、养生导引等。如《仙授理伤续断秘方》(841—846 年)骨折复位中的"捺正",就包含按摩;《唐六典》也说:"损伤折跌者,以法正之。"《外台秘要》载有小儿夜啼摩头及脊背,脚气病膏摩。《诸病源候论》(610 年)中附许多养生导引法。至此,按摩疗法已经成为中医治疗疾病的重要手段。

3. 推拿学疗法的丰富和完善　宋太医局取消了隋唐以来近 400 年的按摩科设置,推拿医学在经历了隋唐时期的高潮后暂时落入低谷。《宋史》载有按摩专著《按摩法》和《按摩要法》,可惜均佚而不传。但在宋金元时期的一些医学著作中,仍可见大量散在的推拿内容,推拿疗法的学术体系在发展中不断丰富和完善。这一时期对推拿继承与发展作出较大贡献的有《太平圣惠方》《圣济总录》《古今医统大全》等。《太平圣惠方》(992 年)记载了民间近百首膏摩、药摩方,其中的摩腰丸、散为治疗腰痛、肾虚开辟了新的临床思路和给药途径。《圣济总录》对手法的适应证和禁忌证进行了分析,指出了几种"按之痛止""按之无益""按之痛甚"的具体情况。此外,还取宋以前十余家养生学派保健推拿方法之长,编成一套 14 节的养生功法,其中 11 节是自我保健推拿方法。宋代《苏沈良方》(1075 年)所载掐法疗脐风,是推拿手法治疗新生儿破伤风的最早记载。张杲《医说·仆打伤》(1224 年)记载的搓滚竹管治筋缩,开创了用器械代替推拿手法促进筋腱、关节功能康复的先河。其他如《医说》《伤寒总病论》《苏沈良方》《鸡峰普济方》《夷坚志》等书中也记载了按摩推拿保健方面的内容。

4. 推拿学疗法的总结与繁盛　明代太医院中设立按摩科,使按摩成为医术十三科之一。自张四维(生卒不详)所撰《医门秘旨》(1576 年),"按摩"之名开始有"推拿"之称。明清时期,以手法为特色形成的流派主要有点穴推拿、一指禅推拿等。其中,点穴推拿的代表人物有明代异远真人(1506—1565 年),著有《跌损妙方》(1523 年);清代江考卿(1771—1845 年),著有《江氏伤科方书》(1840 年);清代赵廷海(1821—1861 年),著有《救伤秘旨》(1852 年)等。清代同治年间(1862—1874 年)在扬州一带流行的一指禅推拿流派的基本手法有一指禅推法、拿、按、摩、滚、捻、搓抄、揉、缠、抖、摇等 10 余种。以骨伤科疾病为治疗对象的正骨推拿已形成其相对独立的学科体系。明代王肯堂《证治准绳·疡医准绳·损伤门》记载 15 种骨折脱位的整复手法,王氏认为:"凡捺,要手法快便,要皮肉相执平整;整拔亦要相度难易,或用三四人,不可轻易。"朱橚等编辑的《普济方·折伤门》(1406 年)中记载正骨手法 27 种。清代《医宗金鉴·正骨心法要旨》将正骨推拿手法总结出"摸、接、端、提、按、摩、推、拿"正骨八法,提出了手法操作要领。对于骨折、脱位、伤筋等病证的手法诊治,不仅有诊断、整复作用,还有康复作用,至今仍有重要的临床指导价值。此外,吴尚先的外治法专著《理瀹骈文》中也载有推拿学的内容。

民国时期,推拿手法的发展在总体上处于低潮。但推拿流派有所发展,滚法推拿流派即是在继承一指禅推拿的基础上,于 20 世纪 40 年代创立的。该流派以滚法和揉法为主要手法,以按、拿、揉、搓、捻 5 法及被动运动为辅助手法,并强调病人要做针对性的自主性运动锻炼。其他流派如一指禅推拿、正骨推拿、内功推拿、脏腑点穴推拿、点穴推拿等也在不断地发展和完善。

5. 推拿学疗法的全面推进　中华人民共和国成立后,推拿古籍的整理和出版、推拿新著的出现和译作、推拿科研和教育、推拿医师素质的提高等各方面的工作都使推拿学术得到了全面发展。1960年,上海中医学院附属推拿学校编著的《推拿学》是该时期很有影响的第一部推拿专著,载有推、拿、滚、擦、按、摩、揉、缠、点、掐、捻、搓、摇、抖、拍、打、抹、弹、分、合20种成人推拿手法,以及按、摩、掐、揉、推、运、搓、摇8种小儿推拿手法,并附有24种小儿推拿操作法,其中复式操作法13种。后世教材在此基础上略有增减。1979年,在上海召开的全国首届推拿学术经验交流会上,首次提出了"推拿学术流派"的概念,并列出了正骨推拿、点穴推拿、内功推拿、小儿推拿、滚法推拿、一指禅推拿等几大推拿学术流派。

20世纪80年代、90年代,国内和国际相继成立了手法研究会,对手法交流、研究等学术活动起到了良好的促进作用。对于推拿手法的科学研究,以生物力学、生物效应学、生物化学等方面为切入点,取得了一定的研究成果,如"手法测定仪"的研制对规范手法操作过程进行了有益尝试。这一时期也出版了大量推拿著作,全国各地区、各流派的推拿手法得到了充分展现,出现了"百花齐放,百家争鸣"的发展局面。

（二）小儿推拿学术体系的形成

唐代孙思邈十分推崇按摩疗法治疗小儿疾病,如将按摩、膏摩应用于"鼻塞不通有涕出""心腹热""中客""重舌""新生儿不啼"等病证的治疗。并将其应用于小儿保健:"小儿虽无病,早起常以膏摩囟上及手足心,甚辟风寒。"用五物甘草生摩膏"膏摩"辟小儿风寒,可谓小儿推拿之滥觞。后世对于推拿治疗小儿疾病有散在记载。至明清时期,小儿推拿不仅是推拿诊治方法在小儿疾病中的应用,而且是在理论、手法、穴位上都有总结和提升,小儿推拿逐渐形成独立体系,并出现了大量小儿推拿专著。

1. 小儿推拿学术体系的形成与发展　明代徐用宣(明初)《袖珍小儿方》(1400年)的"秘传看惊掐惊口授心法"是最早的小儿推拿专题文献,后经庄应祺(明)增补的《补要袖珍小儿方论》(1405年),载有掐、揉、按、推、擦5种推拿手法,另有"龙入虎口""苍龙摆尾"2种复式操作法,这是小儿推拿复式操作法的最早记载。明代杨济时《针灸大成·按摩经》是现存最早的小儿推拿著作,书中载有掐、揉、推、按、摩、运、摇、搓、分、合、点、摘、刮、捻、扯(挦)、推拂等16种推拿手法,并介绍了黄蜂出洞、水底捞月、凤凰单展翅、打马过河、飞经走气等共20种小儿推拿复式操作法,对后世影响深远。龚廷贤(生卒不详)《小儿推拿秘旨》(1604年)是现存最早的推拿专著单行本,新增滚、笃、打拍、开弹、拿5种推拿手法,以及乌龙双摆尾、老虎吞食、拿十二经络法3种复式操作法。周于藩(生卒不详)《小儿推拿秘诀》(1605年)对拿法有较详细的介绍,并对推法、运法等加以阐明,同时书中还介绍复式操作法9种。这些著作,推动了小儿推拿学术体系的形成。

清代,小儿推拿在临床实践和理论总结上取得了一定的发展。熊应雄(生卒不详)《小儿推拿广意》(1676年)对前人的推拿论述与经验进行了比较全面的总结,在详细介绍推拿疗法的基础上,收录了不少小儿病证的内服方剂,具有较大的实用价值;张振鋆(生卒不详)的《厘正按摩要术》(1888年)在周于藩《小儿推拿秘诀》一书的基础上增补了一些新的内容,书中所介绍的"胸腹按诊法"为其他医书所少见。此时期还有不少小儿推拿专著,如骆如龙的《幼科推拿秘书》、钱襟村(生卒不详)的《小儿推拿直录》(1793年)、夏云集(生卒不详)的《保赤推拿法》(1885年)等,都是小儿推拿实践和理论的总结。

2. 小儿推拿学术流派的兴起　民国时期,小儿推拿著作有《推拿易知》(1919年)、《推拿抉微》(1928年)、《推拿捷径》(1930年)、《增图考释推拿法》(1933年)、《窍穴图说推拿指南》(1935年)、《保赤推拿秘术》(1934年)等。同时,民间推拿医家在继承和发扬小儿推拿方面作出了积极贡献,形成了各具特色的推拿流派。比较有代表性的流派有湘西刘开运小儿推拿流派、山东三字经小儿推拿流派、山东孙重三小儿推拿流派、山东张汉臣小儿推拿流派、北京小儿捏脊推拿流派及上海海派儿科推拿等。

3. 小儿推拿的普及推广　中华人民共和国成立后,相当数量的小儿推拿古籍被重印再版,包括《针灸大成·按摩经》《小儿推拿广意》《幼科推拿秘书》《推拿三字经》《厘正按摩要术》《小儿推拿直录》《小儿推拿方脉活婴秘旨全书》等。同时,也有不少新编的小儿推拿著作出版,具有代表性的包括江静波编著的《小儿推拿疗法新编》、山东省中医进修学校编著的《儿科推拿疗法简编》、青岛医学院张汉臣编著的《小儿推拿学概要》和《实用小儿推拿》、湘西土家族苗族自治州卫校编著的《小儿推拿疗法》、张席珍编著的《小儿推拿疗法》、金义成编著的《小儿推拿》、余继林编著的《冯氏捏积疗法》、栾长业编著的《小儿推拿图解》、张素芳编著的《中国小儿推拿学》等。全国各地中医药院校使用的《推拿学》教材基本上都将小儿推拿部分纳入其中,专门讲授小儿推拿的《小儿推拿学》教材至今已出版多部,培养了大批小儿推拿专科医生。除高等中医药院校外,民间也创办了许多小儿推拿培训机构,这些均为小儿推拿事业的发展提供了充足的后备力量。不仅包括小儿内、外、骨伤、五官科疾病,还涉及初生儿疾病杂病和部分传染病,而且在小儿保健方面小儿推拿也越来越受到人们的欢迎。

● (张　蕾　甄雪燕　王　玲)

复习参考题

1.《黄帝内经》的问世标志着经络学说理论体系的形成,试述《内经》从哪些方面阐发了经络理论?

2. 请评价皇甫谧《针灸甲乙经》对针灸学的贡献。

3. 简述葛洪《肘后救卒方》在灸法方面的成就。

第十七章

中医护理学的形成与发展

学习目标

1. 掌握中医护理学发展的历史成就、历史意义及历史规律。
2. 熟悉中医护理学不同时期成就的特点及其对后世的影响。

中医护理学与中医学同步经历了起源、形成、发展等各个阶段,然几千年来,中医治病医中有护,医护不分,主张"三分治,七分养",养即护理。护理的职责一般由医者、医者助手及患者家属分担,中医护理始终未能形成独立专科。但作为一种存在形式,具有护理含义的词汇:将护、调护、调理、调摄、抚养、侍候、服侍、侍疾等及中医的护理方法、经验与理论,却大量散载于浩瀚的历代中医文献之中。

第一节　护理行为的发端与观念的形成

巴甫洛夫曾言"有了人类,就有了医疗活动"。有了人类就有了和伤病作斗争的需要,尤其是有了保护自身免遭伤病的需要,即通常所说的卫生保健的需要。有鉴于此,我们同样可以说,有了人类就有了护理,甚至从某种意义上讲,护理的萌芽还要略先于医药,有人就曾提出过"医源于护"的看法。

早在远古时代,我们的祖先在与大自然做斗争的过程中逐步积累了护理知识。劳动受伤后,人们学会用树枝固定骨折、用溪水冲洗伤口等,这些成为骨折小夹板固定、伤口消毒处理的雏形。火的使用使人类在取暖过程中,发现因受寒湿而引起的疼痛减轻,逐步形成了原始热熨法。用火过程中,原始人偶然烧灼了皮肤表层,开始感到表面的灼痛,随之发现局部烧灼会减轻某些疾病的症状,从而形成了原始灸法等。

夏至春秋时期,建立了最早的医学制度。周代有了医学分科,并开始除虫、灭鼠、改善环境卫生等防病调护活动。《周礼·天官冢宰》中记述医师下设有士、府、史、徒等专职人员,"徒"就兼有护理职能,负责看护病人。

《周礼》认为"喜、怒、哀、乐、爱、恶、欲之情,过则有伤",说明对情志护理已有所认识。"凡疗疡,以五毒攻之,以五气养之,以五药疗之,以五味节之",表明人们已认识到外科疮疡用药护理和饮食护理的重要性。《礼记》记载的"五日,则燂汤请浴,三日具沐""头有疮则沐,身有疡则浴",为个人卫生提供了借鉴。"鸡初鸣,咸盥漱"成为口腔护理的最早记载。《诗经》"洒扫穹室""洒扫庭内",《管子》"当春三月……抒井易水,所以去兹毒也",记载了环境护理的内容。《枕中记·导引》所述"常以两手拭面,令人面有光泽,斑皱不生","顺发摩项良久,摩手以浴面目,久久令人明目,邪气不干",成为养颜美容的重要记载。我国现存最早的古医书《五十二病方》记载了用酒处理伤口的最早记录及脉痔(肛裂)、痈证治疗中的饮食、生活禁忌等。凡此种种,为后世中医护理学中的生活护理、情志护理、饮食护理、临证护理、专科护理等的形成与发展准备了前提条件。

第二节　生活护理的形成与发展

一、日常起居

《黄帝内经》从"人与天地相应也"的整体观出发,认为生活护理首当顺应四时阴阳的变化。《灵枢·五癃津液别》云:"天暑衣厚则腠理开,故汗出……天寒则腠理闭,气湿不行,水下留于膀胱,则为溺为气。"指出夏天腠理开泄,人体藉出汗以散热;冬天腠理密闭,保津蓄温以保暖。该书还反复强调"适中""有度",《素问·宣明五气》列举了"久视伤血,久卧伤气,久坐伤肉,久立伤骨,久行伤筋",《素问·上古天真论》告诫人们,"以酒为浆,以妄为常,醉以入房,以欲竭其精,以耗散其真……起居无节,故半百而衰也"。起居无节必将给自身健康招来无可挽回的损害。《诸病源候论》(610年)"解散病诸候"载:"若羸著床不能行者,扶起行之。"《备急千金要方》(652年)对起居、衣着等亦有具体论述,如"湿衣及汗衣皆不可久着""凡人居止之室……小觉有风,勿强忍之久坐",一旦体有不适,"即须早道,勿使隐忍以为无苦""食毕,当行步蹰躇……则食易消""饥忌浴,饱忌沐""沐浴后,不得触风冷"等,对生活护理颇有指导意义。另外,消渴病所慎有三,"一饮酒,二房室,三咸食及面",且强调"能慎此者,虽不服药而自可无他;不知此者,纵有金丹亦不可救",至今对糖尿病的生活护理仍有重要的借鉴作用。

宋元以后我国出现了生活护理专书,如陶穀的《清异录》、蒲虔贯的《保生要录》等,其中《保生要录》可谓我国较早也较全面的一部生活护理专著。此书提出:"衣服厚薄欲得随时合度,是以暑时不可全薄,寒时不可极温,盛暑不可露卧。"并倡用药枕以健身防病。

宋代陈直《养老奉亲书》(不晚于1085年)则记载了较多老年人的生活护理内容,"栖息之室,必常雅洁,夏则虚敞,冬则温密。其寝寐床榻,不须高广,比常之制三分减一,低则易于升降。狭则不容漫风。褥浓藉,务在软平。三面设屏,以防风冷。其枕,宜用夹熟色帛为之,实以菊花"。除了居住环境,还就老人穿衣提出了具体要求,"其衣服制度,不须宽长,长则多有蹳绊,宽则衣不着身","虽遇盛夏,亦不可令袒露","春时,遇天气燠暖,不可顿减绵衣"。

二、病室管理

对病室要求宁静、舒适、清洁卫生,既要消除对治疗疾病的不利因素,又要尽可能创造促进康复的卫生条件。如《外科正宗》(1617年)明确写道:"先要洒扫房内净洁,冬必温帏,夏宜凉帐,庶防苍蝇、蜈蚣之属侵之。"并提出"冬要温床暖室,夏宜净几明窗"。《证治准绳·疡医·将护》(1602—1608年)则提及:"于患人左右,止息烦杂,切忌打触器物,诸恶音声,争辩是非,咒骂斗殴,及产妇淫男,体气不洁,带酒腥膻,鸡犬乳儿,孳畜禽兽,并须远离。"钱襄的《侍疾要语》(1832年)是现存最早较全面论述中医护理专书,提出"冬月马桶口,以布裹棉花套之","久病消瘦,皮肤或碎,须垫以灯草圈,则痛处不着褥席",这些记载可以看出明清时期,医护人员对病室环境、病床及病人冬夏保温防暑均十分重视和讲究,特别提到对重病卧床、久病消瘦引起的皮肤破损患者,采用富有弹性柔软的灯草作垫圈是十分科学的,这是对褥疮护理的较早记载。清代邹岳《外科真诠》(1838年)发展了褥疮护理,"席疮(即褥疮)乃久病着床之人,挨擦磨破而成,上而背脊,下而尾闾。当用软衬,外以参归鹿茸膏贴之,庶不致损而又损"。王肯堂《证治准绳·疡医·将护》中提到如有亲友探视,应予以礼貌接待,但须"预嘱,徐行低声,款曲伺候,礼毕躬退……省问不可久坐,多言劳倦",对探视者的脚步轻重徐疾、语声高低、探视时间久暂作了规定。

三、护理人员须知

护理人员必须有很强的责任心,做事认真,操作熟练,而且要富于同情心,态度要和蔼可亲。清代程国彭在《医学心悟·自序》(1732年)中提到的"其操术不可不工,其处心不可不慈",是对医生的要求,也是对护理人员的要求。《侍疾要语》对重病人"夜间侍奉者,非特夜不解衣,且亦不可暂时交睫,方能静听声息";对病情较轻者即使"亲命使睡",亦只可"虚掩帐子,危坐帐中,闻声即起"。钱襄还要求医护人员"床前与人说话,须有词而无声,行步不可急遽,防作声且生风也;放帐卷帐缓则不生风,放钩以手握之,勿戛床柱,揭被盖被、披衣解衣缓则不生风""递汤水或用小匙,或用芦管,须谨持之,尤须屏气不息,勿令鼻风相吹";扶持病人"须轻重得宜,太紧必致疼痛,太宽又不着力"。凡此,无不体现了对病人的体贴入微,同时,也反映了当时对护理人员动作行为的基本要求。

第三节 情志护理的形成与发展

《黄帝内经》中的情志护理,主旨就在于保持正常的情志活动。如《素问·上古天真论》载:"恬淡虚无,真气从之,精神内守,病安从来?"强调情志太过会引发内脏病变,《黄帝内经》曾归纳为喜伤心、怒伤肝、忧伤肺、恐伤肾、思伤脾。《黄帝内经》十分重视观察和探究患者的情志表现及其产生的由来,作为行医施护的重要依据之一,如《素问·疏五过论》载:"凡未诊病者,必问尝贵后贱,虽不中邪,病从内生,名曰脱营。尝富后贫,名曰失精……暴乐暴苦,始乐后苦,皆伤精气。"人们社会地位、生活状况的变化势必引起情志上的波动,从而造成精神内伤,健康受损。故《内经》所强调的"和喜怒而安居处""恬淡虚无""精神内守"等就成了中医情志护理的基本要求。

《黄帝内经》中还记载了情志相胜法、说理开导法等情志调护的方法。如"悲胜怒,恐胜喜、怒胜思,喜胜忧,思胜恐"。这是根据五行生克关系的原理,用相互克制的情志来转移和干扰对机体有害的情绪,以达到调和情志的目的,此乃中医情志调护的一大特色,为历代医家广泛使用。如《儒门事亲》(约1217—1221年)载"一妇人,久思而不眠,余假醉而不问",导致"妇果呵怒""是夜困睡"。这是"怒胜思"的应用实例。《灵枢·师传》中强调:"告之以其败,语之以其善,导之以其所便,开之以其所苦。"此种开导法对现代心理护理有重要的指导意义。重视心理调护,调动患者的主观能动性,使其积极配合治疗和护理,是中医护理的又一大特点。《东垣十书·外科精义》(1335年)载"病人自克,不可恚、怒、悲、忧、叫呼、愤恨,骄恣情性,信任口腹,驰骋劳役,惟宜清静恬淡耐烦为宜",指出病人当控制情绪,切忌大喜大悲等情志剧烈变化,宜保持清静,精神愉快。李杲《脾胃论》(1249年)指出"善治斯疾者,惟在调和脾胃,使心无凝滞,或生欢忻,或逢喜事,或天气暄和,居温和之处,或食滋味,或眼前见欲爱事,则慧然如无病矣,盖胃中元气得舒伸故也",以调整病人的情绪来调理脾胃。

王肯堂《证治准绳·疡医·将护》从中医重视七情致病的传统观点出发,预告探视者"勿令磋呀惊怪话旧……牵惹(病人)情怀"。钱襄《侍疾要语》要求"至亲问疾,每至床前,须先嘱其说吉祥语,或其人为病人所厌见者,须婉谢之,勿令进房",要让"所爱之人常坐床前,所喜之物恒置枕畔,忧病则须说今日精神胜于昨日,忧贫则须说今年进益好似去年",而不可让病人厌恶之人前往探视。《侍疾要语》还要护理人员对病人"勿露愁闷之容""常瞒医药之费""须打点精神,勿得欠伸摩眼,稍露倦态",使患者较为宽心。《侍疾要语》还主张利用音乐和舞蹈发挥一定的情志护理作用,例如"病时烦躁,急难解释,惟弦索之声可以悦耳,可以引睡……轻拨琵琶,浅度一曲,亦驱病之一助也"。对于情志因素引起的疾病,情志护理对促进康复更有其特殊的作用,吴尚先《理瀹骈文》(1864年)强调:"七情之病也,看花解闷,听曲消愁,有胜于服药者也。"

第四节　饮食护理的形成与发展

一、饮食卫生

饮食不节与饮食不洁是多种疾病发生的直接原因。《素问·五常政大论》曰"无使过之,伤其正也";《灵枢·五味》曰"谷不入,半日则气衰,一日则气少矣",指出饮食应以适量为宜,过饥过饱均可发生疾病。《素问·脏气法时论》说"五谷为养,五果为助,五畜为益,五菜为充,气味合而服之,以补精益气",强调饮食合理调配的重要性。《素问·生气通天论》说"味过于酸,肝气以津,脾气乃绝;味过于咸,大骨气劳,短肌,心气抑;味过于甘,心气喘满,色黑,肾气不衡;味过于苦,脾气不濡,胃气乃厚;味过于辛,筋脉沮弛,精神乃央",指出五味过之则伤五脏。《备急千金要方》指出"咸则伤筋,酢则伤骨,故每学淡食",强调饮食不宜过咸,饮食过咸易导致高血压,并可诱发中风和心脏病。"食当熟嚼,使米脂入腹,勿使酒脂入肠",进食宜缓,细嚼慢咽。"人之当食,须去烦恼",进食时保持心情舒畅。"不知食宜者,不足以存生也",又指出"夫在身所以多疾者,皆由……饮食不节故也。"

元代忽思慧的《饮膳正要》(1330年)是我国现存第一部饮食卫生与食疗专著。作者告诉人们"使以五味调和五脏,五脏和平,则血气资荣,精神健爽,心志安定,诸邪自不能入"。饮食适当,营养丰富而多样,人体抗病能力增强。还要"审其有补益助养之宜,新陈之异,温凉寒热之性,五味偏走之病。若滋味偏嗜,新陈不择,制造失度,俱皆致疾"。足见饮食有节在护理中的重要作用。

饮食不洁方面,《金匮要略》中已明确告诫"秽饭、馁肉、臭鱼,食之皆伤人""猪肉落水浮者,不可食""肉中有如朱点者,不可食之"等。《备急千金要方》指出"勿食生菜、生米、小豆、陈臭物,勿饮浊酒","勿食生肉","一切肉惟须煮烂"。宋人提倡饮用开水,庄绰《鸡肋编》说:"纵细民在道路,亦必饮煎水。"宋代欧阳修《憎苍蝇赋》(1066年)说:"一有沾污,人皆不食。"元代忽思慧《饮膳正要》指出"食不厌精,脍不厌细,鱼馁肉败者,色恶者,臭恶者,失饪不时者,皆不可食"。明代李时珍《本草纲目》(1578年)说:"凡井水……其城市近沟渠,污水杂入者,成碱,用须煎滚,停一时,候碱澄乃用之。"又说:"雨后水浑,须擂入桃、杏仁澄之。"反映了人们对清洁水源给予了关注。

二、饮食调理

《素问·生气通天论》说"膏粱之变,足生大丁,受如持虚……因而饱食,筋脉横解,肠澼为痔",说明饮食调养要注意忌饱食及肥甘厚味之品。《素问·玉机真脏论》说"浆粥入胃,泄注止,则虚者活;身汗得后利,则实者活",指出食粥养胃、止泻,啜热粥发汗促使邪气外泄,增强人体正气。《肘后救卒方》记载了腹水的饮食护理:"勿食盐,常食小豆饭,饮小豆汁,鲤鱼佳也。"《备急千金要方》还记述了不少食治新发现,如用鹿靥、羊靥等治瘿瘤,用谷白皮煮汤熬粥治疗脚气病及用动物肝脏治疗青光眼和夜盲,在防治营养缺乏性疾病方面取得了突出成就,在世界医学史上也是重要创举。

北宋《太平圣惠方》(992年)专设"食治门",书中载"凡饵汤药,其粥食肉菜,皆须大熟,熟则易消,与药相宜。若生则难消,复损药力,仍须少食菜,于药为佳。亦少进盐醋乃善……是以疗病,用药力为首。若在食治将息得力,大半于药。所以病者务在将息,药慎之至,可以长生,岂止愈病而已",说明食疗与药疗在服用时应如何互相配合。《格致余论》(1347年)谈到老年人"饮食,尤当谨节",需注意"物性之热者,炭火制作者,气之香辣者,味之甘腻者"皆不可食。

对饮水护理也有一定研究。强调病人饮水,必须根据病情,或给多饮,或给少饮,或不与饮,并选择合适的水温。《伤寒总病论》(1100年)曰:"凡病非大渴,不可与冷水。若小渴口咽干,小小呷滋润之;若大渴烦躁甚,能饮一斗者与五升,能饮一升者与半升。若乃不与,则干燥无由作汗,烦喘而死者多矣,但勿令足意饮也;若大汗将来,躁渴甚者,但足意饮之勿疑。常人见因渴饮水而得汗,见小渴遂强与之致停饮,心下满结,喘而死者亦多矣。"《儒门事亲》谈到:"伤寒勿妄用药,惟饮水最为妙药,但不可使之伤,常令揉散,乃大佳耳……奈何医者禁人饮水,至有渴死者。病人若不渴,强与水饮亦不肯饮耳。"又曰:"欲水之人,慎勿禁水。但饮之后,频与按摩其腹,则心下自动……复若有水结,则不敢按矣。止当禁而不禁者,轻则危,重则死;不当禁而禁者,亦然。"这些都说明辨证施饮的重要性。

三、饮食宜忌

《素问·热论》认为"病热少愈,食肉则复,多食则遗,此其禁也",明确指出热病初愈或当病邪日渐衰退之际,食肉和勉强多食都在禁忌之列,为饮食护理提供了依据。《金匮要略》就病人的饮食宜忌做了专门论述,如"所食之味,有与病相宜,有与身为害,若得宜则益体,害则成疾";并有专篇论述禽兽鱼虫禁忌和果实菜谷禁忌;同书还言及"五脏病各有得者愈,五脏病各有所恶,各随其所不喜者为病。病者素不应食,而反暴思之,必发热也",指出五脏病各有适合其病情的饮食居处,适合者为"所得",所得则有利于愈病,"所恶""所不喜"将导致各脏引发病变。至于病人平素不喜欢的饮食,在病后突然爱吃起来,此乃脏气为邪气所改变,食后可能助长病气而引起发热,此情不可不察。可见饮食护理体现了辨证施护与三因制宜的中医护理特色。

《本草经集注》在介绍"服诸药忌"时指出:服药不可多食生胡荽及蒜、生菜,不可多食肥猪、犬肉、油腻肥羹及鱼脍腥臊,也不可多食诸滑物、果实等。对饮食禁忌,《圣济总录》(1111—1117年)在"食治门"载有"饮食禁忌"。

张从正《儒门事亲》对中风病人出现失音、闷乱、口眼㖞斜等症状时,强调严禁进食"猪、鱼、兔、酒、醋、荞面动风引痰之物"；对于水肿病人，张从正则认为"忌鱼、盐、酒、肉、果木、房室等事"，否则"决死而不救也"。《饮膳正要》则阐述了"养生避忌""妊娠食忌""乳母食忌""饮酒避忌"等专题，如"乳母忌食寒凉发病之物"。

第五节　临证护理的形成与发展

一、病情观察

《灵枢·本脏》云："视其外应，以知其内藏，则知所病矣。"中医护理正是仰仗藏象学说的系统指导，履行着自己观察病情的职守。如望面部颜色，《素问·五脏生成》云"故色见青如草兹者死，黄如枳实者死，黑如炲者死，赤如衃血者死，白如枯骨者死，此五色之见死也。青如翠羽者生，赤如鸡冠者生，黄如蟹腹者生，白如豕膏者生，黑如乌羽者生，此五色之见生也"，指出望色的要领以颜色润而有神则生，枯而无神则死，以此判断疾病的轻重和预后的凶吉。《素问·脉要精微论》载"中盛脏满，气盛伤恐者，声如从室中言，是中气之湿也；言而微，终日乃复言者，此夺气也"，指出病情观察的要点是通过观察声音来判断中气的虚实。《素问·经脉别论》说"饮食饱甚，汗出于胃；惊而夺精，汗出于心；持重远行，汗出于肾；疾走恐惧，汗出于肝；摇体劳苦，汗出于脾"，其对汗液的观察和区分充实了病情观察的内容。

《肘后救卒方》记载了我国乃至全世界对天花(时称"虏疮")所作的最早病情观察记录，"有病时行，仍发疮，头面及身，须臾周匝，状如火疮，皆戴白浆，随决随生，不即治，剧者多死。治得瘥后，疮瘢紫黑，弥岁方减，此恶毒之气"。《备急千金要方》记载："予尝手疗(恶疾)六百余人，瘥者十分有一，莫不一一亲自抚养，所以深细谙委之。"恶疾即麻风，孙思邈不仅详细观察和了解患者的症状、情绪、言谈、举止、饮食、起居等，从而给以恰当的治疗和护理，同时还提倡并遵循视患者如至亲的医德修养。

唐代王焘《外台秘要》(752年)病情观察很有创见。如对黄疸病的观察曾指出："每夜小便里浸少许白帛片，各书记日，色渐退白则瘥。"此可谓是世界上最早的实验观察法，也说明我国早在唐代就开始有了简单的护理记录。该书还记述对消渴病治疗采取饮食疗法和生活起居调护，比西方威尔斯1670年的同样认识早900多年。

钱乙《小儿药证直诀》(1119年)主张以小儿面部不同部位的气色来区分五脏疾病，即左腮为肝，右腮为肺，额上为心，鼻为脾，颏为肾。《太平圣惠方》创立了"五善""七恶"判断疮疡预后。张锐的《鸡峰普济方》能根据水肿起始部位的不同，区分隶属不同脏器的水肿，如起于面目的肾病水肿，起于四肢的心病水肿，起于腹部的肝病水肿等。《小儿卫生总微论方》认为面部色泽，以青为风，以赤为热，以黄为食，以白为气，以黑为寒。并首次提出了小儿虎口三关的指纹观察法，即根据指纹的部位和形状来判断疾病的属性和发病的深浅。杜本《敖氏伤寒金镜录》(1341年)叙述了36种舌象图，其中24图专论舌苔，为观察舌苔开拓了道路。

清代叶桂《温热论》总结了温病察舌、验齿、辨斑疹等病情观察的方法，指出在观察舌象、判断病情、推测预后的同时还应做好口腔护理，这些都为中医护理学的病情观察增添了新的内容。叶氏指出："其热传营，舌色必绛""齿若光燥如石者，胃热盛也""凡斑疹初见，须用纸捻照看胸背两胁。点大而在皮肤之上者为斑，或云头隐隐，或琐碎小粒者为疹，又宜见而不宜多见"等，对温病病情的观察、预后判断均有重要参考价值。

二、药物护理

《素问·脏气法时论》指出："肝苦急,急食甘以缓之……心苦缓,急食酸以收之……脾苦湿,急食苦以燥之……肺苦气上逆,急食苦以泄之……肾苦燥,急食辛以润之,开腠理,致津液,通气也。"以五行生克理论为依据,阐述五脏疾病用药护理。《灵枢·四时气》有关于水肿病用药护理的记载："方饮无食,方食无饮,无食他食,百三十五日。"阐明水肿患者在服利尿药期间的注意事项,同时强调了水肿的饮食禁忌。

《伤寒论》记载了大量方药的用药法,如汤药的煎法、服法、药后观察及服药期饮食起居调护等,确立了辨证施护原则。如服桂枝汤后所载："服已须臾,啜热稀粥一升余,以助药力,温覆令一时许,遍身漐漐微似有汗者益佳,不可令如水流离,病必不除。""凡服汤发汗,中病即止,不必尽剂也。""禁生冷、粘滑、肉面、五辛、酒酪、臭恶之物。"为日后的服药护理及药后观察提供了依据。该书为药物护理总结并开创了多种临床给药法,有洗身法、熏洗法、浸洗法、药摩法、吞咽法、含咽法、点烙法、坐浴法等,较为集中地反映了当时药物护理的发展水平。

《神农本草经》明确提出"药有宜丸者,宜散者,宜水煮者,宜酒渍者,宜膏煎者,亦有一物兼宜者,亦有不可入汤酒者,并随药性,不得违越",药性不同,制法亦有差异。对有毒药物,强调"若用毒药疗病,先起如黍粟,病去既止。不去倍之,不去十之,取去为度",必须从小剂量开始,逐渐增加剂量,中病即止。对疾病的部位与服药时间和方法也相当重视,"病在胸膈以上者,先食后服药;病在心腹以下者,先服药而后食;病在四肢血脉者,宜空腹而在旦;病在骨髓者,宜饱满而在夜"。表明服药时间和方法将直接影响药物效果。因此,该书对护理人员掌握用药剂量、毒副作用及药后效果观察等具有非常重要的意义。

对服药方法的研究最见成果者,当首推唐代"药王"孙思邈,在其所撰《备急千金要方·服饵》中,较集中地反映了汤药、丸剂、散剂、酒剂、治风药等服法研究情况及服药期间饮食禁忌,为后世服药方法的进一步改进和提高,奠定了坚实基础。给药法的种类更趋多样,从剂型说,有丸、散、膏、汤、酒、药条、锭子药等;从使用方法上看,有服食、涂抹、敷裹、含、含咽、漱、药熏、滴、粉身等;从给药途径上,有口服、皮肤黏膜用药及眼、耳、鼻、喉、口腔、前后二阴、腧穴用药,极大地充实和提高药物护理水平。

煮药、服药讲究方式方法,体现了中医护理的特色。《太平惠民和剂局方》(1151年)载:"凡煮汤……常令文火小沸,令药味出。煮之调和,必须用意。然则利汤欲生,少水而多取;补汤欲熟,多水而少取。用新布绞之。服汤宁小热,即易消下;若冷,则令人呕逆。"并在指出"服饵之法"时,认为"少长殊途,强羸各异,或宜补宜泻,或可汤可丸,加减不失其宜,药病相投必愈"。服药方法应根据患者情况灵活变通,不可千篇一律。《圣济总录》谈到清利药和补益药的不同服用方法:"凡服利汤,贵在侵早。仍欲稍热,若冷则令人吐呕。又须澄清,若浊则令人心闷。大约分为三服,初与一服,宜在最多,乘病患谷气尚强故也,次与渐少,又次最少。若其疏数之节,当问病患,前药稍散,乃可再服。""凡服补益丸散者,自非衰损之人,皆可先服利汤,泻去胸腹中壅积痰实,然后可服补药。"此外,服药的多少,要与患者血气相适应。因人有体质不同,病有新久之分,故须辨证用药。对服用麻醉药,宋代寇宗奭的《本草衍义》(1116年)、元代危亦林的《世医得效方》(1337年)均指出应该结合患者年龄、体质、疾病新久、出血量多少等具体情况,灵活掌握剂量。这与现代医学中使用麻醉药之原则基本相符。

三、护理技术

《黄帝内经》记载的中医护理技术有针刺、灸法、推拿、刮痧、敷贴、热熨等。《素问·玉机真脏论》曰："今风寒客于人……或痹不仁肿痛,当是之时,可汤熨及火灸刺而去之",指出风寒侵入经络,发生麻痹或肿痛等症状时,可用汤熨及火罐、艾灸、针刺等方法以散邪。至于针刺放血,《素问·血气形志》载"刺阳明出血气,刺太阳出血恶气,刺少阳出气恶血,刺太阴出气恶血,刺少阴出气恶血,刺厥阴出血恶气也。"此处之"恶"字作"不宜"解,如"刺太阳出血恶气",是说可以出血而不宜伤气。

张仲景还首创药物灌肠法和人工呼吸法。《伤寒论·辨阳明病脉证并治》曰:"阳明病……当须自欲大便,宜蜜煎导而通之。若土瓜根及大猪胆汁,皆可为导。""大猪胆一枚,泻汁,和醋少许,以灌谷道中,如一食顷,当大便出。"这是灌肠法的最早记载。《金匮要略·杂疗方》曰:"徐徐抱解,不得截绳,上下安被卧之;一人以脚踏其两肩,手少挽其发,常弦弦勿纵之;一人以手按据胸上,数动之;一人摩捋臂胫,屈伸之;若已僵,但渐渐强屈之,并按其腹;如此一炊顷,气从口出,呼吸眼开,而犹引按莫置,亦勿苦劳之。"这段文字记载了自缢的抢救复苏过程,呈现人工呼吸、胸外心脏按压的雏形,这是迄今世界上最早关于心肺复苏抢救技术的记载。这些无疑给中医护理学增添了新的操作技艺。

《肘后救卒方》首创以口对口吹气法抢救猝死患者的复苏术;还提出了用狗脑敷治疯狗咬伤,开创了用免疫法治疗狂犬病的先河。《备急千金要方》详细记载了用葱管导尿解除尿潴留的过程:"以葱叶除尖头,纳阴茎孔中深三寸,微用口吹之,胞胀,津液大通便愈。"《华佗神方》载:"或以豚膀胱一具,于开孔处缚鹅羽管,吹之胀满,以丝缚扎上孔,即以羽管锐端入马口,手压膀胱,令气自尿管透入膀胱中,便自通。"此法颇为科学,在当时堪称一大发明,葱管导尿术的出现标志着护理技术渐臻成熟。这一方法比 1860 年法国人发明的橡皮管导尿术要早 1 200 多年,充分体现了古代中国人的智慧。

吴尚先《理瀹骈文》总结和新创了数十余种中医外治法,为中医护理提供了许多简便实用的操作技术。如谓:"昔人治黄疸,用百部根敷脐上,酒和糯米饭盖之,以口中有酒气为度。又有用干姜、白芥子敷脐者,以口中辣去之,则知由脐而入。""治伤寒、食积、寒热不调者,用一寒一热之药为饼置脐上,以熨斗盛炭火熨之,或空中运之。"护理操作技术的充实,是近代中医护理学所取得的较为突出的成就。

第六节 专科护理的形成与发展

一、妇产科护理

在妇产科方面,《诸病源候论》介绍了乳痈的护理方法,"初觉便以手助捻去其汁,并令傍人助嗍引之",以使淤积的乳汁排出,而使乳痈消散,这一护理方法一直沿用至今。《备急千金要方》对妇人怀孕养胎、分娩乃至产褥期的护理都作了详细叙述。"妇人养胎"记录了北齐徐之才的"十月养胎方",强调妊娠妇女应"居必静处""居处必燥""寝必安静,无令恐畏",禁酒及冰浆;"妊娠七月……劳身摇肢,无使定止,动作屈伸,以运血气",强调妊娠六七个月后,孕妇须有适当运动;在临产护理时,应保持产房安静,不能让不洁者进产房;对产后护理指出"妇人产后百日以来,极须殷勤,忧畏勿纵,心犯触及,即便行房"等。

陈自明《妇人大全良方》(1237年)以"妊娠随月数服药及将息法""将护孕妇论"等为题,详细地论述了妇女妊娠期在饮食、生活、情志等方面应注意的事项,"一受孕之后,切宜忌不可食之物","产妇入月,切不得饮酒"。对于胎教,《妇人大全良方》指出:"夫至精才化,一气方凝,始受胞胎,渐成形质,子在腹中,随母听闻。自妊娠之后,则须行坐端严,性情和悦,常处静室,多听美言,令人讲读诗书,陈礼说乐。耳不闻非言,目不观恶事,如此则生男女福寿敦浓,忠孝贤明。不然则男女既生,则多鄙贱不寿而愚。此所谓因外象而内感也。昔太妊娠文王,目不视恶色,耳不听恶声,口不谈恶言。世传胎教之道,是谓此也。"告诫妇女受孕后,一定要注重自身品德修养,保持安静和悦的心理状态,以利于胎儿的健康发育。

陈自明专门编就了一首孕妇药忌歌,该歌说"切须妇人产前忌,此歌宜记在心胸"。提出芒硝、牵牛、乌头、附子、水蛭、桃仁、莪术等三十多种药物,孕妇忌用。对于产后护理。则强调产后需充分休息,助产者可用手轻轻自上而下按摩腹部,以促进子宫复原,减少产后出血,防止产后血晕;饮食以易消化的半流质为宜,同时应避免足以影响产妇身心健康的语言、环境和精神刺激等。

有关经期护理,《妇人大全良方》谓:"若遇经行,最宜谨慎,否则与产后症相类。若被惊怒劳役,则血气错乱,经脉不行,多致劳瘵等疾。"言简意赅,揭示了经期护理的重要性。

二、儿科护理

在儿科方面,《诸病源候论》首列"养小儿候",提出"小儿始生,肌肤未成,不可暖衣,暖衣则令筋骨缓弱,宜时见风日,若不见风日,则令肌肤脆软"。主张在风和日丽的时候,抱小儿于阳光下嬉戏,不可穿着太暖,提倡薄衣,"薄衣之法,当从秋习之,不可以春夏卒减其衣,则令中风寒"。

孙思邈为儿科临证护理作出了巨大贡献,表现在对新生儿的拭口、断脐、洗浴、母乳喂养方面。《备急千金要方·初生出腹》指出"先以绵裹指,拭儿口中及舌上青泥恶血……若不急拭,啼声一发,即入腹成百病矣",此与现代护理首先要保持新生儿呼吸道通畅不谋而合。对断脐,指出:"先浴之,然后断脐,不得以刀子割之,须令人隔单衣物咬断,兼以暖气呵七遍,然后缠结所留脐带。""断儿脐者,当令长六寸,长则伤肌,短则伤脏",其认为新生儿断脐,应保留6寸长,相当于今天的3寸,长了有损新生儿肌肤,过短又会伤及新生儿脏腑。小儿洗浴后,腋窝和阴部要扑上细粉干燥,以防湿疹。在母乳喂养方面,有更丰富完整的护理内容:首先要求喂奶的次数和量有一定的限制;乳母在喂奶时,先要把宿乳挤掉;强调乳母的饮食、精神状态、健康状况与婴儿的身心发育关系密切,故在乳母的选择上,指出狐臭、瘿、瘘、疥疮、耳聋、鼻渊、癫痫等患者皆不宜。这些充分体现了孙思邈对小儿护理的重视。

宋代发现小儿脐风与成人破伤风是同一种疾病,并发明"烙脐饼子"加以预防。《小儿卫生总微论方》载:"须用烙脐饼子安脐带上,烧三壮,炷如麦大。若儿未啼,灸至五七壮……上用封脐散裹之。"所谓"烙脐饼子",是指将药物制成大小如麦粒的药块,置于脐带创口上点火燃烧,由于脐带无神经末梢,因此直接用高温火烙的灭菌方法,既简便易行,又安全可靠。再如鹅口疮(又称雪口),好发于哺乳期婴儿,据《圣济总录》记载"以绵缠箸头"蘸药汁擦拭的方式护理患儿。惊风是儿科四大病证中最危急的证候,《儒门事亲》指出,当抽搐发作时,护理者千万不能用强力按止搐,否则可因"气血偏胜,必痹其一臂,渐成细瘦,至老难治"。

其认为最好的护理方法是:"置一竹簟,铺之凉地,使小儿寝其上,待其搐,风力行遍经络,茂极自止,不至伤人。"

三、专科病护理

随着护理经验的积累和某些具体病证的专著陆续问世,护理经验也日益深入,开始朝着某科某病的护理方向发展,如对脚气病的专科护理有了一定认识。宋代董汲的《脚气治法总要》(1093 年)逐月论述了患者生活、饮食、药物等方面的护理要求,以顺应天时地气促进痊愈。以春三月为例,书中写道:"大抵春三月,天地俱生,万物以荣,夜卧早起,广步于庭,被发缓形,以便志生……此春气之应,养生之道也。及宜进温食,尤宜丸煎,以除风热之疾。"

明清时期,温病肆虐,促进了温病学的发展,无论在理法方药方面,还是在护理方面,都积累了丰富的经验。

明末吴有性所著的《温疫论》(1642 年),在"论食""论饮""调理法"三篇专论中,详细论述了温疫病的护理措施。如"时疫亦有,首尾能食,邪不传胃,切切不可,绝其饮食,不宜过食。有愈数日,微渴微热,不思食者,微邪在胃,正气衰弱,强以与之,即为食复。下后一日,思食有味,当与之食,米饮小杯,加至茶瓯,渐进稀粥,不可尽意,饥则再与"。而对内热烦渴者,在护理上用井水、冷水或雪水擦浴等辅助降温;应给"梨汁、藕汁、蔗浆、西瓜"用以清热止渴生津。温邪易伤津耗液,温病患者失液应予补充,上述描述与现代护理学体液疗法的观点是一致的。

清代吴瑭《温病条辨》(1798 年)对热病的口腔护理有所记载:"以新布蘸新汲凉水,再蘸薄荷细末,频擦舌上。"另记载:"胃液干燥,外感已净者,牛乳饮主之。"其针对流行性热病的不同病程和病情,制订了十分具体而合理的饮食菜单。

对传染病的防疫隔离措施,明清时则较为具体明确,《本草纲目》提出:"天行疫瘟,取初病人衣服,于甑上蒸过,则一家不染。"清代熊立品《治疫全书》(1776 年)指出:"时气大发,瘟疫盛行,递相传染之际……毋近病人床榻,染其秽污;毋凭死者尸棺,触其臭恶;毋食病家时菜;毋拾死人衣物。"陈耕道《疫痧草》中强调隔离措施:"家有疫痧人,吸受病人之毒而发病者为传染,兄发痧而预使弟服药,盍若弟发痧而使兄他居之为妙乎?"清廷特设"查痘章京"一职,专查天花患者,并强令迁出四五十里以外居住,这些都是有效的隔离措施。明清时期已广泛而有效地应用人痘接种术预防天花,实为人工免疫法的先驱。

第七节　中医护理学成为一门独立学科

一、护理专著的出现

清代钱襄《侍疾要语》是现存最早较全面论述中医护理的专著,阐述了对患者的精神、生活、饮食、疾病、用药等方面的护理要点,强调情志护理对于患者康复的重要作用,并采用音乐消除患者烦躁的护理方法。该书在病室环境的设置、陪护制度、探视制度、夜班护理人员的职责、患者的卧位、人工喂养疗法及长期卧床患者预防压疮的具体措施等方面都有较详细的描述。《侍疾要语》还强调及时观察病人大小便对诊治疾病之意义:"大小便后,须即谛视之……不可稍迟,迟则大便结者,久浸而化为溏。小解白者,阅时而变为赤,未可为医者告也。"对于用药护理,《侍疾要语》就药物加工、调制、饮用等要点均有所论及。《侍疾要语》全书字数不多,但在中医护理学史上,确为一本言简意赅、切合实用之佳作。

二、中医办学成为发展中医护理的先驱

我国官办医学教育,一直沿用太医院办学制,在民间则主要为师徒授受。鸦片战争后,清廷一些主张"自强求富"的官员,开办了"京师同文馆",可谓近代最早的医学校,但究其内涵仍是太医院办学的延续。1855 年名医陈虬在浙江瑞安创办"利济医学堂",堪称近代早期较有影响的医学校,其办学思想、教材、学制、经验及考试实习制度等,为日后最终成立护校奠定了基础。上海等地相继创办了中医院,随着医院的建立,护士队伍也逐步形成。尽管当时没有中医护士,在中医院或中医诊所工作的护士在中医师的指导下,运用各种中医护理技能为患者解除病痛,成为发展中医护理的先驱。

三、中医护理学独立成科

中华人民共和国成立后,政府制订了一系列中医政策,从此中医药事业得到蓬勃发展,随着各地中医医疗机构和中医院的成立,初步培养了一支中医护理专业队伍。1956 年,原南京中医学院附属卫校率先在全国开设了中医护理专业。1958 年,由原南京中医学院附属医院编著、江苏人民出版社出版的新中国第一部中医护理专著《中医护病学》问世,后经两年中医护士学校教学实践,于 1960 年对《中医护病学》作了补充,撰写了《中医护理学概要》,为中医护理学成为一门独立的学科打下了基础。《中医护理学》《新编中医护理学基础》《中医辨证护理学》等中医护理学专著的出版,无疑为中医护理学理论的系统研究,为指导中医护理学的临床应用起了积极的促进作用。

特别是 1979 年卫生部颁布了"关于加强护理教育的意见",明确提出了护理学是一门专门的学科,是医学科学的重要组成部分,这无疑对中医护理工作是一个强有力的推动。1984年 6 月在南京召开的中华护理学会全国中医、中西医结合护理学术交流会议上,成立了中华护理学会中医、中西医结合护理学术委员会。从此,中医护理学正式成为一门独立学科。

2009 年,国家中医药管理局第一次将"中医护理学"列为重点学科建设项目,南京中医药大学、福建中医药大学成为首批建设单位。2011 年,国家中医药管理局在"十二五"重点专科建设项目中,又第一次将护理列入重点专科建设项目,为临床重点专科专病中医护理规范化研究提出了要求,为中医临床护理的发展指明了方向。随着护理学一级学科的确立,中医护理学成为二级学科的发展与完善,中医护理理论体系的形成,中医护理内涵的界定,中医护理外延的扩大,中医护理技术的规范,中医护理专科专病的规范化建立,中医护理高级人才的培养,中医护理专科队伍的形成,将有力地推动中医护理学科的发展,也是中医护理未来的发展方向。

四、中医护理的专业教育与在职教育初具规模

50 年代以来,江苏、北京、上海等地先后开办了中医护士学校及中医护理班。1979年,原南京中医学院附属卫校在全国率先恢复了中医护理班的招生。20 世纪 80 年代中期,南京、北京、湖北、黑龙江等中医学院纷纷开设了护理专业。至 1990 年,全国已有 7 所中医护士学校,培养了 1 500 余名中医护士。至 2000 年,已有南京、北京、黑龙江、广州、

福建、广西、安徽、长春、浙江、山东、上海等 11 所高等中医院校开设了高等护理专业，至今所有中医院校都相继开办了护理本科专业。2003 年南京中医药大学率先招收中西医结合护理学硕士研究生，2009 年，又率先招收中西医结合护理博士研究生，在夯实西医护理的基础上，突出中医护理特色，开展相关研究，培养中西医结合高等护理人才。国家还开设了中医护理学自学考试，使在职中等护理专业人员取得大专学历，以尽快培养出一批高级中医护理人才。中医护理高层次人才培养已初具规模，形成了本专科、硕士、博士多层次中医护理高层次人才培养体系。2015 年，国家中医药管理局举办了全国中医护理骨干护士培训班，为全国培养了近 600 名中医护理骨干护士，对临床中医护理人才队伍建设起到了推动作用。

五、中医护理学术研究生机勃勃

80 年代以来，中医护理学术交流、科研取得了可喜的成绩。1984 年 6 月在南京第一次召开了中华护理学会全国中医、中西医结合护理学术交流会议，收到学术论文 517 篇，包括临床各科护理、基础护理、病房管理、护理科研、中医传统技术的临床应用、中医护理理论探讨及建设性意见等。1985 年卫生部中医司下发了《中医护理常规和技术操作规程》，对中医护理工作提出了初步的规范和要求，实行了中医护理查房和书写中医护理病历制度。1985 年，南京中医学院附属医院参加了"护理与计算机"国际会议，会上宣读了"中医肾系疾病计算机辅助辨证施护系统"论文，引起与会代表的强烈反响，这是中医护理第一次走向国际舞台。1986 年在中美护理学术交流会及 1989 年国际护理学术交流会上，中医护理论文受到国际护理学术界的普遍关注和好评。2013 年 11 月，世界中医药学会联合会护理专业委员会成立，中医护理越来越受到国际护理学术界的认可，国际交流与合作日益加深。

《中国护理事业发展规划纲要》中明确提出"大力发展中医护理"。其目标和任务是：提高中医护理水平，发挥中医护理特色和优势，注重中医药技术在护理工作中的应用。中医医疗机构和综合医院、专科医院的中医病房要按照《中医医院中医护理工作指南》《中医护理常规、技术操作规程》等要求，积极开展辨证施护和中医特色专科护理，加强中医护理在老年病、慢性病防治和养生康复中的作用，提供具有中医药特色的康复和健康指导，加强中西医护理技术的有机结合，促进中医护理的可持续发展。中医临床护理的学术研究蓬勃开展，如中医护理内涵界定和外延的研究、中医护理古代文献数据库建设、中医护理传统技术的规范化研究、中医护理质量标准体系的研究、专科专病中医护理研究、中医食疗在疾病护理中的应用、社区中医护理慢性病管理、运动养生等方面均取得了一定的成果，并逐渐形成中医护理理论研究、中医护理技术规范化研究、中医护理专科专病研究、中医护理社区慢性病管理研究等研究方向。

国家卫生健康委员会制定了《全国护理事业发展规划（2016—2020 年）》要求大力开展中医护理人才培养，促进中医护理技术创新和学科建设，推动中医护理发展。国家中医药管理局组织制定并实施中医护理常规、技术规范和人才培养大纲等。中医医疗机构和综合医院、专科医院的中医科要积极开展辨证施护和中医特色专科护理，创新中医护理模式，提升中医护理水平。充分发挥中医护理在疾病治疗、慢病管理、养生保健、康复促进、健康养老等方面作用。

● （周俊兵）

复习思考题

1.《黄帝内经》中涉及的中医护理学成就有哪些？

2.《备急千金要方》的儿科护理成就有哪些？

3. 温病护理取得哪些成就？

第十八章

近代西方医学在中国的传播及其影响

学习目标

1. 掌握近代中西医汇通的代表医家和中医科学化思潮的主要医家。
2. 熟悉近代西方医学在中国的传播方式及其思想文化背景,以及对中医药学发展的影响。
3. 了解中医界对于"废止中医案"的抗争。

　　1840 年鸦片战争之后,一系列不平等条约签订,中国的门户被打开。随着外国列强的入侵,西方文化、科学技术蜂拥而至,医药作为文化侵略的重要方式,在这一时期更为全面、系统、深入地在中国传播。西方医学在中国的迅速传播,与中国的传统医学产生了激烈的碰撞和冲击,中医学面临着生存或消亡的考验。这一时期,中医学栉风沐雨,顽强挺立;中西医汇通学派亦随"中体西用"的洋务思潮的兴起而形成,成为近代中国医学的特色之一。

第一节　西方医学的传播

　　18 世纪以后,西方资本主义国家迅速发展壮大,西方医学突飞猛进,生理学、病理学、细胞病理学、微生物学、麻醉术、诊断学等方面都取得很大成就,较完整的医学科学体系逐步形成。19 世纪中期,西方医学通过各种形式大举传入中国。

一、建立诊所和医院

　　广州是近代中国最早与西方世界接触的前沿,也是西方医学最早输入和最先发展的城市。1834 年美国基督教会传教士彼得·伯驾(Peter Parker)到达广州,次年在广州开办"眼科医局",又称"新豆栏医局",1842 年在旧址重建"眼科医院"。1844 年中美签订《望厦条约》,1855 年另一传教士医生嘉约翰(John Glasgow Kerr)接替主持医院。1859 年医院在广州南郊重建,并改名为"博济医院"。这所医院一直存到 1949 年,成为在华历史最久的教会医院。

　　至 1848 年,广州、福州、厦门、宁波、上海 5 个通商口岸全部建立了教会诊所或医院。1900 年以前,外国教会医院规模不大,收容有限。进入 20 世纪后,教会医院迅速发展。1862 年伦敦教会在北京建立"双旗杆医院",1906 年其与几所医院合并为协和医院,成为北京最大的教会医院。据 1938 年《基督教差会世界统计》记载,到 1937 年止,在华英、美基督教会所办的医院共 300 所,病床约 21 000 张,小型诊所约 600 处。同时美国天主教也在江西、广东、湖南、湖北等地开设了医院,还有一些属英美合办。

二、开办医学校和吸引留学生

1866 年美国医药传道会在广州建立了第一所教会医学校——博济医学校,1883 年在苏州建有苏州医院医学校(1894 年改为苏州医学院)。1900 年以前,教会学校数量少,规模小,毕业生寥寥无几。1901 年《辛丑条约》签订后,基督教会医学校迅速增加。到 1915 年已达到 23 所,还有 36 所护士学校、药学校和助产学校等。其中著名的有 1902 年在广州成立的夏葛女子医学校,1906 年由伦敦教会等联合创办的北京协和医学校,该校 1915 年又经美国洛克菲勒基金会接收并改组为协和医学院,成为当时得到中国政府承认的最大的教会医学院。其他还有长沙的湘雅医学院(1914 年)、上海震旦大学医学院(1932 年)、成都华西协和大学医学院(1910 年)等。

1906 年,美国伊利诺伊大学校长呈递给罗斯福总统的"备忘"中指出:"哪一个国家能成功地教育这一代的中国青年,哪个国家就可以在精神知识和商业上获得最大可能的报偿……"出于这一目的,美国采取措施,于 1908 年将偿付美国庚子赔款的半数,作为派留学生赴美之用,此后留美学生显著增加。《辛丑条约》后,大批学生到日本及欧洲各国留学。1907 年,清政府与日本订立了接收中国留学生的办法,短期内去日本的留学生达到万人以上。

近代最早去西方学医者为黄宽(1829—1878 年)。黄氏为广东香山人,年幼时父母双亡,家境贫困。他 1841 年到澳门,后前往美国,获得文学士学位,1850 年赴英国,入爱丁堡大学专攻医科,获医学博士学位。回国后在香港、广州等地开诊所,精于外科,医术高明、医德高尚,深受中外患者的信任。第一个留学美国的中国女医学生是金韵梅(1864—1934 年)。金氏为浙江宁波人,2 岁时父母双亡,被麦克特(Mecdrtee)医师收为养女,1881 年赴美国纽约女子医学校学习,获医学博士学位,1888 年回国,曾在厦门、成都、天津行医,并创建了护士学校。

甲午战争之后,我国有不少知识分子留学日本,如秋瑾曾在日本学习看护,鲁迅、郭沫若也曾在日本学医。近代,中国青年出国学习西方医学知识,促进了西方医学在我国的传播。其中不少人归国后,成为我国医学界的骨干力量,但同时也有一些人接受了西方教育后,歧视和排斥祖国传统医学,在国内医学界造成了不良影响。

三、翻译医书和出版医学刊物

随着西医学的传入和西医医院、医学校的建立,传教士医师也开始翻译西医书籍。1851 年英国传教士合信(Benjamin Hobson)在广州编译了《全体新论》,这是近代传教士向中国介绍的较为系统的西方医学著作。合信还先后编译出版了《西医略论》(1857 年)、《内科新说》《妇婴新说》《博物新编》,合称《西医五种》。美国传教士医生嘉约翰(John Glasgow Kerr)编译了《内科全书》(1883 年)、《病症名目》《西药名目》(1899 年)等 20 余种医书。英国傅兰雅(John Fryer)也译有《化学卫生论》《西药大成》《内科理法》等。英国德贞(John Dudgeon)还译有《全体通考》《西医举隅》《英国官药方》等。1859 年,美国传教士在上海建立"美华书馆",出版了许多中文版外国医书。从 19 世纪 50 年代到辛亥革命前,约有 100 余种外国人译著的西医书籍在我国流传。传教士除翻译医书外,还编辑中外文医刊,如博济医院的《西医新报》《博医会报》等。这些译著和期刊的出版,对传播西医知识发挥了一定作用。

随着西医的传播,中国人由被动接受进而变为主动吸收,开始发展我国自己的现代医学。西医学的传入同时为我国带来了新的医学体系,如卫生行政的实施,医院的建立,医学校的创办,西医书籍的出版,西医学术团体的成立等,中国培养了一支西医队伍,促进了中国医学和卫生保健事业的发展。

第二节　废止中医论与中医界的抗争

近代西方科技文化对中国传统文化的冲击,被人们称为"三千年未有之大变局",而中西医论争正处于这种大变局的风口浪尖上。其中有些留洋归来者,对传统中医学采取一概否定的态度,断言医学没有中西之分,只有玄学的医学与科学的医学之别,主张全盘西化,甚至提出废止中医的主张,使中医药濒于被消灭的境地,由此激起了中医界和社会各界人士的愤慨和不断抗争。

一、废止中医论及其争议

在医学界最早系统地提出废止中医的主张,并竭尽全力使之实现的代表人物是余云岫。

余岩(1879—1954年),字云岫,1905年公费赴日本留学,1916年回国。他留日归来,极力主张仿效日本,走科学救国之路。但他错误地认为必须抛弃旧有文化技术,主张照搬日本"医学革命"(实质是消灭"汉医")的一些做法,成为废止中医的代表人物。余云岫从1917年作《灵素商兑》到1929年提出"废止中医案",十多年间发表了许多攻击中医学理论的文章,对中医的阴阳五行、五脏六腑、十二经脉、寸口诊脉、六气六淫、六经辨证等无一不加以指责。如他在《灵素商兑》中说:"《灵枢》《素问》,数千年前之书,以粗率之解剖,渺茫之空论,虚无恍惚,其谬误可得而胜发乎?""不歼《内经》,无以绝祸根。"他主张彻底打碎中医理论,同时也否认中医的疗效,否定中西医汇通和中医教育。

余氏的"废止中医论"引起了关于中医理论的激烈论争,其间中西医界都发表了各自的看法。西医界不少人应和余氏主张,而中医界则以恽铁樵、陆渊雷、吴汉仙、陆士谔等为代表据理反驳。1922年恽铁樵著《群经见智录》,首先正面回应余云岫的挑战,提出"《内经》言五行配以五脏,其来源本于天之四时","五行为四时之代名词"。陆渊雷斥废止中医论者为"奴隶派西医",主张"谓中医当用科学方法整理其学说即可,谓中医当废止则不可"。1933年杨则民撰《内经之哲学的检讨》,以前所未有的辩证法理论高度研究《内经》,该书是批驳余氏废止中医观点的力作。

二、中医界维护中医的抗争运动

民国政府成立后,在医药教育和卫生管理方面,受西方制度影响,以西医药作为主要力量,对中医药则加以歧视和限制,从而使中西医之争从学术扩展到政制层面。为此,民国中医药界开展了多次维护中医的抗争运动。

(一)民国初期争取中医教育合法化的请愿

1912年11月北洋政府教育部颁布了《医学专门学校规程》《药学专门学校规程》,

1913 年 1 月又公布了《大学规程》，关于医科、药科两门，大学以及专门学校的具体课程中不再设置有与中医有关的科目，摒中医于教育系列之外，此即近代史上的"漏列中医案"。上述法规颁布后，立即引起了中医界的警觉。上海神州医药总会会长余伯陶等人首先提出抗议，该会随即联合其他省市的中医药同业组织了"医药救亡请愿团"，获得 19 个省市的学术团体响应。1913 年 10 月各地代表联合赴京请愿，递交了《神州医药总会请愿书》，要求"准予提倡中医中药……请再厘定中学医药科目，另颁中学医药专门学校规程"，并提出 8 条具体措施，包括设立中国医药书编辑社，开医院，办学校，办医学报刊、药品化研所等。时任教育总长的汪大燮拒绝接收该请愿书，于是代表团把请愿书交至国务院，引起舆论界的强烈反应和一致声援。迫于压力，教育部不得不于 1914 年 1 月 8 日函复称"并非于中医、西医有所歧视也"，但未同意另外颁布中医学校规程。1 月 16 日，国务院下发复文称："除厘定中医学校课程一节暂从缓议外，其余各节，应准分别筹办。"允许中医向地方政府立案办学校。

（二）国民政府时期的中医抗争运动

1929 年 2 月，南京国民政府卫生部召开了第一届中央卫生委员会会议，通过了时任上海医师公会会长余云岫提出的提案——"废止旧医以扫除医事卫生之障碍案"。余氏提出废止旧医（指中医）的四点理由是：①中医理论（阴阳、五行、六气、脏腑、经脉等）皆凭空杜撰，全非事实；②中医脉法出于纬候之学，自欺欺人；③中医预防疫病，无一能胜其任；④中医病因说提倡地天通，阻遏科学化。他认为"旧医一日不除，民众思想一日不变，新医事业一日不向上，卫生行政一日不能发展"，并进一步提出消灭中医的 6 条具体办法，企图从制度立法上取缔中医，这就是中医近代史上著名的"废止中医案"。消息传出，全国为之震动。上海市中医协会首先发起召开上海市医药团体联席会议，并向全国发出抗争号召。同年 3 月 17 日，全国 17 个省市、242 个团体、281 名代表聚集上海，协同医界同仁 1 000 余人，在上海总商会会场召开了全国医药团体代表大会，会场上悬挂"提倡中医以防文化侵略""提倡中药以防经济侵略"的巨幅对联。会议举办 3 天，大会内容包括：发表宣言，否认废止旧医提案；组织"全国医药团体总联合会"为永久性医药机构；公推医药代表谢利恒、隋翰英、蒋文芳、陈存仁、张梅庵组成晋京请愿团，张赞臣、岑志良为随行秘书，向全国代表大会及政府及其各有关部门请愿，要求撤销废止旧医的提案；要求国医学校应列入正规的学校教育系统，准予立案；加强宣传中国医药学，确定 3 月 17 日为团结斗争纪念日（后称国医节）。全国中医界的据理力争，迫使国民政府在强大的社会舆论面前表态，说明并未考虑实施相关提案。

然而不到半年，国民政府有关机构又连续发布关于中医药的政令，如教育部下令中医学校一律改称中医传习所，卫生部下令将中医医院改为诊室，禁止中医参用西法西药，取缔中医报章及著述等。据此，中医界迅即召开"全国医药团体联合会"临时代表大会提出强烈反对，并再次组织请愿团赴京，向国民政府提出撤销阻碍中医药进展的各项政令。几经周折，终于得到批复，但并未能改变有关政令。

之后，国民政府为缓和矛盾，于 1931 年在南京成立中央国医馆，先后在制订整理学术标准大纲、统一病名、编审部分教材等方面做了一些工作。1933 年，国民政府立法院通过中医界拟订的《中医条例》，但到 1936 年才得以公布。条例给予中医合法地位，并规定了中医审查、考试和登记的有关事项。但实际上，中医学校的合法性仍未解决，对中医药从业人员的种种限制、歧视仍然存在，中医药界的请愿斗争一直在不断地进行。

第三节　中西医汇通与中医科学化

西方医学在近代以十分迅猛的势头涌进中国,并在一定规模内占据中国医学界,中医学受到前所未有的严峻挑战,中医的生存环境受到威胁。此时,传统的中医队伍产生了分化,中西文化的碰撞也引起人们的深刻反思。在这样的背景下,中西医汇通学派应运而生,同时也引起了中西医的激烈论争。

一、中西医汇通

中西医汇通的思想和源头可追溯到明代,著名思想家和科学家徐光启在天文学中提出了中西汇通的主张。17世纪中叶萌发了中西医汇通思想,如明末思想家、科学家方以智撰《物理小识》《医学汇通》等多种书籍,吸取西方传入的科学知识和人体生理、医药方面的内容,认为诊病应融合中西医诊断措施。清代医家王宏翰撰《医学原始》(1688年),认为中西医学理论是一致的,并从胎生学角度阐述中医的命门学说,试图从基础理论方面找出中医学和西医学的共同点。

王学权在《重庆堂随笔》(1808年)中肯定西医的解剖学,记述了学习西医的心得,进行中、西医学比较,提出了应对西医学采取"信其可信,阙其可疑"的主张。赵学敏在《本草纲目拾遗》(1765年)较为系统地介绍了40余种由西方传入的药物以及药露制取的方法等。早期对中西医学进行比较研究的医家还有王士雄、陆以湉、陈定泰、罗定昌、陶定兰、合信等。这些医家试图通过对比方法,分析两种医学的长短异同,寻求近代中医学的发展方向。可以认为,这种初步的中西医比较,促进了中西医汇通思想的形成和发展。

晚清到民国,中西医汇通的代表医家有唐宗海、朱沛文、张锡纯、恽铁樵等。

1. 唐宗海　唐宗海(1846—1897年),字容川,四川彭县(今彭州市)人。1884年撰成《血证论》后,又陆续撰有《中西汇通医经精义》《金匮要略浅论补正》《伤寒论浅论补正》《本草问答》,这些书被辑为丛书,称《中西汇通医书五种》。

唐氏认为中西医原理一致,主张折衷汇通,以求尽美尽善之医学。他本着保存和发扬中医药学的愿望而提倡中西医汇通,认为中西医原理一致,原不相悖。中医所言的"气化","能尽生人之妙",与"天地同体",即注重活体观察与整体观念,所以他在肯定西医解剖成就的同时,认为西医解剖再精细、再准确,而不懂气化就不能把握生命的本义。他说:"秦汉三代所传《内》《难》、仲景之书,极为精确,迥非西医所及。"

他以损益古今、参酌中外的途径进行中西医汇通,但求折衷归于一是、尽善尽美。他有丰富的临床经验,疗效卓著,因此十分自信。他敏锐地洞察到所处时代乃"古今大变局",认为"方今四海为家,五洲同轨,自鸿荒以至今日,天地开辟,于斯为盛举"。对此,提出:一有应对之策,发展中医"上可损益乎古今,下可参酌乎中外,要使善无不备,美无不臻";二有谋变之略,研究中医"摘《灵》《素》诸经,录其要义,兼中西之说解之,不存疆域异同之见,但求折衷归于一是";三有平静之心,认为建立在尸体解剖基础上的西医"止知其形,不知其气",意识到中西医两者有更深层次的区别。但唐宗海的中西汇通观念倾向于厚古薄今,存在一定的局限性。

2. 朱沛文　朱沛文(约生于咸丰年间),字少廉,又字绍溪,广东南海人。朱氏出身世医之家,自幼随父学医,学习《内经》《难经》等医籍。他身处的岭南,是西医学广为传播兴盛之地,他接受了当时传入的一些西医知识,还到西医院观看人体解剖,极大地影响了他的中西医汇通思想。光绪十八年(1892年)朱氏撰《华洋脏象约纂》(又名《中西脏腑图象合纂》),汇集《内经》《难经》《医林改错》等历代人体结构、脏腑图像,与西医生理知识、解剖图谱相互参照加以论述,并提出了颇有见地的汇通见解。

朱氏认为中西医各有是非,主张通其可通,并存互异,以临床为标准取长补短。朱氏力求客观和公允,以相互参照比较借鉴的方法进行中西医汇通,他指出:"大约中华儒者,精于穷理,而拙于格物;西洋智士,长于格物,而短于穷理。华医未悉脏腑之形状,而但测脏腑之营运,故信理太过,而涉于虚……洋医但据剖验脏腑之形状,未尽达人脏腑之运用,故逐物太过,而涉于固。"朱氏认为,在中西医两者不相通之处,要以临床为标准以定取舍,进而取长补短。他说:"心所生者谓血,心所藏者谓神,华义甚确,惟洋但以心主行血,而一切知觉运动,其功皆属之脑。故一切血病,华洋皆知治心,其一切神病,洋医但知治脑。岂知心为藏神之舍,脑为运动之机,缘脑由肾所生,心与肾有表里交通之义,病则相连,故凡神病者,心肾兼疗为允。"他既肯定西医以心脏为血液循环的中心,又结合中医理论,探讨精神意识与心、脑及其他脏器的关系。

朱氏在汇通实践中,认识到中西医学既然均以人体为研究对象,必定有许多共同的认识和一致之处,有可通之处,当然也有不同之处;因此,要采取"通其可通,存其互异"的态度。朱氏能以历史的眼光比较正确地评价前人,在肯定前贤医家成就的同时,也批评了某些"率意嗜古"的医家,对《医林改错》记载脏腑方面的错误也一一指出。朱氏以其求实的学术思想,被后人称为开明的中西医汇通医家。

3. 恽铁樵　恽铁樵(1878—1935年),名树珏,江苏武进县人。恽氏著作达25种,被辑为《药庵医学丛书》八辑,主要论撰有《群经见智录》《伤寒论研究》等。恽氏认为中西医各有不同的立脚点,认为"今日中西医皆立于同等地位","西方科学不是学术唯一之途径,东方医学自有立脚点",明确中医有独立价值。强调以搞清中医学理为出发点进行中西医汇通,主张中西医汇通以中医为主,要注重实效。他说:"西医之良者,能愈重病;中医治《内经》而精者,亦能愈重病殊途同归也。"他认为:"中西医基础不同,各有所长","外国以病灶定名,以细菌定名,中国则以脏腑定名,以气候定名,此因中西文化不同之故"。他强调要兼通其他学科的知识,吸收西医之长。

恽氏在从事中西医汇通时,与余云岫《灵素商兑》攻击《内经》的种种谬论针锋相对,撰写《灵素商兑之可商》等文,进行了为期两年的论战。恽氏坚持《内经》气化、四时五脏的学术思想,同时又强调中医不应以《内经》为止境,要以中医演进为目标实现中西医汇通。他认为,西医理以解剖,中医理以气化,强调《内经》之五脏,非血肉之五脏,乃四时之五脏,并指出这是中西医学术本质之差异。他强调,中西医汇通不能抛弃中医的精华,"万不可舍本逐末,以科学化为时髦,而专求形似,忘其本来"。他提出,"中医而有演进之价值,必能吸收西医之长,与之化合,以产生新中医"。他主张,要改进中医,吸收西医之长,促进中西医汇通。改进办法为:整理中医典籍,确定中医诊治标准,开发新中药,引入实验方法,揭示和确立中医理论体系的科学价值,中西医概念不必牵强对号入座,从临床诊疗实际方面寻找中西医结合点,中西汇通,创立中国的新医学。

恽铁樵文史兼通,国学根柢深厚,通晓英语,又接受了近代科学的训练。他视野开阔,有坚实的临床基础,又有开办医学教育的阅历。他以渊博的学识从事中西医汇通的探索,给后人以深刻的启示。

4. 张锡纯　张锡纯(1860—1933 年),字寿甫,河北盐山县人。张氏广采博收,远取《内经》《神农本草经》《伤寒论》,近阅诸家医书,深研医理,大胆实践,疗效卓著。他创制诸多名方,是近代杰出的名医和临床实验家。

1928 年张氏在天津创办了中西汇通医社,收受门徒百余人,晚年又设国医函授学校。他的《医学衷中参西录》(1918—1934 年)是中西医汇通的代表著作。该书陆续刊行,先后共 7 期 30 卷,约 80 万字,分为医方、药物、医论、医话、医案五部分,是作者多年学术经验的总结。书中结合中西医学理论和医疗实践阐发医理,颇多独到见解。他主张衷中参西、中西并用汇通,以求得中华医学紧跟时代发展。

张氏的主要学术观点是:中医之理包涵西医之理,他的汇通主要是试图印证中西医医理相通,说明中医并不落后于西医。他说:"西医新异之理,原多在中医包括之中,特古籍语意浑含,有赖后人阐发耳。""《内经》谓:血之与气,并走于上,则为大厥,气反则生,气不反则死……细辨《内经》之文,原与西人脑充血之义句句符合,此不可谓不同也。"他从事中西医汇通的探索,把"与古为新"作为历史赋予的使命,对中医的未来充满信心,志在"俾吾中华医学大放光明于全球之上",他说:"吾人生古人之后,贵发古人所未发,不可以古人之才智囿我,实贵以古人之才智启我,然后医学有进步也。"

他从认识上探讨中西医的统一,在临床实践上积极探索中西药并用。他认为:"西药用药在局部,是重在病之标也,中医用药求原因,是重在病之本也。""以西药治其标,以中药治其本,则奏效必捷,而临证也确有把握。"他指出:"由是知中药和西药相助为理,就能相得益彰,能汇通中西药品即渐能汇通中西病理,当今医界之要务,洵当此为首图。"他经常以西药加中药的复方治病,如以阿司匹林配合麻黄汤、创石膏阿司匹林汤等。他的中西药并用的主张和临床实践,为中西医汇通开辟了一条新的思路。当然,由于历史条件的局限,张氏在中西医汇通过程中所做的中西医医理印证,不免有牵强附会之处。

中西医汇通学派的形成有一个历史过程,作为一种思潮或派别主要活跃在 20 世纪初至 30 年代之间。中西医汇通学派努力寻求中医药发展的新途径、新方法,他们借鉴西医,吸收新知,以求中医的发展进步。他们的指导思想是"中体西用"。然而中西医汇通之所以汇而不通,主要在于中西医之间在理论体系、文化基础、方法论等方面有着根本的差异。在当时历史条件下,由于科学水平及科研条件的限定,对中西医做简单的印证、勉强的沟通,自然行不通。不过,中西医汇通学派所进行的积极探索和思考,给后人留下了一份丰厚的遗产,其经验教训值得认真总结和借鉴。

二、中医科学化思潮及其主要代表医家

五四运动倡导科学与民主,给中国社会带来极为深刻的影响,科学救国的思想深入人心。20 世纪 30 年代初期,"中医科学化"运动兴起,在医学界引起强烈反应。朱松曾在 1931 年《医界春秋》第 66 期撰文"'中医科学化'是什么","中医科学化"思潮随之产生。1931 年 1 月成立的中央国医馆其组织章程第一条规定:"本馆以采用科学整理中国医药、改善疗病及制药方法为宗旨。"各省、市、县国医分馆、支馆都遵此旨。中医界不少医家也都提出"改进中医""改良中医""改造中医"等,实行"中医科学化"。当时的学术团体如"中医科学研究社"、《中医科学》杂志以及中医科学书局等,也发表宣传中医科学化的文章。从 30 年代初到解放初,中医科学化成为流行的风尚。这一思潮的主要代表医家有丁福保、时逸人、陆渊雷、谭次仲、施今墨、杨医亚、何云鹤、叶橘泉、梁乃津、张赞臣、叶古红和张忍庵等。

（一）用科学方式整理中医的丁福保、时逸人

丁福保（1874—1952 年），字仲祐，号畴隐居士，又号济阳破衲，江苏无锡人。丁氏是一位博通中西古今文理的大学者，对文字学、佛学造诣颇深。他 26 岁时因病习医，曾师从赵元益，因而通晓中西医学。丁氏主要致力于出版工作，编译医书达 160 余种，对传播中西医学多有贡献。他从保存和发展中医的愿望出发，较早提出中医科学化的主张，力倡用科学方式解释其理、证明其效，强调医理循生理病理，方剂循理化生物。他认为中医必须科学化，否则没有出路。

时逸人（1896—1966 年），江苏仪征人，后迁居镇江，1928 年到上海，在上海几所中医院校任教。50 年代曾任教于南京中医进修学校，后任原中医研究院西苑医院内科主任、宁夏回族自治区医院中医科主任。时氏撰有《时氏内经学》《中国药物学》《时氏诊断学》《时氏时令病学》《实用中医内科诊治手册》《时氏妇科学》等。他始终坚持主张中医科学化，认为只有科学化才能复兴中医。他发表了不少文章探讨中医的发展问题，1940 年他提出以科学方式整理中医应"学说系统化、科学化""经验集中化、实验化""药物生理化、化学化"等。

（二）倡中医经验可贵的陆渊雷、谭次仲

陆渊雷（1894—1955 年），名彭年，江苏川沙人。陆氏师从恽铁樵，撰《伤寒论今释》《金匮要略今释》《生理补正》《病理补正》等。他大力倡导中医科学化，本意在于改革中医以谋自存。他认为中医的优势和长处在于疗效，中医要科学化，首先必须打破旧有模式，抛弃虚玄的内容，诸如五运六气等，反对盲目崇拜古人，中医科学化的重心应放在张仲景学说上。他强调把中医证候与药性两方面参合起来研究才比较容易理解中医学理。不过其思想存在分割中医学体系的不足，批评《内经》理论，仅从实用、实效的角度认识《伤寒杂病论》，并否定金元以后八百年诸家之说，具有废医存药的倾向。

谭次仲（1887—1955 年），字星缘，广东南海人。谭氏撰《医学革命论战》《中医与科学首集——中药性类概说》《金匮削繁》等。他自称是"主张中医科学改造最力之人"，主张中医必归于科学，认为经验是不统一的、特异的，强调对特异之点应以特别眼光对待。他主张以"理真效确"作为"国医整理之标准"。他说的"理真"是指解剖学、生理学、细菌学、物理学、化学、病理学、药理学等；"效确"是指国医疗法。其措施，一是"编辑适于现代不背科学之国医新籍，力求能与现代生数理化等学融会贯通"；二是"设实验研究所，作大规模之中药实验"。谭氏认为中医科学化是中西医双方的责任，要分工合作才能实现。

（三）倡中医科学化的其他代表医家

施今墨（1881—1969 年），原名毓黔，字奖生，浙江萧山人。施氏为北平四大名医之一，主张中西医并存，互相结合取长补短，不讳中医之短，不忌西医之长，大力提倡革新中医，倡导西医辨病中医辨证，以病分证循病求方。

杨医亚（1914—2002 年），原名益亚，河南温县人。杨氏为施今墨弟子，主张中西医一齐迈入现代科学之境域，与世界医药汇流，建立适应时代合乎理想之新中国医学。强调中西医合作，推进中医科学化。

叶橘泉（1896—1989 年），浙江吴兴（今湖州）人。叶氏坚持中医科学化，提出西医中国化。主张中国医学要走兼取中西医之长的独创道路，强调中医要条理化、科学化。中华人民共和国成立后叶橘泉为中国科学院生物学部委员。

梁乃津（1916—1998 年），广东南海里水人。梁氏认为中西医双方应围绕认识疾病、提高疗效这一共同目标，从实践中检验各自理论与方法的长短，为创造新理论、新疗法而奠基，

强调中医与现代医学结合更能显示出优势。

持"中医科学论"的医家与中西医汇通学派医家的观点并不尽相同。主张中西医汇通的医家认为中医长于理或气化,西医则长于形或解剖,对中医理论一般持肯定态度。而"中医科学化"论者大多对中医理论持程度不同的否定态度,但他们都肯定中医的疗效,都坚决主张保存中医药的实践和经验,保留中医这一职业或行业,主张对中医理论以"科学整理"进行改造或改良,最终使其纳入科学即西医体系之中。"中医科学化"反映了对中医发展路向的一种探索,但其观点与做法有导致中医理论体系独立性丧失的危险,因此在当时及后来均引起广泛争议与批评。

🫶 思政元素

中医科学性之争

中医是否科学,是近现代中西医论争的核心问题。

近代中华民族面临两个主要任务,一是民族独立,二是国家富强。为了实现民族独立,走上工业化富强之道路,近代中国有识之士开始借鉴国外成功之经验,以他山之石来解决中国问题。也就在此时,科学作为西方文化之一种,被大量引入中国。从整个近代中国历史发展背景来看,科学技术作为现代工业化的基本支撑条件,与西方文化一样是作为解决中国问题的良药被引入,其在中国形成了强势文化。因此,西医与中医之间的关系问题,往往上升到西方文化与中国传统文化之间的关系问题。民国时的社会各方学者如陈独秀、胡适、鲁迅、钱玄同等,他们对中医也提出了批判性意见。如果从当时人们对社会变革的渴望,进而对传统文化的猛烈批判,弘扬西方科学倡导民主,无可厚非,但是存在夸大西方科学的倾向,把科学当成了唯一合法性的评价标准,对中华文化缺乏认同与自信。现代的发展表明,可以借助现代科学的方法和手段研究中医,但不能以现代科学为标准来衡量中医、改造中医。应该重新认识医学的目的,重新构建医学的价值系统,医学的目的并不是纯粹的治病,而是治人,要以人为本。

拓展阅读

拓展阅读

● （郑　洪　杨奕望　张净秋）

复习思考题

1. 简论西方医学传入对中医的影响。
2. 试述中西医汇通派的主要学术主张。
3. 简述中医科学化思潮及其主要医家。

◇◇◇ 附 录 ◇◇◇

中国历史简表

朝代			时间
五帝时期			约公元前 30 世纪初—前 21 世纪初
夏			约公元前 2070—前 1600 年
商			公元前 1600—前 1046 年
西周			公元前 1046—前 771 年
东周	春秋时期		公元前 770—前 476 年
	战国时期		公元前 475—前 221 年
秦			公元前 221—前 206 年
西汉			公元前 206—公元 25 年
东汉			25—220 年
三国时期	魏		220—265 年
	蜀汉		221—263 年
	吴		222—280 年
西晋			265—317 年
东晋			317—420 年
南北朝时期	北朝	北魏	386—534 年
		东魏	534—550 年
		西魏	535—556 年
		北齐	550—577 年
		北周	557—581 年
	南朝	宋	420—479 年
		齐	479—502 年
		梁	502—557 年
		陈	557—589 年
隋			581—618 年
唐			618—907 年

朝代			时间
五代十国时期	五代	后梁	907—923 年
		后唐	923—936 年
		后晋	936—947 年
		后汉	947—950 年
		后周	951—960 年
	十国	吴	902—937 年
		前蜀	903—925 年
		吴越	907—978 年
		楚	907—951 年
		闽	909—945 年
		南汉	917—971 年
		南平	924—963 年
		后蜀	934—965 年
		南唐	937—975 年
		北汉	951—979 年
北宋			960—1127 年
南宋			1127—1279 年
辽			907—1125 年
西夏			1038—1227 年
金			1115—1234 年
元			1206—1368 年
明			1368—1644 年
清			1644—1911 年
中华民国			1911—1949 年
中华人民共和国			1949—

（孟永亮）

中国医学史大事年表

年代	事件
远古—公元前 21 世纪	原始群居时期，人们从采集食物中逐步发现了一些药物；发明火之后，逐渐产生了熨法和灸法；氏族公社时期，衣食得到改善，开始使用砭石、骨针。
公元前 16 世纪—公元前 11 世纪	殷墟出土的甲骨文有关于疾病的记载。
公元前 11 世纪—公元前 476 年	《诗经》《山海经》中有对药物、病名的记载；《周礼》中有食医、疾医、疡医、兽医等医事制度、疾疫的记载。
公元前 556 年	《左传·襄公十七年》有"国人逐瘈狗"的记载。
公元前 541 年	医和诊晋平公病；"六气致病说"的应用。
约公元前 5 世纪	扁鹊约生于此时。
公元前 26 年（西汉河平三年）	侍医李柱国整理医书，有医经 7 部，经方 11 部。
约公元 2—3 世纪	董奉生活于此时。
公元 196—204 年（东汉建元元年至九年）	张仲景著《伤寒杂病论》，确立了辨证论治的原则。
公元 3 世纪	王叔和著《脉经》；葛洪著《肘后救卒方》。
256—282 年（魏甘露元年至晋太康三年）	皇甫谧编著《针灸甲乙经》。
420—479 年（南朝宋）	雷敩著《雷公炮炙论》。
442 年（刘宋元嘉十九年）	刘涓子著《刘涓子鬼遗方》。
500 年（齐永元二年）	陶弘景著《本草经集注》《肘后百一方》。
541 年（梁大同七年）	梁政府派遣医生去朝鲜半岛的百济国。
562 年（北齐河清元年）	吴人知聪携带《明堂图》等 164 卷赴日。
608 年（隋大业四年）	日本派药师来华学医。
610 年（隋大业六年）	巢元方等著《诸病源候论》。
624 年（唐武德七年）	唐太医署设医学教育机构，分科教授医学。
641 年（唐贞观十五年）	文成公主带医药书籍等入藏。
659 年（唐显庆四年）	苏敬等编成《新修本草》。
652—682 年（唐永徽三年至永淳元年）	孙思邈著《备急千金要方》《千金翼方》。
713—741 年（唐开元二年至二十九年）	孟诜著《食疗本草》。
739 年（唐开元二十七年）	陈藏器著《本草拾遗》。
752 年（唐天宝十一年）	王焘著《外台秘要》。
753 年（唐天宝十二年）	唐朝僧人鉴真东渡日本传授医学。
762 年（唐宝应元年）	王冰重新编次、注释《黄帝内经素问》。
841—846 年（唐会昌元年至六年）	蔺道人著《仙授理伤续断秘方》。
852 年（唐大中六年）	昝殷著《经效产宝》。
973 年（北宋开宝六年）	刘翰等编成《开宝新详定本草》。
992 年（北宋淳化三年）	王怀隐等编著《太平圣惠方》。
1026 年（北宋天圣四年）	王惟一著《铜人腧穴针灸图经》，次年铸针灸铜人。
1057 年（北宋嘉祐二年）	"校正医书局"成立，校正、刊刻古代医书 11 部。

续表

年代	事件
1060 年（北宋嘉祐五年）	掌禹锡等编著《嘉祐补注神农本草》。
1061 年（北宋嘉祐六年）	苏颂等编著《本草图经》。
1075 年（北宋熙宁八年）	苏轼、沈括著《苏沈良方》。
1076 年（北宋熙宁九年）	"太医局熟药所"创办。
1079 年（北宋元丰二年）	派遣医官邢慥等去高丽，携带百种药物。
1082 年（北宋元丰五年）	唐慎微著《经史证类备急本草》。
1086 年（北宋元祐元年）	韩祗和著《伤寒微旨论》。
1093 年（北宋元祐八年）	董汲著《小儿斑疹备急方论》。
1098 年（北宋元符元年）	杨子建著《十产论》。
1099 年（北宋元符二年）	刘温舒著《素问入式运气论奥》。
1100 年（北宋元符三年）	庞安时著《伤寒总病论》。
1108 年（北宋大观二年）	朱肱著《类证活人书》。
1109 年（北宋大观三年）	裴完元、陈师文等著《校正和济局方》，1151 年改名为《太平惠民和剂局方》。
1111—1117 年（北宋政和元年至七年）	北宋太医院医官编《圣济总录》。
1113 年（北宋政和三年）	杨介编著《存真环中图》。
1116 年（北宋政和六年）	寇宗奭著《本草衍义》。
1119 年（北宋宣和元年）	阎孝忠汇集钱乙经验编为《小儿药证直诀》。
1132 年（南宋绍兴二年）	许叔微《普济本事方》。
1144 年（南宋绍兴十四年）	成无己著《注解伤寒论》。
1150 年（南宋绍兴二十年）	刘昉等编《幼幼新书》。
约 1156 年（南宋绍兴二十六年）	《小儿卫生总微论方》刊行。
1174 年（南宋淳熙元年）	陈言著《三因极一病证方论》。
1181 年（南宋淳熙八年）	郭雍著《伤寒补亡论》。
1182 年（金大定二十二年）	刘完素著《素问玄机原病式》。
1186 年（金大定二十六年）	刘完素著《素问病机气宜保命集》；张元素著《珍珠囊》。
1189 年（南宋淳熙十六年）	崔嘉彦著《崔氏脉诀》。
1196 年（南宋庆元二年）	李迅著《集验背疽方》。
1217—1221 年（南宋嘉定十至十四年）	张从正著《儒门事亲》。
1220 年（南宋嘉定十三年）	王执中著《针灸资生经》；周守忠著《历代名医蒙求》。
1224 年（南宋嘉定十七年）	张杲著《医说》。
1226 年（南宋宝庆二年）	闻人耆年著《备急灸法》。
1237 年（南宋嘉熙元年）	陈自明著《妇人大全良方》。
1241 年（南宋淳祐元年）	施发著《察病指南》，创制 33 种脉图。
1247 年（南宋淳祐七年）	宋慈著《洗冤集录》；李杲著《内外伤辨惑论》。
1249 年（南宋淳祐九年）	李杲著《脾胃论》。
1253 年（南宋宝祐元年）	严用和著《济生方》。

续表

年代	事件
1254 年（南宋宝祐二年）	陈文中著《小儿痘疹方论》。
1263 年（南宋景定四年）	陈自明著《外科精要》。
1264 年（南宋景定五年）	杨士瀛著《仁斋直指方论》。
1270 年（南宋咸淳六年）	元政府设"广惠司"。
1330 年（元至顺元年）	忽思慧著《饮膳正要》。
1341 年（元至正元年）	杜本著《敖氏伤寒金镜录》；滑寿著《十四经发挥》。
1359 年（元至正十九年）	滑寿著《诊家枢要》。
1368 年（明洪武元年）	王履著《医经溯回集》。
1370 年（明洪武三年）	倪维德著《原机启微》。
1384 年（明洪武十七年）	徐彦纯著《本草发挥》。
1403—1408 年（明永乐元年至六年）	《永乐大典》编成，收载明以前许多医书。
1406 年（明永乐四年）	朱橚著《普济方》。
1418 年（明永乐十六年）	盛寅著《医经秘旨》。
1439 年（明正统四年）	徐凤著《针灸大全》。
1442 年（明正统七年）	冷谦著《修龄要旨》。
1443 年（明正统八年）	太医院复刻《铜人腧穴针灸图经》，并铸针灸铜人。
1445 年（明正统十年）	朝鲜金礼蒙等编成《医方类聚》，收录元明以前中国医书百种。
1476 年（明成化十二年）	兰茂著《滇南本草》。
1492 年（明弘治五年）	王纶著《本草集要》。
1502 年（明弘治十五年）	王纶著《明医杂著》。
1505 年（明弘治十八年）	刘文泰著《本草品汇精要》。
1510 年（明正德五年）	张世贤著《图注八十一难经》。
1513 年（明正德八年）	李濂著《医史》。
1515 年（明正德十年）	虞抟著《医学正传》。
1526 年（明嘉靖五年）	汪机著《读素问钞》。
1528 年（明嘉靖七年）	薛己著《口齿类要》。
1529 年（明嘉靖八年）	高武著《针灸聚英》；薛己著《疡疮机要》《正体类要》《内科摘要》。
1530 年（明嘉靖九年）	汪机著《针灸问对》。
1531 年（明嘉靖十年）	汪机著《石山医案》。
1549 年（明嘉靖二十八年）	江瓘等著《名医类案》。
1550 年（明嘉靖二十九年）	沈之问著《解围元薮》。
1555 年（明嘉靖三十四年）	薛铠著《保婴撮要》。
1556 年（明嘉靖三十五年）	徐春甫著《古今医统大全》。
1564 年（明嘉靖四十三年）	李时珍著《濒湖脉学》。
1565 年（明嘉靖四十四年）	楼英著《医学纲目》；陈嘉谟著《本草蒙荃》。
1568 年（明隆庆二年）	徐春甫成立"一体堂宅仁医会"。

年代	事件
1572 年（明隆庆六年）	李时珍著《奇经八脉考》。
1573 年（明万历元年）	孙一奎著《孙文垣医案》。
1575 年（明万历三年）	李梴著《医学入门》。
1578 年（明万历六年）	李时珍著《本草纲目》。
1584 年（明万历十二年）	吴崑著《医方考》。
1586 年（明万历十四年）	马莳著《素问注证发微》《灵枢注证发微》。
1591 年（明万历十九年）	高濂著《遵生八笺》。
1593 年（明万历二十一年）	方有执著《伤寒论条辨》。
1594 年（明万历二十二年）	吴崑著《黄帝内经素问吴注》。
1601 年（明万历二十九年）	王肯堂、吴勉学编著《古今医统正脉全书》；杨济时著《针灸大成》。
1604 年（明万历三十二年）	龚廷贤著《小儿推拿秘旨》。
1605 年（明万历三十三年）	周于藩著《小儿推拿秘诀》。
1602—1608 年（明万历三十至三十六年）	王肯堂著《证治准绳》。
1615 年（明万历四十三年）	龚廷贤著《寿世保元》。
1617 年（明万历四十五年）	赵献可著《医贯》；陈实功著《外科正宗》。
1620 年（明万历四十八年）	武之望著《济阴纲目》。
1622 年（明天启二年）	缪希雍著《炮炙大法》。
1624 年（明天启四年）	张介宾著《类经》。
1625 年（明天启五年）	缪希雍著《神农本草经疏》。
1630 年（明崇祯三年）	龚居中著《红炉点雪》。
1632 年（明崇祯五年）	陈司成著《霉疮秘录》。
1636 年（明崇祯九年）	胡慎柔著《慎柔五书》。
1637 年（明崇祯十年）	李中梓著《医宗必读》。
1640 年（明崇祯十三年）	张介宾著《景岳全书》。
1642 年（明崇祯十五年）	李中梓著《内经知要》；吴有性著《温疫论》。
1644 年（清顺治元年）	张遂辰著《张卿子伤寒论》；傅仁宇著《审视瑶函》。
1648 年（清顺治五年）	喻昌著《尚论篇》。
1652 年（清顺治九年）	人痘接种术由戴曼公传至日本。
1657 年（清顺治十四年）	卢之颐著《痎疟论疏》。
1658 年（清顺治十五年）	喻昌著《医门法律》。
1665 年（清康熙四年）	祁坤著《外科大成》。
1667 年（清康熙六年）	尤乘著《喉科秘书》《寿世青编》。
1669 年（清康熙八年）	柯琴著《伤寒来苏集》。
1669—1672 年（清康熙八至十一年）	张志聪等著《黄帝内经素问集注》《黄帝内经灵枢集注》。
1675 年（清康熙十四年）	罗美著《古今名医方论》。
1682 年（清康熙二十一年）	汪昂著《医方集解》。

续表

年代	事件
1687 年（清康熙二十六年）	李用粹著《证治汇补》。
1688 年（清康熙二十七年）	王宏翰著《医学原始》。
1694 年（清康熙三十三年）	汪昂著《汤头歌诀》。
1695 年（清康熙三十四年）	张璐著《本经逢原》《张氏医通》。
1697 年（清康熙三十六年）	王宏翰著《古今医史》。
1715 年（清康熙五十四年）	亟斋居士著《达生篇》。
1723 年（清雍正元年）	陈梦雷辑录《古今图书集成·医部全录》。
1729 年（清雍正七年）	尤怡著《伤寒贯珠集》《金匮要略心典》。
1732 年（清雍正十年）	程国彭著《医学心悟》。
1740 年（清乾隆五年）	王洪绪著《外科证治全生集》。
1742 年（清乾隆七年）	吴谦等著《医宗金鉴》。
1746 年（清乾隆十一年）	叶桂著《临证指南医案》《温热论》。
1750 年（清乾隆十五年）	陈复正著《幼幼集成》。
1754 年（清乾隆十九年）	黄元御著《玉楸药解》。
1756 年（清乾隆二十一年）	黄元御著《伤寒直解》。
1757 年（清乾隆二十二年）	吴仪洛著《本草从新》。
1759 年（清乾隆二十四年）	赵学敏著《串雅》；徐大椿《伤寒论类方》。
1760 年（清乾隆二十五年）	顾世澄著《疡医大全》。
1765 年（清乾隆三十年）	赵学敏著《本草纲目拾遗》。
1770 年（清乾隆三十五年）	魏之琇著《续名医类案》。
1772—1781 年（清乾隆三十七至四十六年）	清政府编辑《四库全书》，收录历代医书百余种。
1777 年（清乾隆四十二年）	庄一夔著《福幼编》。
1790 年（清乾隆五十五年）	人痘接种在朝鲜获得成功。
1792 年（清乾隆五十七年）	唐大烈编撰、出版《吴医汇讲》。
1798 年（清嘉庆三年）	吴瑭著《温病条辨》。
1799 年（清嘉庆四年）	孙星衍辑《神农本草经》。
1801 年（清嘉庆六年）	日本丹波元简著《伤寒论辑义》。
1802 年（清嘉庆七年）	陈念祖著《时方歌括》。
1803 年（清嘉庆八年）	陈念祖著《伤寒论浅注》。
1804 年（清嘉庆九年）	陈念祖著《医学三字经》。
1805 年（清嘉庆十年）	高秉钧著《疡科心得集》。
1820 年（清嘉庆二十五年）	陈念祖著《陈修园医书十六种》。
1822 年（清道光二年）	清政府下令在太医院永远废止针灸科。
1827 年（清道光七年）	傅山著《傅青主女科》。
1830 年（清道光十年）	王清任著《医林改错》。
1831 年（清道光十一年）	日本丹波元胤著《中国医籍考》并刊行。
1834 年（清道光十四年）	高文晋著《外科图说》。

续表

年代	事件
1838 年（清道光十八年）	郑宏纲著《重楼玉钥》。
1840 年（清道光二十年）	江考卿著《江氏伤科方书》。
1844 年（清道光二十四年）	中美签订《望厦条约》，美国人可以在通商口岸设医馆和礼拜堂等。
1844—1848 年（清道光二十四至二十八年）	英、美以教会名义在通商口岸设立医院和医学校。
1848 年（清道光二十八年）	吴其浚《植物名实图考》。
1851 年（清咸丰元年）	合信著《全体新论》。
1852 年（清咸丰二年）	王士雄编著《温热经纬》《王氏医案》。
1854 年（清咸丰四年）	日本森立之辑《神农本草经》。
1858 年（清咸丰八年）	陆以湉著《冷庐医话》。
1863 年（清同治二年）	费伯雄著《医醇賸义》。
1864 年（清同治三年）	吴尚先著《理瀹骈文》。
1865 年（清同治四年）	费伯雄著《医方论》。
1866 年（清同治五年）	陆懋修著《内经运气表》《内经运气病释》。
1874 年（清同治十三年）	廖润鸿著《针灸集成》。
1875 年（清光绪元年）	汪宏著《望诊遵经》。
1881 年（清光绪七年）	李鸿章在天津创办"北洋施医局"，1892 年改名北洋医学堂，是我国自办最早的医学校。
1882 年（清光绪八年）	雷丰著《时病论》。
1884—1894 年（清光绪十年至二十年）	唐宗海著《中西汇通医书五种》。
1885 年（清光绪十一年）	浙江省瑞安县利济医学堂建立。
1888 年（清光绪十四年）	张振鋆著《厘正按摩要术》。
1892 年（清光绪十八年）	马培之著《外科传薪集》。
1894 年（清光绪二十年）	余景和著《外科医案汇编》。
1897 年（清光绪二十三年）	王泰林著《肝症论治》。
1900 年（清光绪二十六年）	柳宝诒著《温热逢源》。
1901 年（清光绪二十七年）	郑肖岩著《鼠疫约编》。
1902 年（清光绪二十八年）	袁世凯在天津创办北洋医学校，1909 年改名为陆军医学校。
1904 年（清光绪三十年）	中国红十字会成立。
1906 年（清光绪三十二年）	"上海医务总会"成立。
1908 年（清光绪三十四年）	《医学世界》《绍兴医药学报》创办。
1910 年（清宣统二年）	丁福保著《中西医方会通》。
1912 年（中华民国元年）	北洋政府教育部颁布了《医学专门学校规程》；神州医药总会在上海创建。
1914 年（中华民国三年）	中华医学会成立；医史研究会成立；中国护士学会成立；湘雅医学专门学校在长沙成立。
1917 年（中华民国六年）	丁甘仁、谢利恒创办上海中医专门学校。
1918 年（中华民国七年）	包识生等创立神州医药专门学校。
1918—1934 年（中华民国七年至二十三年）	张锡纯著《医学衷中参西录》。

续表

年代	事件
1921 年（中华民国十年）	谢观编著《中国医学大辞典》；《山西医学杂志》《中医杂志》创办。
1922 年（中华民国十一年）	恽铁樵著《群经见智录》。
1924 年（中华民国十三年）	裘庆元辑《三三医书》；卢乃潼创办广东中医药专门学校。
1925 年（中华民国十四年）	恽铁樵等创办"铁樵函授中医学校"。
1927 年（中华民国十六年）	曹炳章著《增订伪药条辨》。
1928 年（中华民国十七年）	毛泽东在《井冈山的斗争》中指出：医院"用中西两法治疗"疾病。
1929 年（中华民国十九年）	"废止中医案"通过，中医药界奋起抗争。
1931 年（中华民国二十年）	承淡安著《中国针灸治疗学》；南京成立中央国医馆。
1933 年（中华民国二十二年）	丁福保著《中药浅说》；吴炳耀著《针灸纂要》。
1935 年（中华民国二十四年）	谢观著《中国医学源流论》；陈存仁编《中国药学大辞典》"中华医史学会"创立。
1936 年（中华民国二十五年）	国民政府颁布《国医条例》，后称《中医条例》。
1937 年（中华民国二十六年）	蔡陆仙编成《中国医药汇海》；国民政府卫生署中医委员会正式成立。
1938 年（中华民国二十七年）	延安制药厂成立；周禹锡编《中国医学约编十种》。
1949 年	中华人民共和国中央人民政府卫生部成立。
1950 年	第一届全国卫生工作会议在北京召开。
1953 年	卫生部中医科改为中医处，后成立中医司。
1955 年	中医研究院成立，2005 年更名为中国中医科学院。
1956 年	成都、上海、北京、广州四所中医学院相继成立。
1959 年	卫生部组织编写"中医学院试用教材"。
1961 年	《中医图书联合目录》出版。
1968 年	河北满城西汉刘胜夫妇墓出土 4 根金针、5 根银针和"医工"铜盆。
1972 年	在甘肃武威县旱滩坡发掘出医药文物。
1973 年	在湖南长沙东郊马王堆发掘出医药文物。
1978 年	中医研究院招收我国历史上第一批中医和医史研究生。
1979 年	中华全国中医学会在北京成立；中华医史学会复会。
1982 年	全国高等中医药教材编审委员会在南京成立。
1983 年	北京、成都等中医学院开始招中医博士学位研究生。
1983—1984 年	在湖北江陵张家山发掘出医药文物。
1986 年	国家中医管理局成立，是国务院直属机构，由卫生部代管；1988 年更名为国家中医药管理局。
1995 年	国家教务批准北京、上海、广州、成都、南京 5 所中医学院更名为中医药大学。
1996 年	新中国成立以来第一次由党中央、国务院召开的全国卫生工作会议在北京举行；国家教育委员会批准黑龙江、山东两所中医学院更名为中医药大学。
2003 年	《中华人民共和国中医药条例》正式颁布。

续表

年代	事件
2008 年	世界上第一所中医孔子学院在英国伦敦南岸大学建成。
2011 年	中国中医科学院藏金陵本《本草纲目》入选联合国《世界记忆遗产名录》。
2015 年	屠呦呦因研制新型抗疟药——青蒿素的贡献而获诺贝尔生理学或医学奖。
2016 年	《百年中医史》出版；国家授予全国 60 位教师"中医药高等学校教学名师"荣誉称号，这是新中国成立以来国家首次开展此类评选表彰。
2017 年	《中华人民共和国中医药法》正式实施；国家主席习近平向世界卫生组织赠送针灸铜人雕塑。
2018 年	国家卫生与计划生育委员会更名为国家卫生健康委员会；第十五届世界中医药大会确定 10 月 11 日为"世界中医药日"。
2019 年	全国中医药大会上表彰了全国中医药杰出贡献奖获得者，这是新中国成立 70 年以来，第一次以国务院名义召开的中医药大会；中国中医科学院研究员屠呦呦被授予"共和国勋章"；第 72 届世界卫生大会通过了《国际疾病分类第十一次修订本（ICD-11）》，首次纳入起源于中医药的传统医学章节。
2020 年	中医药在新冠肺炎疫情防控中发挥了重要作用；张伯礼院士被授予"人民英雄"国家荣誉称号。
2021 年	世界卫生组织（WHO）宣布，中国获得消除疟疾认证。"中国由此成为全球第 40 个获得该认证的国家，同时也是西太平洋地区 30 多年来第一个消除疟疾的国家。"与此同时，世卫组织还将中国多年来探索总结出来的疟疾报告、调查和处置的"1-3-7"工作模式，正式写入世卫组织的技术文件并向全球推广。

●（孟永亮）

主要参考书目

［1］李经纬,程之范.中国医学百科全书·医学史［M］.上海:上海科学技术出版社,1987.

［2］甄志亚.高等中医药院校教学参考丛书:中国医学史［M］.2版.北京:人民卫生出版社,2008.

［3］梁永宣.中国医学史［M］.2版.北京:人民卫生出版社,2016.

［4］李经纬.中外医学交流史［M］.长沙:湖南教育出版社,1998.

［5］李经纬,林昭庚.中国医学通史·古代卷［M］.北京:人民卫生出版社,2000.

［6］郑洪新.中医基础理论专论［M］.北京:中国中医药出版社,2016.

［7］黄龙祥.中国针灸学术史大纲［M］.北京:华夏出版社,2001.

［8］马伯英,高晞,洪中立.中外医学文化交流史——中外医学跨文化传通［M］.上海:文汇出版社,1993.

［9］梁峻.中国古代医政史略［M］.呼和浩特:内蒙古人民出版社,1995.

［10］尚志钧,林乾良,郑金生.历代中药文献精华［M］.北京:科学技术文献出版社,1989.

［11］百子全书(1～8册)［M］.杭州:浙江人民出版社,1984.

［12］李林甫.唐六典［M］.陈仲夫,点校.北京:中华书局,1992.

［13］吕思勉.中国文化思想史九种［M］.上海:上海古籍出版社,2009.

［14］二十五史［M］.北京:中华书局,1998.

［15］薛清录.中国中医古籍总目［M］.上海:上海辞书出版社,2007.

［16］李经纬.中医人物辞典［M］.上海:上海辞书出版社,1988.

［17］李云.中医人名词典［M］.北京:国际文化出版公司,1988.

［18］何时希.中国历代医家传录［M］.北京:人民卫生出版社,1991.

［19］丹波元胤.中国医籍考［M］.北京:人民卫生出版社,1956.

［20］朱建平.百年中医史［M］.上海:上海科学技术出版社,2016.

［21］李约瑟.中国科学技术史·导论［M］.北京:科学出版社,1990.

拓展阅读1

医事制度与
医学教育拓
展阅读

拓展阅读2

民间医学团
体与中医杂
志拓展阅读

复习思考题
答案要点

模拟试卷